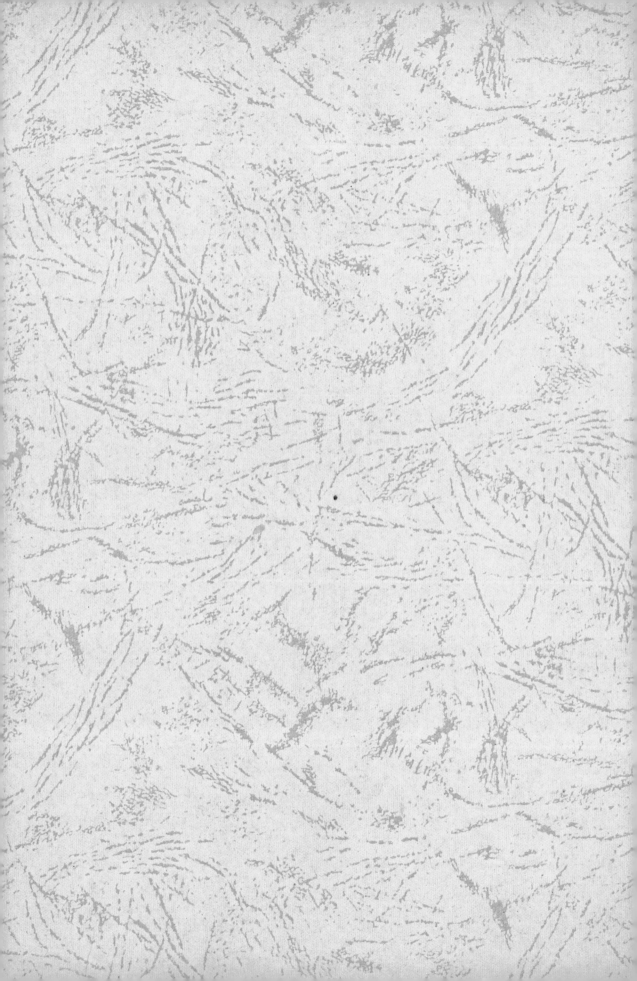

医道贯珠

——中国中医科学院首届中医药文化论坛论文集

柳长华　主编

中医古籍出版社

图书在版编目（CIP）数据

医道贯珠：中国中医科学院首届中医药文化论坛论文集/柳长华主编 . —北京：中医古籍出版社，2014.6

ISBN 978 - 7 - 5152 - 0576 - 2

Ⅰ . ①医… Ⅱ . ①柳… Ⅲ . ①中国医药学 – 文集 Ⅳ . ①R2 – 53

中国版本图书馆 CIP 数据核字（2014）第 060035 号

医道贯珠——中国中医科学院首届中医药文化论坛论文集
柳长华 主编

责任编辑 刘从明
封面设计 陈 娟
出版发行 中医古籍出版社
社 址 北京东直门内南小街 16 号（100700）
印 刷 三河市华东印刷厂
开 本 787mm × 1092mm 1/16
印 张 18.5 印张
字 数 400 千字
版 次 2014 年 6 月第 1 版 2014 年 6 月第 1 次印刷
书 号 ISBN 978 - 7 - 5152 - 0576 - 2
定 价 46.00 元

编 委 会

主　编　柳长华

副主编　宋　歌

编　委（以姓氏笔画为序）

自　序

医之为道，乃中华民族所特有。"道"不是科学技术，道是思想智慧。然而医学在进入二十世纪以后越来越技术化了，医疗行为被各种各样的技术标准约束着，中医亦被裹挟其中；医学的人文关怀逐渐被淡化了，医生与患者变成了商品关系，中医也不例外，医道之不讲久矣。

"医道"是中华民族认识生命与疾病的一种智慧。《素问·著至教论》黄帝问雷公说："子知医之道乎？雷公对曰：诵而颇能解，解而未能别，别而未能明，明而未能彰。帝曰：此皆阴阳表里，上下雌雄相输应也。而道上知天文，下知地理，中知人事，可以长久，以教众庶，亦不疑殆。"可见医道是究天人之际的大智慧。医道与医术相辅相成，医术依附于医道，道无术则不行。可惜近世以来，人们舍本而事末，医道之不讲久矣。

2005 年，余受命于国家中医药管理局，投身中医申报人类非物质文化遗产工作。皆因此前曾研究中医药传统知识的知识产权保护问题，深感中医的生存发展需要保护，但不是用现行知识产权制度。其间战战兢兢，如履薄冰，因深知事关国家民族重大利益，亦时势所必然，不得不努力为之。非物质文化遗产是 2003 年联合国教科文组织《保护非物质文化遗产公约》确定的法律概念。公约指出"全球化和社会变革进程为各群体之间展开新的对话创造条件，但也不能容忍使非物质文化遗产面临损坏、消失和破坏的严重威胁"由此提出保护的宗旨是"保护、尊重、承认价值和提供国际援助"。我国亦提出"保护为主，抢救第一，继承发展，合理利用"的保护方针。中医根植于中国文化，中国传统文化是中医萌生、成长的土壤。中医是中华民族优秀传统文化不可分割的组成部分。中医文化来源于"天人合一"的古老哲学思想，以阴阳五行作为生命和自然界的基本属性，以取类比象的方法来认识生命运动的基本规律，是一种生命文化，是有关生命与疾病的认知文化，文化是中医的命脉，是医道之根本，中医需要保护，正是着眼于这一根本。

章学诚先生谓：学者，学于道也，道混沌而难分，故须义理以析之；道恍惚而难凭，故须名数以质之；道隐晦而难宣，故需文辞以达之，三者不可偏废。壬辰冬月，我院主办首届中医药文化论坛，一时群贤毕至、少长咸集，共论医道，实为中医文化之盛会也，集其宏文、录其所述，纍纍乎如贯珠，故曰《医道贯珠》，余不揣简陋，略述片语为序。

柳长华

癸巳年季冬于北京

目　录

主题报告

振兴中医药事业应是中华民族
复兴的一项重要战略

中国社科院副院长、研究员　李慎明

党的 18 大报告明确指出：要坚持"中西医并重"。17 大报告也完全是这一提法。把发展中医药事业，连续写入党的代表大会的报告，这具有重要意义。实干兴邦，现在的关键任务是落实。

最近，国外一著名财经网站报导说："西方制药公司对于它们曾经嘲笑的有着 2500 年历史的中药越来越持开放态度"；并说"世界上几家最大的制药商正转向中药配方开发新产品，将中药向全球推广"。

中华民族的伟大复兴不可能没有中医药事业的振兴，没有中医药事业的振兴，中华民族的复兴就不能完整的复兴。振兴中医药事业应是国家亟待认真制定和落实的一项重要战略。

我个人认为，中医药学是中华民族所特有的、以汉医药为主体并包括中华各兄弟民族的传统医药学在内的集大成的一门科学。它是以中国哲学思想和方法为指导，既包括医学，又包括药学，还包括针灸、推拿等多种非药物方法的医药科学。中医药学是我国各族人民在几千年生产生活实践和与疾病做斗争中逐步形成并不断丰富发展的中华民族优秀文化的瑰宝，为中华民族繁衍昌盛做出了重要贡献，对世界文明进步产生了并将继续产生积极影响。1953 年毛泽东同志曾说："中国对世界有三大贡献，第一是中医"。1954 年，他还在一次重要批示中指出："中药应当很好地保护与发展。我国的中药有几千年历史，是祖国极宝贵的财产，如果任其衰落下去，将是我们的罪过"。在我国实行社会主义市场经济的今天，从当今我国中医药的现状及面临的问题看，积极推进中医药事业发展有着极为重要的战略意义。这不仅涉及保障广大百姓医疗健康的大事，也涉及我国经济产业创新的大事，涉及中华民族优秀文化传统继承和弘扬的大事，甚至是涉及对全世界有贡献、推动人类文明进步的大事。

一、从哲学的角度来看中医药学对人类的独特贡献。中医药学凝聚着中华各个民族的智慧，蕴涵着优秀、丰富的人文科学和哲学思想。中医药学以中国古代的唯物论和辩证法思想为哲学基础，形成了自己独特的理论体系。古代唯物论和辩证法始终贯串在中医药的基本理论当中，并对中医药学起指导作用。而唯物和辩证的观点也正是中医药思想的精髓。比如，中医药学理论和发端于中国古代的阴阳五行理论之间的关系。从一定意义上说，阴阳五行理论是中国古人在长期对天文物候观测的基础上对自然存在、发展和变化的总体概括和把握，它把天、地和万物其中包括人等所有物质的存在及其变化紧密联系在一起，体现了天地万物的"天地一体"、"天人合一"、"心物一源"的整体思想，是对日月五星运行对地表万物，其中包括对人的影响的高度总结，是对天地万物，其中包括对人等所有物质运动规律及其联系和发展变化的系统认识。由于日月五星运行在今后相当长的时段内不会改变，因而从这一理论的视角出发来帮助我们进一步深刻认识世界，认识人类，无疑具有十分重要和积极的意义。

中医药哲学理论是中国哲学的重要构成部分，其中包括、蕴含并体现着丰富的哲学思想和人文精神。中医学中的"五行之法"，体现了我国古代哲学关于事物彼此联系、相克相生、相容相和的哲学思想；中医学关于人体是一个整体、人"与天地相应，与四时相副"、形神相即的统一体的观点，体现了我国古代唯物主义哲学关于人与自然关系的基本认识；作为中医学最高范畴的"气"论、"气"说，体现了我国古代唯物主义哲学朴素的物质一元论的思想；中医学的阴内阳外、阴阳相合的"阴阳说"，体现了一分为二、对立统一的辩证法思想等等。

中医、西医都是人类文明长期实践的结果，都是人类智慧的结晶，都是人类本身可持续发展进步的宝贵财富。我们决不能排斥西医，并主张中西医并重；我们同时提倡中西医要认真地互相了解、配合。这是毫无疑问的。我们也完全承认，在实行社会主义市场经济的今天，由于一些人的浮躁心理和一切向钱看思想的影响，庸医甚至伪医还有不少。但是，从哲学理念上说，中医是从整体出发到局部，进而有效地认识局部，通过调理整体来医治局部。而西医往往是从局部出发而不问整体，通过医治局部来改善整体。因此，总的来说，中西医的理念各有各的优长。但西医有时会出现头痛医头，脚痛医脚甚至是头痛医脚，脚痛医头的现象。从整体上说，西医检测的定性和量化等可能比中医直观、先进，但说句可能不恰当的话，中医的从整体到局部的哲学理念可能要比西医先进。**中西医的优长都有大量的实际临床疗效可以佐证。中西医完全可以并行不悖的发展，真正的中西医结合也可能是产生有别于中西医的新的医学理念和新的医学体系的有效途径。**但秉持"天地一体"、"天人合一"、"心物一源"的理念，从哲学理念上的返朴归真，在更高层次上从大自然中寻求人类健康与长寿之道之术，则有可能是整个人类文明与进步的前进方向。

二、中医药是我国医药卫生事业独有的卫生资源和重要组成。在我国，中医药和西医药互相补充、协调发展，共同担负着维护和增进人类健康的任务，这是我国医药卫生事业的重要特征和显著优势。中医药临床疗效确切、预防保健作用独特、治疗方式灵活、费用比较低廉，特别是随着健康观念变化和医学模式转变，中医药越来越显示出独特优势和不可替代的作用。面对社会主义初级阶段的基本国情，要建立基本医疗卫生制度，解决十几亿人的医疗卫生保健问题，实现"人人享有基本医疗卫生服务"的目标，切实解决"看病贵、看病难"问题，必须充分利用中医药这一宝贵的卫生资源。我国党和政府历来重视中医药事业，但不可否认，其中也有过不应有的曲折。2003年防治非典工作中，中医药在提高疗效、减少并发症方面取得良好效果，中医药的独特作用也初步显现，从而得到世界卫生组织的积极评价与肯定，中医药在国际上的影响力也越来越大，其重要的现实价值日益显现。人们重新认识了中医药发展前景广阔，潜力巨大。党的十七大以来，中医药事业在不断发展和提高，已惠及越来越多的城乡居民。这是令人欣喜的。**国内外一些媒体上出现的恶意贬低甚至攻击我国的经几千年实践证明是行之有效的中医药的言论，有迹象表明有着国际垄断资本的背景，值得我们高度警惕。**

三、切实继承和不断创新是中医药发展的不竭动力。中医药是我国具有原创优势的十分宝贵的科学宝库和科技资源。中医药的继承和创新，不仅对医疗保健服务的发展具有重要支撑作用，还将对生命科学产生深远影响。新中国成立60多年来，中医药继承创新工作不断推进，取得了长足的进步。但也面临着一些突出的问题，**老中医药专家很多学术思想和经验得不到传承，一些特色诊疗技术、方法濒临失传，从一定意义上讲，现在的中医药事业，面临着亟待抢救之境地。另外，中医药理论和技术方法创新不足，科技资源也缺乏有效整合等。**因此，必须加快和促进中医药科技的进步，推动中医药继承与创新，使之不断与时俱进，为其自身生存和发展不断注入新的活力。要继承创新，就必须正确处理继承与创新的关系。首先是要继承。中医药是有别于西医药并有着自己独特优势、自成体系的科学的结晶。绝不能借口中医药现代化而使中医药丧失特色和优势，甚至丧失自我和自主，从而使中医药成为西医药的依附。中医药必须保持自己的独立性才能有无比光明的前景。在继承创新中医药中，要加强中医药内部各个不同学派、不同门第之间的交流，加强医、药学间的沟通及针灸、推拿等各种医学、医术之间的切磋、交流。要防止老死不相往来、各守成见甚至"文人相轻"。**在继承创新中医药事业中，要提倡中医药理论研究工作者、从事临床实践医务工作者与有志于振兴中医药事业的企业家等各路大军相互协作、共同配合。只有这样，中医药事业才能对人类健康事业作出自己重大的贡献。**与此同时，中医学也是一个巨大的开放系统，应有着博大胸怀，能够兼收并蓄，博采众长，为我所用，这是时代的发展的必然趋势，是中医自身完善与发展的必需。中医药学在形成自己的理论体系时，就吸取了当时哲学、社会学、人文科学以及天文、地理、气象、数学、历法、农学、化学、心理等多个自然科学学科的成果。在其发展的长河中，汲取了世界各民族医药文化，不断充实和发展自己。中医药学与西医药学是两个不同理论体系的医疗科学。它们之间，决不能相互代替，但是可以相互借鉴。中医药也要容纳其他学科包括西医药的医学成果，这样才能既保持中医药整体综合的优越性，又参考西医理化、生物的微观实验和实证分析方法，使分析与综合在更高层次上统一，才能不断发展。因此，要学习和研究中医学，就必须弄懂中医学中所包含的既唯物又辩证的哲学思想，深刻理解中医学理论的本质和特点，这既是真正理解和掌握中医学的重要前提，也是继承和弘扬中医学的精要所在。而不能对其赋予唯心主义的解释，变成不可捉摸的"玄学"。要做一个好的中医药事业的工作者，应该首先刻苦钻研中医药理论。哲学社会科学工作者特别是中国哲学研究的相关学者，应该深入研究、探讨和阐发内容丰厚、内涵深刻的中医药哲学理论。我们的中医药教学中，应该把中医药理论教育放在十分重要的位置。我们的中医药教学中，应该把中医药哲学理论教育放在十分重要的位置。如果我们对于中医药宏大、深邃的理论体系有了更深刻的认识，中医药事业的大繁荣、大发展和大创新就有了一个最坚实的基础。

另外，**中医药的理论基础是我国古代朴素的唯物主义和辩证法思想，十分宝贵，我们一定要充分继承。但马克思主义哲学，是更为先进的哲学理念。新中国的石油是《矛盾论》和《实践论》起家，李四光、钱学森等老一辈科学家学习、运用马克思主义哲学，为新中国建设事业作出了重大贡献。因此，运用马克思主义哲学理念，来发掘、研究我国古老的中医药理念，来拓展创新我国的中医药事业，有可能是条捷径。甚至对坚持和发展马克思主义哲学，都可能不无裨益。**因此，应当鼓励从事中医药事业的管理者、医药人员等在学习中医药传统理论的同时，学习一点马克思主义哲学。

四、振兴中医药事业，为建立发展生命科学作贡献。迄今为止，人们对科学的分类，较为普遍认可的是两大类，即自然科学、哲学社会科学（西方称人文社会科学）。但这两个学科中都缺乏完整系统地对茫茫宇宙中各种类生命体研究的学问，特别是缺乏对人类生命体研究的专门学问，也就是说，缺乏完整的"生命科学"。因此，可以考虑建立一门独立于自然科学和哲学社会科学之外并与其相并列的生命科学学。生命科学学研究的对象和任务是：各种各类生命体与纯自然界的相互作用与规律，单个生命体内部各类不同组织、系统之间的结构、相互作用与运行规律，各种不同生命体如微生物、植物、动物、人类等之间相互作用与规律，单个或生命群体与社会的相互作用与规律，人类自身生命、意识和人对自然、人类社会认知等生理机理与身心健康的规律。从一定意义上讲，生命科学是认知客观物质世界中的各种各类生命体即有机界的一般规律。这样，就可以把微生物学、植物学、动物学和人类生理学、意识认知学、医学等从自然科学体系中划分出来，进而纳入统一的生命科学这一体系。中医药科学是研究和发展生命科学的一个很好的切入点和突破口。振兴中医药事业，可以为建立和发展人类的生命科学学作出独特的贡献。

五、振兴中医药事业应是中华民族伟大复兴的一项十分重要的战略。一是各级政府和领导应切实高度重视，建议中央政府可抽调各方精兵强将首先制定好振兴中医药战略规划。**二是**由国务院国资委组建一到两个国有大型企业集团并鼓励民营中医药企业，国家给予先期或资金或贷款和税收上的支持，从产业化入手做起。一方面建立中药材种植基地，确保中药材的种植和炮制的"纯正"，并搞好中药制剂、中成药的研发；另一方面逐步在全国各地建立中医药连锁店，条件成熟时，可以有坐堂门诊并走向世界。**三是**充分发掘我国中医药典籍和民间中医药力量这两个宝库的资源。千万不能仅从西医的哲学理念来理解和评价甚至"匡正"我国中医药这笔十分优秀的文化遗产。可组织专门的团队，充分挖掘民间真正的"经方"、"验方"，当然一定要充分考虑献方者的知识产权权益，给予应得的经济利益。**四是**培养扶持一支强大的中医药师队伍。在这方面，一定要充分解放思想，按照实践是检验真理的唯一标准办事，经一定的权威评审机构认定并加强监督，在此前提下，可以允许"民间中医大师"行医并带徒弟，甚至开办学校。但一定要严格防止"一切向钱看"的劣质市场经济和金钱对评审的"介入"。**五是**搞好符合我国国情和中医药实际的教育和科研体制。现在有人说"如果你真的想做文学家，就千万不要上中文系，否则你断然写不出传世的文学作品。如果你真正想做中医大师，也千万不要去上中医药大学，否则你断然成为不了中医大师。"当然，这话很有偏颇，但也能提醒我们进一步加强和改进中医药教育。我们要提倡和鼓励学习中医药的学生学习外语和学习西医，但都不作为强制要求。中医药教学中，应该把中医药理论教育放在十分重要的位置。作为中医基础入门，学中医就必须从《黄帝内经》《针灸大成》《伤寒论》《金匮要略》等古籍开始。现在普遍存在的中医药学院的学生看不懂古医书，把阅读中医学经典视为畏途的现象必须改变。医疗一线中医师，应特别强调临床实践的经验。哲学社会科学工作者特别是中国哲学研究的相关学者，应该深入研究、探讨和阐发内容丰厚、内涵深刻的中医药哲学理论。如果我们对于中医药理论体系有了更深刻的认识，中医药事业的大繁荣、大发展和大创新就有了一个最坚实的基础。**六是**搞好符合我国国情和中医药实际并与西医药互补的医疗体制。**七是**采取各种举措，促进中西医互相学习、密切配合。切实改变现在的"借西医技术诊断、开中药处方治疗"这种简单的形式上的所谓的"中西医结合"。应通过国家倡导的众多人努力的长期艰辛的探索，逐步实现中西医有机有效的结合，以逐步建立和发展我国的生命科学学及其战略产业，为人类医学乃至人类文明的进步事业作出大的贡献。**八是**建立国家级中药材基地。对中药材应实行象烟草一样的国家专营。**九是**逐步使我国中医药走向世界。中医药事业，不通过产业化的路径是难以想象的。中医药目前不强大，不是中医药的学理和疗效本身不强大，而是中医药产业不强大，只有产业强大了，才能带动整个中医药事业的发展。只有产业化才能最大限度地彰显中医药的优势，为中医药的发展提供坚实的强大的经济支撑，也才能有足够的资金再投入，从而使中医药产业不断发展、壮大乃至最终走向世界。中医药的产业化也会成为我国经济发展的新的重要的推动力量。从医学发展史上看，200年前，无论是中医还是西医，都是手工操作，直到工业革命后，西医走上了产业化的道路，使得西医从此获得了空前的发展，某种意义上说，今天的西医的地位是产业化的结果。

六、振兴中医药事业有着光明灿烂的前景。当前中药产业面临前所未有的发展机遇：一是 2009 年 4 月国务院制定了《关于扶持和促进中医药事业发展的若干意见》，对中医药的发展提出了很多很好的政策支持。现代中药产业作为高新技术产业在国家战略高度上被列入"十五"国家优先发展重点计划，并将以具有中国独立知识产权和比较优势的特色产业，与生物医药产业并列为 21 世纪中国健康产业发展的两大支柱。二是当今科学技术的迅猛发展尤其是生命科学的突破，为中医药产业化提高了重要技术支持和驱动力。三是中医药产业化有了一定的规模和发展基础。可以期待中医药产业化的大发展，必将为中医药事业发展开辟更加宽广的新的天地。

我们深知，继承弘扬中医药事业任重道远。从一定意义上讲，社会主义初级阶段有多长，中医药事业振兴的时段就有多长。但在具备了相同的客观条件的基础上，人的主观能动性则具有十分重要甚至是决定性的作用。集中力量办大事是社会主义制度的优越性之一。我们有着社会主义国家政权的主导，有着众多医学特别是中医药专家和各级领导、相关学者及广大人民群众的积极参与，我国的中医药事业，在可以预见的将来无疑有着无比光明灿烂的前景。

传统医药非物质文化遗产的核心价值

中国中医科学院中国医史文献研究所所长、教授　柳长华

　　人类社会进入到二十一世纪这样一个科学技术高度发达的时代，全球经济一体化，我们为什么要保护非物质文化遗产？大家知道，非物质文化遗产是保护传统的。有人说有知识产权保护，有药品注册等等，为什么还要非物质文化遗产的保护？保护起来不让人用么？那么几千年的东西，你保护它干啥呢？我们党从十七大一直到这次十八大的报告，对文化问题有着不同提法，我认为高度在不断地提升，这次十八大报告里头，提出中华民族文化是历久弥新的文化。那么，一种文化为什么是历久弥新的？为什么会历久弥新？我们知道，非物质文化遗产保护是在国际层面上提出的，它与环境保护，与文化多样性、生物多样性保护同样重要，同样是我们面临的一个新的领域。中医药是中华文化的产物，非物质文化遗产保护由国家文化部主持这项工作，涉及到方方面面，自然也包括传统医药。

　　《保护非物质文化遗产公约》提出保护的宗旨是，第一要体现尊重；第二要承认价值；第三要合理利用；第四提供国际援助。那么，作为传统医药非物质文化遗产，我们除了要体现尊重之外，还要承认她的价值，还要合理利用。当我们要承认它的价值还要合理利用的时候，就不仅仅是一个尊重的问题，就有一个国家和民族利益问题。有人曾经问我，什么是传统医药非物质文化遗产保护？说得通俗一些，知识经济时代，知识值钱了，创新的知识值钱，由知识产权来保护；传统的知识也值钱了，知识产权不保护，只有靠非物质文化遗产保护。其实国际上在对待传统医药非物质文化遗产，包括两个方面的诉求，一个是要尊重，一个是利益。传统医药国际化进程中，谁来保护我们的利益？这些问题没有解决。所以，世界卫生组织、世界知识产权组织、国际人权委员会等，对传统知识、传统医药的利益问题都有明确的态度。

　　中医的文化是什么呀？我们的党在提出繁荣发展文化这个问题的时候，我感觉到这是关系国家生存发展的重大问题，是国策的重大调整。因为文化是意识形态，是世界观，是价值观，是上层建筑。如十八大报告中提出法治与德治并重，不单纯说以法治国

了，中华民族自古以来是以德治为主、法制为辅的一个国家。历史上一个朝代延续几百年，我们的中药老字号四五百年不算什么，它靠什么？是什么力量给予的这种凝聚力？是中华民族的世界观、价值观，即天人合一，和而不同。这种世界观和价值观构成的生命观和疾病观、用药观、健康观，是中医的灵魂。非物质文化遗产保护，除了要保护这个灵魂之外，还要保护由这样一个灵魂即生命观、价值观衍生出来的各种医疗实践活动。阿胶、龟龄集、安宫牛黄丸等都是这样一种思想的产物，它主要不是技艺，它承载的是一个文化观念，一种文化的表现形式。我们第一批国家项目审报期间，一个很有争议的项目，即中医生命与疾病认知方法。一些专家包括文化领域的，提出非物质文化遗产还保护思想吗？我说中医就它要紧，不保护它保护什么，其他都是次要的，争论很大，最后周和平副部长说，我们还是要听中医专家的，才立了这么一个项目，这也是唯一一个保护思想信仰的项目。

中医认为生命是精神和物质两个方面构成的，《内经》中说：人始生，先成精，精成而脑髓生。西医认为构成人生命的是蛋白质，是物质的。中医对生命现象的解释，如上为阳，下为阴；天为阳，地为阴；腑为阳，脏为阴，这是阴阳的一般特性，但是活着的人阳气必须是在下面，阴气在上面。阳性往上走，阴性往下走，阴阳就保持平衡。如果阳气在上边，阴气在下边，阳往上走，阴往下走，阴阳离决，人就死了。这种生命观，既简单又辩证。中医的脏腑、经络、气血、诊疗等都是用这种生命观解释的。这是傅山在他的"阴阳颠倒论"中讲的。明白这个道理，就是半个中医。

这样一种生命观带来的疾病观，中医认为，造成疾病的因素，一个是内因，一个是外因，内因有人的七情，喜、怒、忧、思、悲、恐、惊，外因有风、寒、暑、湿、燥、火，即六淫。这些致病因素，天天伴随着你，你要和它保持和谐，要握手言和。你能消灭它吗？你不能消灭。但是西医的病因和中医的不一样。西医认为，病因是病毒、细菌造成，是外来的，人得了病，就要找出它来，把它消灭掉。中医不是这样，所以中医的病因观和西医不一样。

那么，中医的用药观也同时是这样一种病因观引导出来的用药观，我们的中药，是讲究四气五味、寒热温凉、升降浮沉，讲究药性的。中药防治疾病讲究调和，西药是对抗性的。近些年来人们对中药的定义是，用中医理论指导的就是中药。要这样来推断，什么是西药？用西医理论指导的就是西药，我看西医也不同意。我说什么是中药，中药是利用自然界的植物、矿物等的自然属性来防治疾病，这叫中药。也就是说不改变其自然属性，来防治疾病的叫作中药。化药是一种改变了其自然属性的药物，所以说，青蒿素不是中药，是化药，它通过提取改变了它的自然属性，所以青蒿素用到人体以后，一定要产生耐药性，中药不是这样啊，两千年前的方子，我们今天还在用，《伤寒论》的方药，今天还在大行其道呀，中药恰恰是"历久弥新"的。

有人说中医理论要创新啊，两千年了还用《伤寒论》，一定要创新。我说，这句话还可以从另一个角度讲，说的是中医真了不起，两千多年了还在用，真了不起。有人曾问我，本草的书里面记载药物有功用主治，方书里面的方子也有功用主治，为什么？我说，本草文献中记载药物的功用主治，不是直接用来攻病的，是用以指导组方的，从这个意义上看，《神农本草经》《新修本草》《证类本草》等，这些本草文献都是中药的标准文献，不要单纯把它看成是学术著作。重要的本草文献都是官修的。方书中记载的功用主治是用来指导治病的，也就是说中医是用方来治病的，就像中国人打仗一样，是把兵组成阵来攻敌，道理是一样的。有人说中医的核心是辨证论治，其实不准确，中医的核心是用成方治病。大家想想，一种医学能发展到用成方来治病的时候，说明了这种医学的高度发达。我们看一看今天仍然在广为应用的医方，千百年沿用不废，如《伤寒论》的医方，这些成方很了不起，如果追溯起来，可以上溯到商代的伊尹，是伊尹发明的，也就是说，在商代初期，我们中华民族就创造了用方来治病，不用药治病，太了不起了。但是看一下今天人们的研究，是在竞相研究药物的成分。我只是想问一句话，我们的中医中药，我们中华民族文化的优势是什么？我深入思考过这个问题，举个例子说，东阿阿胶投入很大的力量研究阿胶的成分，有一次我对他们说，假如你把阿胶的成分真的研究出来的时候，你的优势就丢掉了。

我们要繁荣发展中华文化，正是要保护、保持我们的这种优势。中华民族的文化产生了这样的医学，她的核心是天人合一，是究天人之际的一种学问。黄帝问雷公：子知医之道乎？雷公说，说不太清楚。黄帝说：夫医道者，上知天文，下知地理，中知人事，可以长久，以教众庶，永不疑殆"，我们说"天不变，道亦不变"，中华民族的文化是历久弥新的，中医也是历久弥新的，道理正在于此。如果你去研究方药的成分，依靠科技去发展，我看行不通，中药的核心价值是它所秉承的文化内涵，以及这种文化思想派生出来的炮制技艺。2008 年我在山西中医学院讲学，得了空跑到太谷，他们的胡厂长说让我去看看炮制，他打开了一个后门，里边一个小院。他说，这个不让外面人来看，监管部门的人来一看，就说不符合卫生条件。他们正在做炮姜，"定坤丹"里的主药是炮姜，炮姜是女科的常用药，因为它入血分，炮焦了以后入血分。他们把姜装入陶缺罐，外面用黄泥包起来，在火上烧，24 小时取出来，凉透了砸开。当时砸开了一个，隔几米远，扑鼻的香味就过来了。看上去像焦炭一样，拿起来一握，像棉花糖一样，掰开了还拉丝，油光光的，味道很浓。我一下想起文献中说的"烧存性"，烧完了失去了"性"，那还是药么？治病就是用这个"性"。这能用科技去替代吗？你为什么要替代它？你替代它了，你的优势就没了，我们想过这个问题没有？我们的老字号有太多的好东西，就在我们身边，却并没有好好的珍惜它。

十年前，国家中医药管理局让我做知识产权保护，我从中学到了很多东西。郑成思先生讲过的一段话，始终在我脑子里萦绕着。他说：传统医药是我国的长项，如果我们只在发达国家推动下，对他们的长项，包括专利、驰名商标等加强保护，对自己的长项却根本不保护，那么在国策上将是一个重大失误。即使传统知识的这两部分不能完全像专利、商标一样受到保护，也应受一定的保护。我认为中国在这个问题上，与印度等发展中国家的利益是一致的，应当在立法中表现出支持对传统知识的保护，更何况国际乃至国内市场上，外国公司对中医药提出的挑战。因此，我们不可能对这种保护再不闻不问，或者一拖再拖。他还说：中国人在知识创新层面，并不比任何人差，我们其实可以不必去考虑如何要求降低国际上现有的知识产权制度高端的保护制度，我们应当做到的是：一方面，利用知识产权制度业已形成的高端保护，推动国民在高新技术与文化产业领域搞创造与创作这个流。另一方面，我们要积极促成新的知识产权制度，来保护我们目前可能处于优势的传统知识及生物多样性这个源。这样，才更有利于加快我们向知识经济发展的进程。我觉得这段话说得非常准确，的确应成为重大国策，但是，他讲了十几年了，我们做得并不好。

中医药文化内涵研究

传承中医药文化，引领中医临床人才的
中医药文化的自觉、自信、自强

北京中医药大学　孙光荣

【摘要】 针对中医临床人才的文化素养、基本理论修养、解决实际问题能力"三个不足"的现状，提出要传承中医药文化，引领中医临床人才的中医药文化的自觉、自信与自强：通过宣导，提高中医药文化的自觉；通过熏陶，增强中医药文化的自信；通过实践，实现中医药文化的自强。

我国近半个多世纪以来中医医疗管理与中医临床人才培养的工作经验，使管理者和教育者们逐步认识到：常见病、多发病、疑难病的中医防治服务能力的均等化提高的关键，在中医医院。因此，培养大批优秀中医临床人才，是当前及今后一个长时期在中医医疗管理与中医临床人才培养工作中如何践行科学发展观的重大课题。

笔者在多家中医医院调研发现，中医医院现今的规模和服务领域都有了长足的发展，但中医医院的中医临床执业团队目前却明显存在着"三个不足"：一是中医药文化素养不足，"中医人"的标识不显著；二是中医药基本理论修养不足，中医临证思辨特点不突出；三是中医临床解决实际问题的能力不足，中医临床疗效的贡献率不显著。究其原因，是中医临床人才缺乏中医药文化的自觉、自信、自强。

因此，传承中医药文化，引领中医临床人才的中医药文化的自觉、自信、自强的问题，必须引起高度重视。

一、通过宣导，提高中医药文化的自觉

《中共中央关于深化文化体制改革推动社会主义文化大发展大繁荣若干重大问题的决定》开宗明义地指出："文化是民族的血脉，是人民的精神家园。"中医药文化，是中华民族优秀传统文化的杰出代表，是中医人的根。在几千年的中医药历史长河中，它不断培育人、滋养人、改造人。实际上，中医药文化就是中医人身份归属之标识、安身立命之根基、生存发展之支撑。所以，要培养优秀中医临床人才，首先就必须以传承中

医药文化为引领，增强中医临床人才的文化素质，使其成为珍惜、尊重、继承、弘扬中医药文化的人。

中医和西医是两种不同的文化表达。现实中，中医临床人员既学习了中医理论，也学习了西医理论，而且大多把中医仅仅当作一门治病救人的技术，而没有当作中华民族的优秀传统文化，因而在对中医、西医的认识上，也就仅仅停留在技术层面，不可能自觉地在医院环境中创造和维系中医药的语境与氛围，也就不可能在医学行为中自觉地继承和创新中医药的特色与优势。因此，有必要通过宣导，提高中医药文化的自觉。这就需要加强中医医院的文化内涵建设，将中医药文化的核心价值渗透到目标管理、制度建设、业绩考核、疗效评估、人才培养等各个环节，通过提升对中医药文化核心价值的认知，获得对中医药文化的认同，使中医医院的管理者和中医执业人员实现三个方面的中医药文化的高度自觉：

一是中医药事业发展在国计民生中的地位与作用认识上的高度自觉。使之充分认识到发展中医药事业，是健全完善有中国特色的医疗保健体系和进行医药卫生体制改革的必须；是继承创新医疗保健技术提高疗效的必须；是推动和促进中华文化伟大复兴的必须。

二是中医药成才规律在队伍建设中的把握与运用上的高度自觉。使之充分认识到成长为名中医，必须具有镜源溯流的中华文化修为；必须具有大医精诚的医德修养；必须具有读经典、做临床、拜名师的专业修炼。

三是中医药继承创新在学术进步中的责任与担当上的高度自觉。使之充分认识到中医临床学术的进步，必须有中医药理论的指导，必须有凸显中医药特色优势的责任，必须有引领和开辟生命科学前进方向的担当。

二、通过熏陶，增强中医药文化的自信

对于中医行业来说，今天处在历史上最好的发展机遇期。中医是有生命力的，尽管还面临很多困难，只要对中医发展道路与发展前景有一个清醒的认识，我们就有了自信。但是，我们也同样应当清醒地认识到，中医的信誉来自中医人本身，中医被废止的危机也来自中医人本身。换而言之，除了中医自己消灭自己，谁也消灭不了中医。

在历史上，中医为中国人民、亚洲人民以及全世界人民的健康都做出过不可磨灭的贡献，这是毋庸置疑的。伴随着中国近现代化的进程，中医面临着异化的困境，这就是不容忽视的中医西化、玄化、僵化、庸俗化的现象。现在各级中医院和综合医院的中医科的执业人员，看西医病历的多了，看化验单、检验报告单的多了；辨证的少了，论病的多了，中医的基本理论生疏了，变成了按西医思维模式看病、用西医临床路径开方。这种问题的产生与蔓延，归根结底是中医药文化自信的缺失。

中医要发展，就不能躺在历史的功劳簿上，或抱着西医过日子，否则就不叫中医，

也就不是中医医院。因此，通过熏陶，增强中医药文化的自信。这就需要将中医药文化的质素融入到医学行为、学术活动、医患关系等各个方面，通过学习中医药文化和营造中医药文化环境，培养管理者和执业人员对中医药的感情，努力使中医药成为中医人的生活方式、行为模式、价值观念、思维方式、情感表达方式等，使中医医院的管理者和中医执业人员从三个方面增强中医药文化的自信：

一是对中医药强大生命力的自信。使之充分认识到中医药是国之瑰宝。中医药文化是中华民族优秀传统文化的杰出代表，中医药学是世界传统医药学继承创新的杰出代表，中医药理论与技术是生命与健康科学发展方向的杰出代表。中医药事业发展关系到人民大众的最切身利益，中医药学术进步关系到国家原创科学技术的创新与发展，中医药文化的传承、传授与传播关系到中华民族文化的伟大复兴。因此，扶持和促进中医药事业发展是直接关系国计民生和中华文化安全与发展的国家战略。在科学发展观的指导下，如何突出中医药特色优势"稳中求进"地实现中医药事业可持续发展，是当前及今后一个时期的重大国策命题。中医药深深植根于广大人民群众之中，在国内、国际都有着广泛的需求，具有强大的生命力。

二是对中医药强大引导力的自信。使之充分认识到中医药是中华民族数千年以来，从对人而不是对动物的医疗保健的亿万临床实例的实践经验中总结、升华的医药学，是中华文化和历代中医名家智慧与经验的结晶，能开启"万物之终始，死生之本"的生命科学探索之门，能开辟"从阴阳则生、逆之则死，从之则治、逆之则乱"的方法学的探索之路。在健康观念不断提升、疾病谱系不断嬗变和医疗模式不断演变的今天，中华原创的中医药所蕴藏的对生命与健康的认知及其防治疾病的原理、法则、经验、方法等，对未来医疗保健的科学研究具有强大的引导力。

三是对中医药强大创新力的自信。使之充分认识到中医药是确有包容性的医学科学，从先秦至今，历代中医药学都包容、吸取、融通了该时代最先进的哲学、天文学、物候学、文字学、算学、兵学乃至堪舆学的精华，使中医药学不断继承、不断创新，成为"上知天文、下知地理、中知人事"的博大精深的学术体系。在现代科学技术日新月异的条件下，中医药也必然能够以博大的胸怀，包容、吸取、融通现代科学技术"从我之规，为我所用"。从而具有强大的创新力。

三、通过实践，实现中医药文化的自强

中医作为一门医学科学，基础在临床实践，特色也在临床实践。中医药文化的目标指向、价值追求、具体要求都基于临床实践。因此，通过临床实践，实现中医药文化的自强。这就要求中医人在医疗保健的实践中体现出中医药文化的底蕴和素养。通过学习和训练，使中医医院的管理者和中医执业人员在三个方面实现中医药文化的自强：

一是自强医德。使之以"普救含灵之苦"的"苍生大医"风范律己，自觉坚持

"以人为本，效法自然，和谐平衡，济世活人"的理念，坚持"仁、和、精、诚、谦、廉、慎、严"的修养，追求医心仁慈、医品精诚、医风廉洁、医患和谐，从而能自强医德。

二是自强医学。使之以"勤求古训，博采众方"的治学之道律己，掌握治学方法，自觉精研经典、上溯灵素，旁通各家、融合实用，从而自强医学。

三是自强医术。使之以"精究方术"、"思求经旨，演其所知"的明理明术要义律己，沉潜用功，继承创新，不断获取和更新"上以疗君亲之疾，下以救贫贱之厄，中以保身长全以养其生"的方法和技术，从而自强医术。

孙光荣（1940. 11. 8—）：北京中医药大学教授、主任医师、研究员，北京中医药大学远程教育学院原副院长。著名中医药文献学家、临床家。国家中医药管理局中医药文化建设与科学普及专家委员会委员、继续教育委员会委员，全国名老中医孙光荣学术经验传承工作室、第五批全国老中医药专家学术经验继承工作、第四批北京市老中医药专家学术经验继承工作指导老师，擅长治疗肿瘤、脾胃病、妇科病、血液病、情志病等疑难杂症；中华中医药学会常务理事、文化分会副主任委员、继续教育分会第一任主任委员；享受国务院特殊津贴的有突出贡献专家；中医药现代远程教育创始人之一。

中医文化价值的基本概念及研究目标

南京中医药大学　王旭东

【摘要】中医文化有关"价值"的研究，是全面认识中医学术体系、摆脱"唯科学主义"评价中医的新的研究视角。从中医文化的基本概念入手，了解当前研究的现状和存在问题，明确研究目标和方向，是此类研究必须明确的内容。梳理和提炼中医文化价值及价值体系、评定中医文化价值、价值观、价值体系以及学科内涵的标准和方法、对"唯科学主义"的审视和分析、中医文化价值的认知和认同、中医学科体系中的概念和语言等，是中医文化价值研究的主体。

【关键词】中医文化；价值；价值体系

中医有别于当代其他学科的本质区别，在于其文化源流和文化形态。中医文化的基本范畴是：价值观上强调整体的价值，认知方式上强调事实的认定而不注重本原的识别，思维上采用辩证逻辑为主的直觉式思维——这就注定中医是用另一双眼睛在看世界，是在以整体的人为起点、以宇宙为终点的大环境中得出的**以现象为目标**的综合学科体系，这就是立足于中医文化的学科基因[1]。

然而，随着时代的进步，科技的发展，人类的知识结构发生了很大的改变，现代人已经很难通过现有的知识结构和思维方式去理解、认识中医的价值。百年来围绕"中医存废"的论争，正是这种改变的结果。中医药文化作为中国传统文化最典型的知识体系，其认知度、影响力和显示度，不仅仅是中医界的事，而是关系到国家文化的传承、发扬，甚至涉及国家文化安全和文化保护，因此，弘扬、振兴、宣传、推广中医文化，是维护国家影响力、提高国家软实力的重要环节。

1 中医文化价值的基本概念

1.1 中医文化：文化的经典定义，是英国人类学家爱德华·泰勒所述："包括知识、信仰、艺术、法律、道德、风俗以及作为一个社会成员所获得的能力与习惯的复杂整体。"[2]笔者将其概括为"文化是代表一定民族特点的，反映其理论思维水平的精神风貌、心理状态、思维方式和价值取向等精神成果的总和。"[3]

中医文化是中国传统文化的重要组成部分，它种植于中国传统文化土壤之上，也给中国传统文化增添了非常丰富的内涵。在 21 世纪的中国，唯有在中医药学术领域内才能全方位地看到中国传统文化的全貌。中医的历史过程、哲学体系、思维模式、价值观念，在把握中国传统文化的基础上才能领会，而只有领会了中医学体系中贯穿始终的文化内涵，才能熟练地运用中医药技术。因此，中国传统文化是中医学的灵魂，中医文化就是组成中国传统文化、具有医学特色的重要成份。

以阴阳五行为代表的哲学思想、以道家、道教理论为基础的养生学、以易学为旗帜的天文学和地理学、以儒学思想为指导的医学伦理学，以及各种传统学术相互融会而构成的其他理论，构成了中医学坚实的文化背景和知识基础。中医临床医学以个体或群体的经验，在实现医学现实价值的同时，补充和强化着中医文化体系；而中医文化背景和现实临床的结合，便产生出独特的中医学基础理论。可见，文化价值、基础理论、临床实践是组成中医学体系的三大板块。其中，文化的价值最重要。[3]

1.2 价值、价值体系、核心价值体系

价值：本身是经济学概念，指商品的价值，含义为"凝结在商品中的一般的无差别的人类劳动或抽象的人类劳动"（《政治经济学辞典》）。商品的价值，表现在它能满足人的需要，因此社会学家定义为：价值产生并存在于人（主体）与客观事物（客体）的关系中，是客观事物的存在及其属性对人的需要的满足，标志着人与外界事物关系的一个范畴。这就是马克思所说"价值这个普遍性的概念是从人们对待满足他们需要的外界物的关系中产生的"[4]。它是在特定社会历史条件下，外界事物的属性对人的需要所发生的效用或作用，以及人对此的评价。所以任何一种事物的价值，都包含着两个相互联系的方面，其一是该事物的存在对人的作用或意义；其二是人们对于这种价值的认识和评价。

价值体系：心理学家发现，人的需要是一个体系，马斯洛有一个"需要层系"理论，他把人们所自觉追求的目标体系称为价值体系[5]。而社会学家则将其定义为：价值体系是一个民族在一定时代、一定社会中形成和发展起来的，是一定社会、民族在一定时代社会意识的集中反映。价值体系是一个整体系统，包含着丰富的内容和诸多要素，如指导思想、理想、信仰、信念、价值取向、价值评价等等。价值体系形成后具有相对稳定性。（以上综合《社会心理学词典》《社会科学大词典》《简明文化人类学词典》对价值体系的释义）

核心价值体系：当一个社会中存在多种价值体系时，就有可能形成一种主导价值体系，并以它为统领，建立和形成这个社会的价值体系。

1.3 中医文化价值研究

首先，必须将中医学体系作为一种文化现象和文化形态来看待。文化是人类在物质世界中创造的顶层成果，是认识和发现物质世界的智慧结晶。它包含着"求真"的科

学，"求善"的宗教，"求美"的艺术……是人类对物质世界探求的成果高端呈现。中医学术体系涵盖了古代人类所有的知识，不仅有科学的内容，也有哲学、艺术、伦理、宗教之类的成就，而在现代人的知识结构中，科学、艺术、社会、哲学等领域的理论并不完全相容，有的甚至冲突，例如艺术的夸张和科学的严谨等等。因此，以纯粹的科学概念来认识中医，将会扼杀作为文化形态的中医学价值。因此，在目前"唯科学主义"流行的当代，从"价值"的角度来认识中医，将会更好地发现这个学术体系的真正内涵和对现代社会的作用。

2 近年来中医文化价值研究成果及存在问题

2.1 近30年来，学者更多地思考中医文化发展滞后和"中医存废"争论频发的原因。但是由于带着"解释落后性"的目的，所以论据大多也是取自西方文化，形成"只有结论，没有措施"的局面。 近30年来，更多的人将研究视角放在中医文化遇到的困境上，如聂广[6]：中医理论的落伍机制表明，中医学的现代化进步并不能简单地通过辩证唯物主义的洗礼，现代"三论"方法的洗礼，现代自然科学的洗礼就可以完成。而要真正地脱胎换骨：把哲学化解释从医学经验事实中分离出来，探索其自身的具体机制，建立与经验事实有必然联系的理性认识，彻底地改变中医学中哲学与经验的貌合神离的"代替论"倾向。

再如，有人认为中医存在"理论的缺陷"[7]，表现在：①概念的不确定性；②思维形式的直觉性；③理论体系的封闭性；④结构与功能的不完整性；⑤假说的难检验性。在这些缺陷的基础上，整个体系呈现出"僵化"的病态：①发展模式为经典式延伸；②惯性思维的产物（惰性）；③重经典和实用，放弃形态研究；④理论体系自我调适的超常稳态；⑤落伍的研究方法。

30年间此类研究不胜枚举，但是，**大多带着"解释落后性"的目的，过于简单地把功利动机落实到研究方法上来，于是西方化成了现代化的代名词，西方的哲学、历史观、价值标准成了衡量中医文化唯一的科学模式和判断标准，这样，中华民族在此之前的悠久历史和灿烂文化成为"僵死的"、"停滞的"、"阻碍现代化"的历史包袱。因此，尽管论文、著作多多，但是局面不会因此发生改变，因为这不能公正地评价中医文化价值。**

2.2 近年来有大量研究着眼于中医思想，提炼思想核心和主观概念，有些触及到中医文化内核。 对中医思想的研究近年来日渐增多，主要是提炼一些主观概念，包含天人合一、整体观念、仁、和、精、诚、辨证论治、道法自然、以人为本、治未病、扶正祛邪、调和阴阳等观点[8-12]。

上述研究，其内容涉及到了中医文化的不同层面，但基本上都是"中医文化的内容"，甚至是一些技术层面上的学术观点，比如"辨证论治"、"扶正祛邪"——都是在文化土壤中生长着的特定"产品"，不仅没有涉及中医文化的现实社会价值、影响未来的历史价值，即便是中医本身所具备的学术价值、临床价值，也都未曾深入。

近两年研究逐渐深入，有些触及到文化核心。如提出中医文化的核心内容为哲学思维、诊疗理念、道德伦理观[13]；认为中医药文化有三大核心，"中医的价值观、认知思维模式和行为方式"[14]，等等。

2.3 本世纪以来，越来越多的研究意识到中医的问题在于文化冲突，在于中医的灵魂被西方价值观所挤占。笔者认为目前中医文化面临着"思想窒息，技术萎缩"等一系列问题[15]，原因在于西方价值取向成了衡量中医的标准，中医最具特色的世界观、方法论、思维方式得不到继承和发扬，审证求因、辨证论证的灵魂没有了，学生学不到中医的科学精神、世界观、方法论和思维特点，越来越多的中医院已经不姓中了，中医硕士、博士的研究做到了细胞、分子、基因水平，但却不会开处方看病。中医院里，除了中药、针灸、推拿等科目外，其它技术几乎无人问津。国家每年为中医药科研投入亿万资金，能在防病治病方面发挥作用的却不到20%，因为这些研究全都是用西方的思想、方法、技术、设备、标准去检验、印证中医的价值观、方法论，"拿着手术刀在动物尸体上找人的思想"。这些行为的后果，必然是对自己的文化自轻自贱。

可知[1]：一门为健康服务的学科，如果不能为现代人所理解，必然心存疑虑，心存疑虑就会渐渐失去信任，失去信任必将丧失凝聚力和亲和力。一个认同感、信任感、亲近感日渐消减的学科还能有生存的空间吗？多年来振兴中医的努力，在业界并没有起到起死回生的效果，原因就在于现代思维方式挤占了中医的内核，现今的中医如同被抽取了灵魂的躯壳，丧失了认知方式、思维特点、价值观念和审美情趣这些灵魂，貌似繁荣的中医药事业只是一些技术残片拼凑起来的空壳，实验室内验证性的研究其实是在解剖中医的尸体。国家科学院院士一级的大科学家都无法认识中医合理的科学底蕴，警示着我们救赎这个学科的紧迫性。中医不缺技术、方法和药物，支撑中医、也是中医存在至今的根基是临床疗效，但是，没有灵魂的技术和方法，终究会失去生存的基础而被其他学科消化吸收，由此走向消亡。因此，拯救中医，当务之急是保留和传承中医文化，重新认识中医体系的价值。

3 中医文化价值的研究目标

3.1 中医文化价值及价值体系的确认：美国宾州大学中国科技史专家席文教授认为[16]："中医并不像某些人所宣称的，代表着现代医学的未来。然而如果我们企图思考医学的未来时，中医史却可以为我们提供无比珍贵的思想资源。"这是以一个客观、历史的视角来看待中医传统和传统中医的研究价值及其意义的结论。出于对人类生命存在的方式、价值、品质等诸多因素的深切关怀和思考，对现代文明给人类所带来的复杂影响进行细致的梳理，日益可见中医文化的价值在现代文明的背后给人类另一种启迪和昭示。因此，此类研究的主要内容就是梳理、总结、提炼其公认的各类价值。

3.2 中医文化价值、价值观、价值体系以及学科内涵的准确把握。这是研究的基石，必须合理把握概念，对得到有价值结论意义重大。例如针刺催产是一项卓有成效的方法，但是中医对此的解释却是"胎儿手误执母肠，针刺儿手，使其松，故得娩出"。如果以现代科学的知识去评价，必然遭到唾弃。但是，貌似荒谬的理论中却包含着科学内涵（或原始科学素材）。要想区分中医文化中的科学、原始科学、伪科学、非科学内容，那将是及其巨大、短时间根本无法实现的工程，遑论简单比较就可以得出结论？因此，从"价值"的角度进行评估，立足中医整体，从整体上去理解、把握中医存在的历史价值和现实价值。这才是中医研究的应有思路。

3.3 对"唯科学主义"的审视和分析。当代中医文化面临的问题，主要是唯科学主义严重耗损了中医的文化元气，同时也因为环境的巨大变化（从农耕社会到信息社会）导致了中医文化系统的综合不适症。在这两个因素的综合作用下，人们看不清中医价值，因此中医文化价值体系研究尤其重要。

3.4 中医文化价值的评价标准：中医文化价值的研究，需要对很多现有的价值认知进行评价，孰优孰劣、历史和现实价值等等。这些，涉及到价值标准的把握。

比较普遍的认识，各类文化或各类文明之间不存在"优劣"之分，因为各自的环境与条件不同，文化的功能也并不相同。但是，同一文化体系内的事物是有"优劣"之分的，"文化"当然也不能例外。问题是评判"优劣"的标准是什么？采用什么样的价值标准可以被现代人认同和接受，评价的信度、效度怎样？需要认真研究。

3.5 中医文化价值的认知：当代人对中医价值的认知，其中必然会要求"转变"一些价值观念，这涉及到思想中的潜意识范畴。例如，中医的知识体系中，无时无刻不隐含着农耕社会的伦理价值，"心主神明"、"君臣佐使"等，怎样认识这些古代价值？是此类研究必须解决的难点。

3.6 中医文化价值中的概念和语言："文化"体现在认知方式、思维特点、审美情趣、价值观念和表述习惯等方面，要解决既能为现代人、西方人读懂并理解，又不失中医原意或不背离中医文化价值的难题。因此，理论的提出、概念、名词术语的取舍、理论与技术的评价等，需要中医界的认同，这也是研究的主要问题。

3.7 中医文化价值的国内、业内认同：目前有一个非常奇怪的现象，欧美、东南亚国家很少有人争论"中医科学还是不科学"的问题，反倒是国内连连有人挑起事端。而在国内，行业外的专家学者对中医文化赞成、认同的较多，业内反而走向两个极端：全盘西化（如目前中医院的建设与西医院毫无二致）、极端排外。

还有两种情况值得重视，一是因为传统中医文化与中国传统文化一样，价值评判尺度是"圣人之学"的价值体系，将其作为"是非""正邪"的价值尺度，因此排斥任何与《黄帝内经》不相容的东西。二是权威的"异化"，这是一种更可怕的现象：很多中医从业者的价值观念已经转化为以西方科学为标准，并且表现得非常极端（例如龙胆泻肝丸之类事件都是中国的这些学者来证明的），但是在这些人的心理积淀中，却依然保留着处于文化心理深层结构中的传统文化惰性——对"异己者"的排斥和攻击，这种矛盾的思维方式及价值准则，使得业内的这批专家偏执地对任何"非西化""非我"的观念毫不相容。因此，业内的认同往往难于社会的认同。

参考文献

［1］张宗明．中医药文化遗产的保护、传承与发展——访国家重点学科中医医史文献学科带头人王旭东教授［J］．南京中医药大学学报（社会科学版），2011，2：63－69.

［2］［英］爱德华·泰勒．原始文化［M］．连树生译．上海：上海文艺出版社，1992：01.

［3］王旭东主编．中医文化导读［双语涉外教材］［M］．北京：高等教育出版社，2008：05.

［4］［德］马克思，恩格斯．马克思恩格斯全集·第19卷［M］．北京：人民出版社，1963：406.

［5］［美］马斯洛．马斯洛谈自我超越［M］．石磊编译．天津：天津社会科学院出版社，2011：05.

［6］聂广．论中医发展缓慢的内在机制［J］．医学与哲学，1987，(5)：1.

［7］刘升明．理论的欠缺［J］．医学与哲学，1991，(12)：26.

［8］徐雪莉．中医文化构建中国式健康文化—访北京中医药大学管理学院院长张其成［N］．中国中医药报，2011－12－28.

［9］张其成．中医文化的命运［J］．前进论坛，2010，4：42.

［10］何星海．中医文化的核心价值理念与非物质文化遗产保护［J］．中医药文化，2011，2：1.

［11］王世保．本色中医才能走向世界［J］．中医药文化，2008，1：15－16.

［12］高彦彬，赵慧玲．加强中医药文化研究，提高中医药文化软实力［J］．世界中医药，2011，6：464.

［13］曹洪欣．发展中医，弘扬中华优秀文化［J］．中医杂志，2011，52（1）：1－3.

［14］毛嘉陵，王晨．中医象思维的文化解读［J］．医学与哲学（人文社会医学版），2010，12：6.

［15］王旭东．中医药文化遗产必须得到有效保护［R］．全国政协十届三次大会发言，2005年3月.

［16］Nathan Sivin. Traditional Medicine in contemporary china, Vol. 2, Science, Technology, and Medicine in East China（Ann Arbor：Center for Chinese Studies, The University of Michigan, 1987）：p14.

认可科学民主性和文化多样性
对发展中医药意义重大

中国社会科学院　陈其广

【摘要】前一时期中医药属性争论中不少参与者认为医药学应该且只能是"科学"而不应不能是"文化"。而本文提出：科学本身受人类认知能力在不同历史时期的局限，更多具有相对真理的性质。因此只有在民主和开放前提下，科学才能发展。而对文化应从广义角度来理解，即：理念文化、价值文化和行为文化。文化多样性既是客观现实，也是未来目标，是人类生存、发展的必要前提。把这两方面都认识清楚了，就不难理解地道传统中医药既是科学也是文化的属性判定了。

中医药问题争论中，"科学"和"文化"两词出现频率最高、观点对立最尖锐。造成这种现象的原因之一是部分人群对"科学"和"文化"存在认识误区。

一、民主和开放是科学的本质要求和发展基础

科学的要义不仅在"科"（分门别类）更在于"学"（研究探讨）。必须看到：在时间上，受历史条件制约，无论对外界还是对自身，人类的认识都只能是逐渐发展的。即便用已有科学知识证明了的事物也完全可能只符合认识发展某个阶段的相对真理而不一定是绝对真理。在空间中，不同环境下生存的人群对同一事物的认识角度和方法不同，得到的成果也有差异。有鉴于此，**我们就不应把人类广泛参与、以探索客观规律、造福人类为目的的科学，仅仅看成是一部分人的职业特权，看做是一成不变、不容质疑的神学，当成社会和公众判定真理和谬误的唯一尺度。那种只要别人的"科"和自己的"科"不对应，别人的"学"和自己的"学"不通译，就批评贬低别人、反对别人谈"科"论"学"，研"科"求"学"的做法完全不符合科学研究的民主精神和开放原则，不是在弘扬和发展科学而是在贬低和压制科学，我们必须深刻认识和严肃批判这种做法对于人类思维和认知发展的严重危害性，摆脱这种错误认识的影响。**

许多人把中医药问题仅仅看成是一个"科学"问题或者"医学"问题，然而在社

会科学研究者看来，中医药问题还可以从哲学基础、产业经济、原创权益保护、文化传承、管理体制机制以及国际合作与竞争等多个角度来分析研究，是一个多学科的问题。以此而论，"科学"仅仅是认识世界、事物的一个角度、一种方法，它既不能替代其他认识角度和方法，也不比其他认识角度和方法诸如哲学、文化、经济、政治等等更客观、更全面、更"高级"。西方现代科学只是人类科学发展过程中一个阶段性的产物。只要坚持遵循科学的民主和开放原则，"否定之否定"的局面完全有可能出现。近年来西方医药界对传统医药研究越来越大的关注和投入，乃至西方学术界关于"后现代化"的某些观点，或许就是这种局面初现的萌芽。

科学研究不仅要关注共性，也要关注个性。虽然中医药和西医药都服务于人类健康事业，但二者之间存在着重大差别。仅从哲学基础角度看，中医药和西医药就是两个非常不同的理论知识和方法技能体系。就象中餐和西餐、国画和油画，甚至中文和英文一样，不但不应该区分对错好坏，而且既不能因为它们有共同用途就一定要把他们"合二为一"，更不能因为有人习惯、喜好这一个就不许那一个的存在和发展。"以为某种方法是最佳和或惟一的选择，那是因为主体与方法同属一个文化惯性体系，而非跨文化比较与实践的结果。"[1]天文历法，无疑是对同一客体认识和规律总结的成果，却有公历和农历之分，作为个人，各国人民完全可以自由地选择依从，特别是可以同时享受两种历法中的节日欢愉，为什么对于中医药和西医药就不可以并行、并重呢？

中医药是中国人民用数千年时间和亿万人生命在实践中不断发现、创造、积累、检验和完善所形成的，认识生命、健康和疾病的本质，正确处理人和自然、人和人以及人体自身各个部位之间的关系，从而使人类及其赖以生存的周边环境能够平和、协调、持续发展的一个原创的、独立的、完整的理论知识和方法技能体系，是深奥的人文哲理和广博的科学知识技能的结晶。是我国传统文化与传统科技中历史最悠久、体系最完整、应用最普及的领域之一。

有人喜欢以实验数据为依据，责备中医药"不科学"。抛开偏见，对上述"数千年"和"亿万人"这样两个数量表达，其实完全可以用统计学概念来认识：西医药学属于统计学的大样本理论，强调和关注共性，偏重线性思维方法和空间概念，常用人为控制条件的方法，在短时期内进行大样本的对比实验，用实验数据来推导和完善理论与方法。而传统中医药学则更接近于小样本理论，强调和关注个性差别，偏重（整体）系统思维方法和时间概念，因此对短时期内大样本量之间的可比性认可度低，主要通过长期观测的方法取得序列数据来推导和完善理论与方法。

事实表明：虽然西药化学合成药平均研发周期十年左右，甚至更长，经过多次大样本动物和人体试验，依然会在临床应用中发现研发中没有发现的毒副作用，甚至是严重毒副作用。近二百年被淘汰的西药品种在80%左右，毒副作用是其中非常重要的原因。医源性、药源性疾病如今甚至成为危害人类健康的重要原因。相对而言，因为认识到人的多样性和药物的复杂性之间的多元因果关系，传统中药取法自然，往往以复方形式运用。中医药的生存和发展依靠的是"数千年"长时期中"亿万人"持续的临床应用效果检验，时间因素检验起着重要作用。因此，在当代医疗实践中只要坚持因证、因人、因时、因地、因（药）材适当调整、合理使用，绝大多数中药组方依然是安全、有效的。

在治疗当代重大流行性疫病"甲流"过程中，北京市研制的中医药治疗有效方剂，就是用 2000 多年历史的"麻杏石甘汤"和 200 多年历史的"银翘散"等中药古方，针对"甲流"临床症状，辨证施治，反复筛选、加减组合而成的。这是遵循中医药基本原理，发挥中医药特色和优势，防治当代重大流行性疫病的重大成果，对于中医药究竟能不能创新，有没有创新，以及如何正确处理继承和创新的关系作出了极具示范性的回答！

二、文化多样性非但是宝贵历史财富更是发展繁荣的基石和目标

近代以来，由于某些"矫枉过正"倾向和"一元化"科学观在思想认识方面的影响，社会各界尤其是部分青年中出现了对中医药这样一个兼具东方传统科学和传统文化特征的理论知识和方法技能体系的认知意愿和认知能力的消退现象。与此同时，"科学无国界、利益有主体"，跨国医药集团从巨大的商业利益出发所"借用"的各种途径和形式的市场推广更加剧了这种认知意愿和能力的消退，进而对实际生活里中医药的普及应用产生了不利影响。其表现就是**主张对中医药"废医存药"，在"继承和创新"、"传统和现代"及"国内与国际"等问题上片面强调后者而轻视、贬低前者。**

文化的定义有多种，我赞同"文化是历史上所创造的生存式样的系统，既包括显型式样也包含隐型式样；既包括物质要素也包括精神要素；它具有为整个群体共享的倾向，或是在一定时期中为群体的特定部分所共享。"文化表现在人的一切活动中，体现着行为主体的宇宙观、人生观和价值观。无论是对生命、健康和疾病，还是对人和自然、人和人之间以及人体各个部位之间的相互关系的认识和处置方法，中医药文化的内涵和外延都符合上述定义。既然中医药具备鲜明的人文精神和文化特性，我们就必须遵从文化的生存和发展、继承与创新、国内发扬光大和国外介绍传播的规律、规则来开展工作。

有人认为不同类型文化本体和形态间必然存在着高下优劣之分，主张要"**是一非一，存一去一**"的观点。尽管这种观点无论在哲学界还是文化界都为多数学者所不赞同[2]。2005 年世界科学史大会的宣言说"如同物种的多样性使得生命生生不息一样，人类文化多样性使得这个世界更加丰富多彩，它是人类精神生活不可或缺的要素。"这种观点代表了自然科学界对于文化多样性的正确认识。

文化多样性非但是历史遗留给我们的宝贵财富，而且更是当前和今后人类文化进一

步发展繁荣的重要基石和目标！不加区别地把经济领域的"全球化"概念轻率地移植到文化领域，或认为无论是科学还是文化都只存在唯一的正确和合理，进而得出惟有对中医药进行改造、使之与世界其他医药学理论和应用方法"同化"，才能走向世界，实现国际"接轨"的观点是非常值得商榷的。这种观点之所以存在，与目前我国学术界、管理界乃至企业界内科技与人文的严重分离倾向有着密切关系。这种分离不但造成了科技和人文在社会发展中的不平衡，而且对我国在新的历史时期和环境下克服物质科学的局限性，实现政治、经济、文化和社会整体和谐协调的自主创新发展存在着不利影响。

从盘古开天到当今盛世，中医药在防御、克服自然灾难和社会动乱对民众身心健康造成的危害，确保中华民族的繁衍昌盛方面做出了卓越贡献。即便在西方当代医药理论和应用技能在我国已经占据主要地位的情况下，在国民养生保健、农村和边远地区中低收入群体日常医疗以及在治疗 SARS、AIDS 等世界性高危传染病等诸多方面依然发挥着有效的、不可替代的作用。如果没有错位管理和利益分配等体制、机制方面的问题的影响，中医药"简、便、验、廉"的特点和优势一定可以为建设有中国特色的医药卫生体制和国民健康保障体系发挥更大作用。世界卫生组织发表的迎接 21 世纪挑战报告所提出的适应新世纪医疗卫生方式的要求，恰恰就是中医药的特点和优势。

因此，认为中医药已经不符合人类医药卫生事业的发展方向，已经失去了普遍应用的实际价值，必须对其基本原理和应用实践进行解体重构的主张是"一叶障目、不见泰山"，不但不合时宜，更缺乏远见卓识。医药事业关乎民众生命健康安全大计。如果能够首先认真做好全面、系统地辨析、理解中医药基本原理和内在创新发展规律的工作，在继承真谛的基础上开展谨慎创新，我们完全有可能使中医药文化成为重新塑造人类生存模式的一个有效途径。何况即便单纯从中医药的文化本质和特性而言，也应该奉行"和而不同"的方针，那才是促进文化多样性造福人类的沧桑正道。

我国某权威机构发表的 2009 年《中国现代化报告》指出："研究表明，至 2005 年，在世界 131 个国家中，我国的文化现代化指数排 131 个国家的第 57 位，达到世界初等发达国家水平，文化竞争力指数排 120 个国家的第 24 位，达到世界中等强国水平，而文化影响力指数排 130 个国家的第 7 位，达到世界强国水平。"

解读这三个指标之间的相互关系对于我们认识中医药在世界医药领域的地位，做好中医药文化走向世界的工作具有非常重要的参考价值。这三个指标可以代表我们开展中医药文化走向世界工作的三个途径或侧重点，即：搞"现代化"、增强"竞争力"、扩大"影响力"。仅从媒体报道来看，我国虽然只实现了"初等发达国家水平"的"文化现代化"，却具有"中等强国水平"的"文化竞争力"，更实现了"强国水平"的"文化影响力"。这表明：我国文化在国际上的"现代化"和"竞争力"、"影响力"排名相互之间很不相称。因此，我们完全可以这样来解读，那就是：文化，尤其是具有深厚历史积淀的民族文化，在它的"现代化"和"竞争力""影响力"之间至少并不存在显著的密切关系，甚至完全有可能不是正相关的关系！那种认为只有文化"现代化"才是提高"竞争力"和"影响力"的必由之路的观点极有可能是思想认识中的一个重要误区！偏离中医药的基本原理，丢弃中医药的特色和优势，把搞跟踪模拟式的"现代化"作为发展中医药的主要手段，结果很有可能因为舍本逐末而南辕北辙！我国在国际传统医药领域所面对的竞争态势，要求我们必须对此问题有深刻、清醒的认识！

许多专家提出：中医药文化的核心是"和"，因此，我们做好中医药走向世界工作的最重要的途径应该是：在优先做好国内中医药有关工作的前提下，通过向国外介绍、交流和沟通，逐步增强中医药的国际影响力。

当今世界，多极政治已成不可逆转的发展趋势，多元文化的存在也正在得到认可，但唯独科学和医学，却似乎只有唯一的判断标准。

费孝通先生曾大力提倡："各美其美，美人之美，美美与共，天下大同。"只有鼓励各界人士广泛参与、各种观点平等磋商，科学才能生机盎然；只有承认不同文化存在的合理性，保护和发挥不同文化的特色和优势，文化才能灿烂辉煌；而只有科学和文化都繁荣兴旺了，我们的国家和民族才能够既富且强！引导社会正确认识中医药有关的"科学"和"文化"问题，应该作为我们社会科学工作者的一项重要工作。

参考文献

[1] 引广州中医药大学邱鸿钟教授语
[2] 作者强烈推荐北京大学楼宇烈先生所著"东亚现代化与东方文化的历史反思"一文

中医学的文化依存性解蔽

——必要？或可能？

黑龙江中医药大学　程　伟

【摘要】传统中医药的现代研究一直处于某种尴尬境地：一方面势必借助现代科学（包括现代医学）研究的理论与方法；另一方面，传统中医药与现代科学理念差异显著，整体观指导下的传统中医药与还原论思想指导下的现代科学技术存在某种"不可通约性"，导致其研究步履缓慢。新兴的复杂性研究为中医药现代研究提供了某种新的可能。而如何开展中医药的复杂性研究，需要建立切合实际的研究纲领。

科学史与医学史何以应当区别对待，中国的医史学者似乎不曾深入讨论。而中医学是否科学，却是中医学界内外久盛不衰以至论战不休的话题，不同意见的对立常常十分尖锐。由此，国际中国科学史大会应否讨论中医问题，似乎并非不言而喻。不过，就多元文化视角下的中国科技史研究这一主题来说，如果没有中医问题，关于所谓传统科学的讨论或许会减色不少。

一、中医药学何以值得高度关注

不带偏见地说，中医学在临床医学领域有着不可替代的重要价值，但其丰富的实践经验与其古朴的传统理论之间存在着复杂的内在关系。中医学理论以其特有的方式把握着某种尚未被现代科学研究说明的规律性的东西，但理论的自然哲学形态决定了它的不彻底性，类比推理的或然逻辑未必表达得出真实世界的必然性联系，对中医科学性的质疑往往与中医理论相关。临床实践中大量成功经验的表述方式由于受到这种理论语言的局限，对于体现中医真正价值的临床实践具有指导作用的理论、学说究竟如何准确把握，并非一个已经解决了的问题。

中医学理论概念具有多个层级，不同层级概念的现实相关度有很大差异，概念的理论来源与经验的呈现方式、理论概念与经验的交互作用、经验究竟如何检验着理论都需要给出更透彻的说明。其实，何为中医学理论？目前正统教科书式的表述并没给出全面而清楚的界定，而检阅各类中医古籍，所涉及的内容却几乎无所不包。

而当今在中国大陆，中医学的文化依存性有被有意无意地放大的倾向，更使得中医学几乎迷失了自身的疆界，鱼龙混杂的复杂局面侵蚀着中医学的机体，高度文化依存的中医药学依然需要一个长期的文化解蔽过程。如何才能从独特的文化传统成果中开掘出可资当今医学科学借鉴的再生资源，我们的研究仍然处于起步阶段。

二、中医学整体观念及其经验载体

受到高度重视的中医学的整体观念确实体现着中医学的某种独特性。但是，这种整体观念的实现始终只能依赖于具体的医疗经验。人们强调中医研究不能脱离临床，意义就在于此。

实际上，医学始于对疾病的认识而非始于健康观念。任何疾病现象即便是较为简单的症状都会伴生于某种状态，至少会伴生患者的心身感受。即便某种疾病的产生有着相对局限、单一或者确定的内在根源，其外在表现也会呈现出某种整体性。在没有通过实体结构变化理解疾病根由的条件下，细致观察外在状态就是医生的重要甚至唯一手段，人们可以把握的就只能是机体的某种状态。

在相对特异性的疾病中，有些状态可以规律性的表现出来，这些状态就被规定为某种证候，同一疾病在不同时期或在不同外界环境影响下，其不同状态之间可以存在某种演化关系，使得人们在对其内在根源的推测中也建立了某种联系，这就有了深化认识捕捉到某种其他认识方式尚未把握到的内在规律的可能，这是中医学有生命的整体观的最重要的基础。而得到一定程度的系统化说明的旧的经验在新的现实面前可以引出某种新的尝试并可能不断导致某种成功。所以，我们又说中医是经验科学。这一方面是因为它的实践基础是经验而还不具有系统的实验研究的证据基础；另一方面是指它在现今的知识增长方式仍然主要靠在具体的医疗实践过程中摸索积累，而难于借助现代技术引入实验研究领域加以深入探索，因而不能较快转化为具有普遍意义的规律性知识。我们应当强调整体性经验的价值，却不应一味地歌颂旧的整体观。

三、自然哲学表达方式局限性的深度追问

中医学的基本理论没有脱离它的自然哲学的形态，其核心概念并非生命现象、疾病现象专属的确切概念，其理论框架、逻辑结构、推理方式受制于其理论核心阴阳五行的学说体系，其实践系统中所包含的大量丰富的实际经验，虽然得到了一种较系统的说明，但其各个组成部分之间并不存在严格的逻辑关系，常常只是在有限的范围内言之成理。大量的或然性推理的存在使其逻辑地生发、成长的能力大受局限。

最为困难的是，这种哲学化的语言如不改变形态便难于转化成可以进入现代体系的公共语言，难于设定为确切的研究对象。因而，对那些以旧有方式表达的各种经验的本

质的揭示，就不能过于固守传统理论，而应专注于对特定表达方式背后隐含的真实经验的追索。

换言之，作为自然哲学的理论体系，中医理论作为一种解释生命世界的模型并非由核心概念、基本原理、基本规律逐级展开的严格的层级性逻辑系统，这一理论模型中不同构件间的关系有些是虚构而成。阴阳五行、脏腑经络、气血津液及各种辨证方法等等不同层级的学说、概念的内涵及其现实相关度有很大差异，看似相同的概念在不同层级上的含义，如阴阳、阴虚阳虚、肾阴肾阳、肾阴虚肾阳虚分属不同层级，其中看似相同的阴阳内含颇为不同，这些概念在体系内部虽有不太严格的限定性说明，但其内涵与其说得到了某种界定不如说只有在某种关系中才能得到一种动态性的把握。

人们往往在与现代医学的对照中强调中医理论体系的特殊性，强调中医关于人体构成的说明完全不同于现代医学的实体本体，而是通过对现象的类化把握着某种关系本体，极端者甚至提出了所谓中国象科学这样的内涵可疑的学说。在这些所谓关系本体的学说中，看起来并不缺少结构性要素，但这些结构要素在整个学说中的位置使得它们很早就脱离了概念形成之初的起点上的实体影子，而那些更高层级的概念则起初就形成了、或者借助于并不纯粹的准哲学概念，既非彻底的抽象、又不能确指某种实体。

由于缺少对实体的深入了解与把握，缺少对结构与功能的关系的追索，使得中医学对生命活动和疾病现象的把握只能着眼于现象的表层，以推究内在的状态。这种情况在以连续性、不可分割性、自我化生性为特征的气论哲学思想体系中得到强化，基于实体的结构化认识方式终于没能生长开来。中医的整体观从非结构性实体认识来说是无奈的，而从气一元论哲学来说是自觉的。

四、新整体观可否重生于分析性研究

当今，在中医学界的自我辩护中，作为中国传统文化性格表征的整体论一直被反复强调，在当今世界整体论思想受到空前关注的情况下，中医学界对自身的优长也作出很高评价而且期望甚殷。实际上，我们对一种哲学传统的关注主要在于他所倡导的思维方式、思想导向和概念模式，研究的实践还是需要清晰的路线和具体的工具与方法。

当今，在对现代医学某些方面局限的强烈关注之下，中医界出现了对所谓还原分析方法的严重怀疑，忽视了中医、西医面对的研究对象的一致，只是由于方法与手段的不同使他们走上了不同的道路。尽管二者各有所长，但传统中医的经验方法在确切把握认识对象的有效性方面，由于缺少必要的技术工具因而成长缓慢。

由于中医药现代研究为时尚短，成就有限，使得一些人将现代分析研究的方法斥之为还原论的局限而多方怀疑。在复杂性研究正在兴起的背景下，更有人直接给中医冠以复杂性科学的美称，夸大着独立发展的巨大意义。

毫无疑问，生命科学及医学面对的是至为复杂的生命现象和人类疾病，中医学也的确以自己特有的方式把握到了某种尚未被现代科学研究加以说明的规律性的东西。人们对复杂系统特征的表述完全适用于人体，从中也可以看到与中医学对疾病认识的某些相似性。然而，要深化这些认识，要做出更为深刻的说明，则非借助现代的分析研究不可。

在此，中医的所有可贵发现都应当成为进一步研究的对象，而进一步研究就需要借助日益强大的现代研究手段，研究仍然主要靠分析。只是，我们要根据中医的某些发现对我们的分析方式、研究方法进行调整。中医药学研究要透过中医的某些成功经验，直接面对现实中的具体对象展开研究，才有望取得可持续深化的研究成果，而新技术是系统复杂性研究的有力工具。技术经常在新科学的突现中起着重要的作用，技术转化了我们对世界的经验、我们的知觉和我们对世界的解释。没有工具就不可能产生科学，如果现象超出了我们的能力那么只有通过技术进行转化，这种现象才能进入我们的感知范围内。好的科学总是在某种最低限度内是技术科学，科学的本质在于详细说明现实的新的视域，这种新的视域是知觉通过可读的技术而把握的。

现代医学之所以可称为现代，因为它在现代人的知识体系中处于一个应有的位置，是现代知识谱系的一个自然分支，采用了现代科学的技术手段，适应着现代人的语言习惯，运用着现代社会、国际社会共有的表述方式。随着现代科学技术的高速发展，人们认识生命现象和疾病的能力大大增强，几乎每一项相关技术的进步都在改变着现代医学的面貌。

中国传统医学的认识水平、实践能力之所以与以往比较起来没有真正深刻的变革，关键就在于旧体系并没有直接吸收现代科学技术的能力。而作为应用科学，医学必须借助现代技术手段才能使我们对生命现象对健康疾病的认识不断深化，任何新的认识离开了当今的科学技术手段都是不可想象的。

如果说中国医学因为特定的历史条件和文化传统走出了一条独具特色的发展道路值得骄傲，但在今天如果不能对其宝贵经验的科学内涵加以说明则非常值得遗憾。满足于所谓重视整体、灵活多变而不能深入揭示其规律，就难于对人类医学事业做出更大贡献。单纯强调中医药学实践上的成功或满足于传统的延续是缺少远见的固执，全方位引进、吸收现代技术和思想观念，深入开掘其科学内涵，才能充分认识并逐步揭示中医药学显在或潜在的科学价值。

从文化角度定义中医

北京中医药大学中医药文化研究与传播中心　毛嘉陵

【摘要】本文通过对文化概念的梳理，提出文化及中医药文化的三大核心，并据此对中医药科学文化知识体系的本质及特征进行阐述，重新对中医的概念进行定义，以期有利于大家对中医药学术体系进行整体的认识、理解和把握，从而能够以清醒的方向和清晰的思路，更好地弘扬我国优秀的传统文化，更快地发展中医药事业。

很多我们耳熟能详、脱口而出的词组和概念，一旦要求对其下个定义，往往先让人感觉这很容易，后则深感这并非易事。例如什么是文化、什么是中医药文化、什么是中医等等。下面斗胆地给这些似乎不是问题的问题进行抛砖引玉：

一、什么是"文化"

在几十年前，我国还有不少不识字、没有受过基础教育的人，大家一般都会说这些人没有文化，属于"文盲"。在这个语境下，"文化"指是否受过基础教育。但是，我们今天常说的文化，其概念已经不是仅仅指识不识字、有没有受过基础教育那么简单了。

中国人历来喜欢引经据典，在谈到"文化"时也免不了进行一番"考古"。很多涉及文化的书中都说"文化"中的"文"与"纹"字的意思相通，可以引申为文章、文采；"化"则是变化、造化、化生的含义。学术界认为最早将"文"与"化"合并使用，出现在西汉刘向编写的《说苑·指武》中："圣人之治天下也，先文德而后武力。凡武之兴，为不服也，文化不改，然后加诛。"须注意的是，此处的"文化"指以文礼道德的方式教化大众，它是与武力相对应的一种方式，与西方现代的文化（culture）概念完全不同。英文"culture"最早的意思是指人对土地和植物进行耕作和培育，后来才演化为现代的文化概念。我们现在使用的"文化"一词是19世纪末我国学术界在翻译英文"culture"时采用了中文"文"与"化"二字的组合来对译，这与中国古代"文"与"化"的含义是不同的，也就是说它们的词源有很大的差异。通过以上分析，提示我们在涉及文化问题时，没必要进行如此勉强的"文字考古"。

"文化"包罗万象，早已成为我们再熟悉不过的一种词汇，据说截至20世纪50年代初，世界上对文化所下的定义，有一定影响的就高达160多种。在我国权威工具书中有一种影响比较广的文化定义作一剖析。它是这样定义文化的："文化是人类在社会历史发展过程中，所创造的物质财富和精神财富的总和。"还有一种解释就是将"财富"换成"文明"，变成"物质文明和精神文明的总和"。

这两种定义似乎完美正确，实际上稍加分析就会发现太局限、太不准确。下面我们按"财富"和"文明"两种解释分别剖析：

按"财富"来解释：财富是指具有价值的东西。如果从这个角度来评价，如果是人创造的、但却没有价值或在某一时间段有价值而后失去了价值，此类东西难道就不是文化？其实，任何物事的价值都是相对的，对你没有价值的东西，对其他人不一定就没有价值。可见，即使对你没有价值，但只要凝聚了人为因素，也能构成文化。

按"文明"来解释：文明是指社会发展到某一阶段所表现出的最高水平，或在较高阶段表现出来的状态。如果从这个角度来解释，难道未达到最高水平的就不是文化？

对文化的定义虽然众说纷纭，但有一点却是比较公认的，即文化是与自然相对应的一种有人为因素参入的状态或成果。也就是说首先必须有人才能有文化，文化包含了人的干预和影响，是由人所创造的成果和一切所作所为的总和。在某些情况下文化也专指一个社会群体所特有的文明现象。这些都是有人参与的结果，也就是都属于人类的所作所为，所以有人说："文化的本质就是人类化。"据此，我们给文化做出以下定义：

"文化"指人类智慧成果和实践的概括，包括不同国家、地域、民族所特有的习俗、行为方式、语言、文字、知识、认知、思维、审美、价值观和体制等要素构成的共同体。

虽然我们可以将与人类有关的一切都纳入文化来认识和理解，但这个范围太大了，从具体工作的开展上来说，却不便于把握。这就要求我们必须学会抓重点，要紧紧地围绕文化的核心来开展文化工作。那么，什么是文化的核心呢？由于人类不同于其他动物的最重要标志就是有高级思维，所以与人类思维有关的思想观念、认知方式以及在此影响下的行为方式等要素，构成了文化的核心，这也是不同文化之间最本质的区别。由此，我们认为文化的核心包括以下3大要素：

1. 观念

指人们在长期的社会实践活动中形成的对世界的总体认识，反过来它又会影响人们的生活和生产实践。它既具有客观属性，也具有主观色彩，而且还具有实践性、多样性和发展性。不同时期、不同地域、不同民族的人具有不同的观念。

2. 认知思维模式

指人们认识问题、思考问题和处理问题的方式。不同观念影响下的人，从对信息的接收、储存、分析、综合、整理、判断、提出解决方案等整个过程，都可能有所不同，甚至截然相反。

3. 行为方式（准则）

指人们在思想观念影响下而表现出来的外表活动，也可以说是对认知思维过程提出解决方案的具体执行。

二、什么是"中医药文化"及其核心

曾经也有中医专家在定义中医药文化时，参照以前工具书对文化的定义，稍加修改后做出的定义："中医药文化就是中医药所创造的物质财富和精神财富的总和。"或"中医药所创造的物质文明和精神文明的总和。"通过上面的分析，可以认为这样照搬套用以前工具书的表述，仍然是不合适、不准确的。下面我们来谈谈什么是中医药文化？什么是中医药文化的核心？

1. 中医药文化

参照以上对文化的定义，我们将中医药文化定义为：

"中医药文化"是中国人对生命、健康和疾病所特有的智慧成果和实践的概括。包括认知思维模式、对生与死的价值观、健康理念、医患关系、诊疗方式、养生方式、生活方式、药物处方和运行体制等知识体系和医疗服务体系。

2. 中医药文化的核心

如果再按照"文化的本质就是人类化"来理解，那么中医的一切都应属于中医药文化，但这样却让人难以把握和操作，实际上在工作中也不可能按这样一个大范围来做中医药文化工作。因此，我们只能抓住中医药文化的关键来开展工作，这个关键就是中医药文化的三大核心——中医的观念、认知思维模式和行为方式。

①核心观念：天人合一、和谐共生；

②核心思维模式：象思维、直觉思维、模糊思维等；

③核心行为方式：道法自然、以平为期。

中医药文化主要受到中国传统文化的深刻影响，在带有中国传统文化的优秀要素的同时，也不免会带上与其相关的缺陷和不足。由于文化传承的惯性所致，讲礼仪，守规矩，拜祖先，因此特别尊崇传统、权威和经典，但这样的弊端就是墨守成规。对自然的依赖，崇尚自然，崇尚和谐，拥有了"天人合一"的思想，因此在认知思维上主要是从属性和关系上，对事物进行整体的认知，由此也就逐渐形成了司外揣内、取象比类的象思维，但却忽略了更进一步从物质解剖实体上的认识，长期停留在《黄帝内经》时期粗放的解剖认识阶段。中国很长时期缺乏异质文明的交流，特别是市场经济方面的缺失，因此缺乏竞争意识。

三、什么是中医

在了解了中医药文化的定义后，大家可能还会反过来问，应该怎样对中医下个定义呢？以前一般认为中医就是"中国的医学"，或"中国固有的传统医学"，再进一步说就是"中国人创造的医学知识体系"。这些解释都没错，但却只是笼统地说明了中医的发源地问题，却并没有涉及中医学学科体系的本质。还有人认为中医是"中国人创造的具有独特理论和诊疗特点的医学体系"，"是研究人类生命过程以及与疾病作斗争的一门科学，同时也是一种文化"。从这些解释中很难看出中医与西医的区别，因为这也没有反映出中医的本质特征。

根据以上对中医药文化 3 大核心的深刻认识和理解，我们从文化角度将中医定义为：

"中医"是由中国人创造的，在天人合一整体观念影响下，以象信息为主要认知依据，从属性及关系角度进行思维，充分利用人体内外自然资源，调控和平衡人体生命状态的一种医学知识体系。

如果再精简一点来定义的话，可以这样来表述：

"中医"是以整体和象信息为认知思维依据、以自然资源为调控手段、以平衡和谐为目的的一种医学知识体系。

如此定义中医，基本上解决了对中医科学文化知识体系的本质及其特点进行准确的概括。在此我们对上面涉及到的属性和关系的含义，做一简要阐释：

一是中医认识人体所强调的属性，主要就是对阴阳的认识和把握。当然，构成阴阳的两类物和事不仅仅是性质完全相反，更重要的是两者之间还存在着互补互济、相辅相成、相互转化的可能。

二是中医所强调的关系，包括了人体与外部的自然、社会等生存环境的关系，人体内部的关系，而这种关系是按照木、火、土、金、水五行的相生、相克、相乘、相侮模式存在和变化的。五行是一个圆形的循环稳态系统，没有始终之分，所以也就没有轻重、贵贱之分，任何一行出现异常都会对整体产生不良影响。

在分析事物之间的关系、协调关系和处理问题时，中医又特别注重对本与末的区分，以本为重、为主、为君，即在收集病情时要抓主症，辨证时要要突出主证，也就是现在大家所熟悉的解决问题要抓主要矛盾。这反映了中医受到了中国传统文化观念的深刻影响，就如《左传》所强调的那样："国家之立也，本大而末小，是以能固。……本既弱矣，其能久乎。"因此，我们在学习和使用中医药时，有必要对以上涉及到的基本术语的定义梳理清楚，这样更有利于大家对中医药学术体系进行整体的认识、理解和把握，从而能够以清醒的方向和清晰的思路，更好地弘扬我国优秀的传统文化，更快地发展中医药事业。

论中医药文化的内涵与核心价值

河南中医学院　孙建中

【摘要】文章从"文化"入手论述了中医药文化的内涵包括中医内在的价值观念、思维方式和外在的行为规范、器物形象等文化元素，认为其核心是价值取向和思维方式，是哲学的根本问题；进而从中医对生命的发端和整个生命过程以及防治疾病的观念论述中医药文化的核心价值在于中和；并论述了中医药文化核心价值的文化根源和现代价值。

【关键词】中医药文化；内涵；根源；价值

研究中医药文化，首先必须搞清楚中医药文化的内涵，搞清楚研究的对象和具体内容。同时还必须明白其核心价值，唯此才能把握中医药文化的灵魂，才不致于使中医药学术的继承和发展偏离方向。

一、中医药文化的内涵

文化是一个复杂的社会现象，要给文化以严密而精确的定义的确是一件困难的事情，美国文化人类学家洛威尔（A. lawrece lowel 1856 - 1942）曾经说过："在这个世界上，没有别的东西比文化更难捉摸。我们不能分析它，因为它的成分无穷无尽；我们不能叙述它，因为它没有固定形状。我们想用字来范围它的意义，这正像要把空气抓在手里似的：当我们去寻找文化时，它除了不在我们手里以外，它无所不在。"尽管如此，但文化学者们在文化的本质问题上达成了共识，认为"文化是自然的人化"，包括"以文化物"的物质文化和"以文化人"的精神文化。而物质的东西之所以也能被称之为文化，是因为一方面人类创造的器物中包含着人类的智慧和科技，另一方面其中蕴藏着人文精神。因此，文化的核心和精髓在于精神而不在于物质。

基于以上对"文化"的认识，我们认为中医药文化包括中医内在的价值观念、思维方式和外在的行为规范、器物形象等文化元素。其中的核心是价值取向和思维方式，是哲学的根本问题，要解决中医学术从哪里来、到哪里去的问题。中国传统文化与中医药文化之间存在着母子关系，中医药文化从中国传统文化脱胎而来，又对中国传统文化具有反哺作用。《公羊传·隐公元年》说："子以母贵，母以子贵。"研究中医药文化的根本宗旨在于为中医药学术的发展提供理论依据和智力支持，并最终达到弘扬中国传统文化之目的。

（一）中医理论形成的文化基础

中国传统文化是中医理论形成的文化基础。中医学是植根于中国传统文化的生命科学，它的价值取向、思维模式乃至表述方法都来自传统文化，中国传统文化是中医理论的源头活水。在中国传统文化中，最具代表性的是儒家和道家。而它们无一不和中医药文化存在着密切的联系，成为构建中医药理论体系的文化基础。

1. 儒家思想与中医药文化。儒家的典籍是中国传统文化的元典。仁学思想是孔子思想的核心，儒家的仁道与中医的仁术就是一种最为直接的关联。中庸思想是儒家文化中的重要内涵。所谓"中庸"，郑玄注《礼记》说道："明曰中庸者，以其记中和之为用也。庸，用也。"何晏注《论语》："庸，常也。中和可常行之德也。"朱熹《中庸章句集注》说："中者，不偏不倚，无过不及之名。庸，常也。子程子曰：'不偏之谓中，不易之谓庸。中者，天下之正道，庸者，天下之定理。'"还说："游民曰：'以性情言之，则曰中和；以德行言之，则曰中庸也。'"由此可见，中庸与中和的精神实质是相通的，中庸思想的实质即为中和思想。中者，天下之正道。庸者，天下之定理。中庸就是"以中为常"之意，也即把"中和"与"中正"作为常道加以运用。中医治病"以平为期"，要求无过无不及，实现阴阳的平衡。中庸思想与中医构建中和的生命环境的理念是不谋而合的，儒家思想是中医理论体系构建的文化基础。

2. 道家思想与中医药文化。道家思想的核心在崇尚天道，自然无为。《老子》第七十七章："天之道，其犹张弓欤。高者抑之，下者举之，有余者损之，不足者补之。天之道，损有余而补不足。"在天道自然的阴阳消长中实现了大自然的和谐，天道自然的和谐是大和谐。中医治病的基本原则是"热者寒之，寒者热之，虚者补之，实者泻之"，目的也是构建体内阴阳的和谐。道家的天道思想与中医治病的基本原则是完全一致的。道家是中医理论体系形成过程中非常重要的文化基础。

（二）中医理论蕴含的人文精神。

以中国传统文化为依托而构建的中医理论又反过来丰富和充实了中国传统文化。如阴阳五行学说本来是我国古代朴素的辨证唯物的哲学思想，分别来自《周易》和《尚书》。古代医学家在既有治疗疾病的经验的基础上，借用阴阳五行学说来解释人体生理、病理的各种现象，并用以指导总结医学知识和临床经验，逐渐形成了以阴阳五行学说为基础的中医学理论体系。阴阳五行学说以自然界运动变化的现象和规律来探讨人体的生理功能和病理的变化，从而说明人体的机能活动、组织结构及其相互关系的学说，中医学的阴阳五行学说是对既往的阴阳五行学说的最好推广和运用，对既往的阴阳五行学说的极大丰富和发展。

就汉语而言，有些中医学的专业术语已经成为汉语的普通词汇，如："肝胆相照"，由中医"肝胆相表里"的脏腑理论比喻真诚相见。"针砭"本来是中医学术语，针者，以针刺也；砭者，以石刮也。运用针刺治病的医术称为针，运用砭石治病的医术称为砭，后来形成汉语的普通词汇，如"痛下针砭"、"针砭时弊"，借以比喻指出社会问题以求改正向善。又如源于《黄帝内经》的"正气存内，邪不可干"（《素问·遗篇·刺法论》），所谓"正气"，就是抵抗力、免疫力。只要人体内存有足够的抵御疾病的能力，任何致病因素都不可能侵害肌体。仔细品味，这句话意味深长。不只是肌体需要"正气存内"，个人的精神、生活、事业、感情，干部的作风，国家的政治、军事等等，无一不需要"正气存内"。尽管在生活中会有各色"邪气"干扰，可能是风寒暑湿燥火，也可能是情色、金钱……，只要"正气存内"，任何"邪气"都不可能腐蚀我们的肌体、动摇我们的信念、改变我们的立场这是亘古不变的真理。

二、中医药文化的核心价值

中医药文化的核心价值是中和，具体到中医学，最根本的"中和"在于"阴阳和"，即构建中和而不偏不倚的健康环境，其中包括平衡与和谐。

（一）"阴阳和"是生命的根本源头。中医理论认为阴阳之气是生命的基本物质，《素问·宝命全形论》曰："人生有形，不离阴阳。"而阴阳之气要作为生命的基本物质最终使生命得以形成的根本在于"和"。一切生命的形成和起源都根源于"阴阳和"。《道德经》第四十二章说："道生一，一生二，二生三，三生万物。万物负阴而抱阳，冲气以为和。""道生一"是无极生太极；"二"是阴、阳两仪，"一生二"是太极生两仪；"三"是阴阳化合而成的"和气"，是在"二"（阴阳）的基础上生成的新"一"，是"阴阳和"，"二生三"就是阴阳两仪化生的"和气"，正如数学名词"和"，指两个或两个以上的数相加所得的总数。"和"有"掺合，混杂"之义，读音"huò"。北魏·贾思勰《齐民要术·养羊》："作酪法：春毛、秋毛，中半和用。"现在人们说"和面"。所表述的是浑然一体的状态。更具体地说，作为化生生命的"三"，就如同受精卵。人的生命就根源于阴阳合和而后形成的受精卵然后形成的胚胎。

（二）"阴阳和"是健康的重要保障。"阴阳和"伴随着生命生长的整个过程，是生命健康的重要保障。阴阳和则为"平人"。《素问·平人气象论》说："平人者，不病也。"而不病的表现就是气血平和。否则，就是病态。《素问·生气通天论》曰："阴平阳秘，精神乃治；阴阳离决，精气乃绝"。"阴平阳秘"是分别对"阴"和"阳"的状态的一种规定，是进行正常生命活动的基本条件，是阴与阳在保持各自功用和特性的情况下，通过相互作用所达到的整体协调状态，所谓"阴阳匀平"（《素问·调经论》），"阴平阳秘"就是阴阳在对立制约和消长中所取得的动态平衡，是人体生命的最佳状态。这种生命的最佳状态源于阴阳两者互相调节而维持的相对平衡，"阴平阳秘"是中医学用阴阳学说对人体正常生理状态的概括，是对人体健康状态的表征，作为中医学判断人体健康状态的标准而被广泛应用。

（三）"阴阳和"是中医的治病理想。中医防病治病的方法和手段就是调和阴阳。在中医看来，在正常情况下，人体中阴阳两方面处于相对平衡状态。疾病的发生，从根本上说是阴阳的相对平衡被打破，即阴阳的偏盛偏衰代替了正常的阴阳消长。既然阴阳失调是疾病发生发展的根本原因，那么，调理阴阳，使失调的阴阳向着协调方面转化，恢复阴阳的相对平衡，以达到和重构"阴阳和"的状态，则是中医治病的基本原则。

（四）"致中和"是中医的用药原则。《素问·至真要大论》说："谨察阴阳之所在而调之，以平为期。"这句话的意思是，要细致地审察阴阳病变之所在，加以调整，以达到阴阳平衡的目的。"以平为期"的治疗理念是儒家"致中和"思想渗透于中医理论体系的结果。所谓"平"，不仅仅是"调整阴阳，补偏救弊，补其不足，泻其有余，恢复阴阳的正常状态"，也不仅仅是阴平阳秘、气血冲和、五脏协调，而且还要建立在"因时制宜"、"因地制宜"、"因人而施"的基础之上的，把握与时、地、人的相应及和谐。中医学把正、邪矛盾及脏腑系统失调病变高度概括为阴、阳平衡失调所致。"以平为期"不仅是中医治疗的目标，同时也是解释疾病病机的一条总原则。"中病即止"可以说是中医治病的重要原则，中医治病用药的原则是中庸、中和，太过与不及都非良策。用药治病就是为了调和阴阳，如果用药"太过"，必然带来新的不平衡，又形成了病态，正如刘禹锡《鉴药》所说："过当则伤和。"由于对"以平为期"的重视，中医治病时非常强调对"度"的把握，尤其要避免用药太过的弊端。对此，《内经》提出了"气增而久，夭之由也"的观点，认为一种治法不宜应用时间太久，否则容易使病情走向另一面。例如，过汗则伤阳耗津、过下则伤中损液、过温则伤阴、过寒则伤阳等，都体现了"中病即止，勿过其度"、"以平为期"的思想。

三、中医药文化核心价值的文化根源

"中和"是中国文化非常古老的观念，《国语·郑语》中记载西周末年的史伯说："夫和实生物，同则不继。以他平他谓之和，故能丰长而物生之。若以同稗同，尽乃弃矣。故先王以土与金、木、水、火杂以成百物。"究其根源，"中和"观念则根源于中国古代的礼乐文化，据《书·舜典》记载，舜曾要求其乐官做到："诗言志，歌永言，声依永，律和声，八音克谐，无相夺伦，神人以和。"在这里，和谐不仅是乐律的本质，而且应当是自觉追求的境界。对和谐的推崇在《周易》中也有所体现，《周易·乾·象》云："乾道变化，各正性命，保合大和，乃利贞。"《庄子·天下》说："乐以道和。"音乐的灵魂就是表现"和"的精神。《无能子·答鲁问》说："乐者本乎和。"《乐记·乐论》说："大乐与天地同和。"明确揭示了中国古代音乐哲学乐和天下之"和"的深层意蕴。《乐记·乐象》："乐者，心之动也。"《中庸》言："喜怒哀乐之未发谓之中，发而皆中节谓之和。致中和，天地位焉，万物育焉"。"中"是最基本的原则，"中"能保证"不偏不倚"的价值判断，既不偏于此，亦不偏于彼，双方平等存在，绝无偏执；是一种平等共存、各自保持自主性和主体性的存在观。象棋术语中，谓弈棋或赛球等的结局不分胜负，如：这盘棋和了。又战争平息而归和平。当"喜怒哀乐"发之于心，出于心外，如果能和谐"中节"，则谓之"和"，各元素、个体的存在形态正如一曲铿锵乐曲，各音节互相依赖，又相互和鸣。"和"源于"中"，中是基础，和是结果。"中"说的是"不偏不倚"的本质，"和"说的是"化"的过程和结果，是化合以后的浑融一体的状态。

四、中医药文化核心价值的现实意义

"中和"观念是中国传统文化的核心观念之一，影响深远，对于当今和谐社会建设具有理论价值和现实意义。

由于乐律来自对自然之声的发现，所以古人推而广之，逐渐把和谐看作自然的法则，如此就有了史伯的"和实生物"、老子的"万物负阴而抱阳，冲气以为和"等哲学命题。随着百家争鸣的出现，中国古人对"和"的认识也进入了更深的层次，和谐不再仅仅是自然的法则，而且成为社会的法则。"中和"可以分解为"中"与"和"两个层面的意义，"中"指个体性、独立性、自我性、主体性；后者指关系性、交互性。"中和"之意义包括多元性、主体性、平等性、和合性。即各主体间通过对话、交流、互渗、互化等渠道，在多元统一中使自我的个体性和主体性加强，在对立互补中以成就自我的健康发展。孔子称"礼之用，和为贵"（《论语·学而》）。对"和"的这样一种认识，使得古人在设计未来社会时，常常把"和谐"作为一个根本原则或者一种理想形态。厚德载物的和合思想是中华民族传统文化中一个重要的、独特的、延续不断的哲学概念、文化理念、政治理论和社会理想。孔子则从做人的角度区分了"和"与"同"，提出"君子和而不同，小人同而不和"（《论语·子路》）。我们今天构建社会主义和谐社会，是全新的历史进程，但重温古人关于和谐的思想，可以给我们以有益的启发。

构建和谐是当今世界的重要话题。其中应当包括人体自身的和谐（包括生理的整体和谐、生理与心理的和谐）、人与社会的和谐、人与自然的和谐。构建和谐社会是中国特色社会主义建设的一个重要目标，没有和谐，就没有经济的发展、社会的稳定和人民的幸福。在构建和谐社会的实践中，必须坚持"和而不同"。构建社会主义和谐社会，绝不是要求所有的社会成员整齐划一，而是必须承认差别，承认每个人的特殊性。只有发扬社会主义民主，尊重人的个性，充分激发人的创造活力，并且形成一种强大的合力，我们的社会才能实现真正的和谐。在我与他之间必须保持着各自存在的独立性与个体性，才能作为一个主体参与世界的构成、运动与发展，这是世界存在的前提。和而不同，不同而和，理应成为一种世界民族与文化的伦理规范和运作原则，坚持"和而不同"、"和平相处"的外交理念是我们参与国际社会事务的一贯立场。

用原创精神讲好中医药故事

中国科学技术信息研究所　张超中

【摘要】建立以故事阐释原创的新视野，有助于培育中医原创思维，促进中医药的"文化转型"及其发展，创造建设中医药综合改革试验区的典型经验。

【关键词】中医药；综合改革试验区；文化转型；原创思维；故事

Telling Good Stories of Traditional Chinese Medicine By the Originative Spirit

Zhang Chaozhong

Institute of Scientific and Technical Information of China

Abstract: It is a new way to learn the originative thinking by telling stories, and the way is good for the transforming development of Traditional Chinese Medicine (TCM) as well as the building process of the comprehensive reform trial place of TCM.

Keywords: Traditional Chinese Medicine (TCM); comprehensive reform trial place; cultural transformation; the originative thinking; story

目前国家中医药管理局已分别正式批准北京市东城区、上海市浦东区、河北省石家庄市和甘肃省为国家中医药发展综合改革试验区，可以说，这些试验区就是"中医药特区"。在此之前，面对制约我国中医药事业发展的重重难题，科技部和社科院的有关专家学者都曾经提出过设立"中医药特区"的想法，其中贾谦等建议国家"选择几个省市试办中医药特区，允许他们在中医药科教研及其发展上有自主权。"[1]另外，《本草纲目》英译者、国家社科基金重大项目《中医典籍研究与英译工程》首席专家罗希文研究员也曾经多次提出过设立中医药特区的想法。基于上述设想，中国社会科学院中医药事业国情调研组进一步建议设立试验区："我们建议国家有关主管部门尽快把运城市设立为国家中医药工作综合发展改革试验区，并在此基础上，根据其他省、区、市的实际情况逐步建立不同区域范围内的中医药工作综合发展改革试验区，扩大试验范围，最终形成国家扶持和区域自主发展相结合的中医药工作新局面。"[2]可以说，上述有关"特区"的提法都受到了我国在改革开放之初设立"经济特区"的启发和影响，而设立"新特区"的目的也是通过综合改革和试验，为未来中医药事业发展探索新路。

作为我国第一个经济特区，深圳市近年来不仅大力发展文化产业，而且提出了"文化立市"的理念，其目的就在于为促进其经济发展方式转型寻找新的驱动和支撑力量。事实上，对中医药来说，在经过"现代化"、"科学化"和"国际化"的探索试验之后，政府也好，民间也好，都已经意识到应当充分尊重中医药的文化及其人文科学属性，并通过繁荣发展中医药文化推进事业发展。因此，上述几个国家中医药试验区的建设多多少少都与文化建设相关，而其中北京市东城区的主要任务就是建立中医药"文化特区"，探索新的以文化发展为基础，促进中医药事业综合发展的体制机制。自2009年正式批准建设以来，北京市东城区在具体实践中积累了很多经验，但是同时也遇到了很多困难，其中有些属于"文化转型"过程中必须突破的瓶颈性难题。应当说，只有发挥原创精神才能解决这些难题。

一、为什么说是"文化转型"？

就像我国的改革开放事业已经进入到需要真正的内生力量支撑一样，我国的中医药事业发展也需要建立在稳固的内在基础之上。近百年来，人们一直在寻找中医药现代创新发展的"科学"基础，不过事实表明，这个基础在整体上是不稳固的。尽管很多人由于教育上的原因对这条道路仍然抱有幻想或者信念，但也只能说这只是个人选择而不再是时代需要，或者说时势之变需要中医药遵循新的发展道路。在总结以往中医药发展的经验和教训的基础上，国家于"十一五"期间形成了中医药医疗、保健、科研、教育、产业、文化"六位一体"全面发展的新格局。我们分析这种新格局，发现"文化"排在最后，而其之所以居后，不是说它不重要，而是因为在一般人看来，文化是虚而不实的，所谓"有用而无用"，即逻辑上应该有，但实际上又带不来看得见的效益。面对现实和未来，如何把"文化"这篇文章做好，发挥出来中医药文化的"大用"是建设中医药"文化特区"面临的最大挑战。

在理论上来分析上述挑战，我们认为需要建立中医药发展的文化观点才能积极应对这个挑战，而要建立文化观点，则要促进中医药发展的"文化转型"，把文化建设作为整个中医药事业发展的"基础"。通过观察发现，上述分析符合中医药事业发展的实际，因为近期在中医药领域出现了一个特殊现象，即在实施扶持和促进中医药事业发展的各项具体措施，特别是政策和资金措施之后，人们普遍感觉到仍然存在一个制约中医药事业发展的"瓶颈"。这个"瓶颈"是什么？如何突破这个"瓶颈"？从内在制约来看，这个"瓶颈"就是没有建立中医药发展的文化观点，或者说中医药的文化基础已经非常薄弱，更进一步说就是"有"等于"没有"。我们看到，由于没有真正发挥中医药文化的独特作用，或者说有其"位"而无其"政"，中医药的医疗、保健、科研、教育、产业等也是处于有其"名"而其"实"尚待亟需加强的状态。具体到试验区建设来说，北京市及东城区政府对建设"文化特区"投入了许多心血，其在规划中明确提出"以文化引领、健康服务、产业发展为导向"，"制订中医药文化创意产业优惠政策"，形成"一园多点，三大平台"的发展框架。具体来说，"一园"是指"在东城区内形成中医药文化和产业聚集的核心园"；"多点"是指"在东城区内形成中医药文化传播、医疗服务、养生保健、科研教育、健康旅游等集群"；"三大平台"是指"中医药文化传播平台、中医药健康服务平台、中医药产业发展平台"。（见东政文［2009］号附件1、附件2）。另外，东城区在中医药文化普及和教育方面也进行了很多探索，开展了中医药进入社区、家庭、学校、企业和军营的试点，多次举办中医院文化宣传周活动和文化论坛，并且专门建立了中医药文化公园。不过，总体来看，上述努力尚没有转化成为广泛的社会认同，而取得广泛的社会认同是"转型"成功的基本标志。这说明在经过长期的"强拆改造"之后，发展中医药文化，促进中医药的"文化转型"确实已成为当务之急。

但是，要真正突破这个"瓶颈"实属不易，需要建立中医药发展的稳健基础。从理论上说这个基础是文化，而从实际上看这个基础则是人的认知基础。长期以来，我国并没有建立认知中医药的文化教育体系，其中的空缺长达几代人，而在这样的历史基础上建设中医药"文化特区"必然要经历一个相当长时期的"文化转型"。因此，从促进"文化转型"着手建设中医药"文化特区"，才能探索促进中医药事业发展的新经验和新道路，带动中医药的全面和真正发展。

二、建立以故事阐释原创的新视野，促进"文化转型"

当前，在我国的许多研究、应用和发展领域都出现了"怎么看"和"怎么办"的问题，中医药领域也不例外。经过近几年的广泛争论，人们不再回避谈论中医药发展的负面问题，并在此基础上，提出了中医原创思维的命题，认为仅仅应用一般的科学思维理解和解释不了中医药的理论实质和精神内涵，应当从"原创"的角度寻找中医药之为中医药的合理性。

到目前为止，学术界对"中医原创思维"的研究尚处于见仁见智的阶段，但这并不妨碍现实中对这个学术概念的应用。比如说，在已经送交全国人大的《中医药法》（草案）中，就有"坚持中医原创思维"这样的提法，这说明无论将来在学术上如何解释，在法律上的精神实质则是确定的，即我们现在对它的理解是以共识性的意义作为基础的,而这样做则恰恰符合中医原创思维的意会性质,即说不清而听得明。应用这个原则,我们就能够比较清楚地阐明中医药的"文化转型",简单地说就是建立"原创合理"的价值准则,抛弃以往那种"科学合理"的标准。在性质上,这种"原创合理"的准则就是中医药的文化准则,说明中医药在经过"传统—现代—原创"的转型之后,其在文化上又确立了"传统"的合理性,只是我们需要用"原创"来重新阐释"传统"。

因此,中医药的"文化转型"实际上就是向"传统"的转型,而通过"原创"重新阐释的"传统"则取得了时代的"话语权"。那么,"原创合理"的内涵到底是什么?要回答这个问题,需要从自然、文化和实践的角度全面阐释中医药的原创性。不过,在当前的情势下,上述阐释存在"主动"和"被动"两种不同的风格或者倾向。长期以来,中医药基本上都是在为自己的合理性作辩护,并为此浪费了自己的智慧,使自己束缚在一个小天地里自言自语。现在看来,这样做并没有真正体现出"原创合理"的理论价值。因此,需要基于原创精神及其现实发展,开辟"主动"阐释的新路。

根据文化创意产业发展的需要,讲故事越来越成为原创发展的基本要素。按照联合国的看法,在创意经济时代,讲好传统故事,就会发展出核心竞争力。"任何国家的创意产业都是建立在传统知识的基础上,而这些传统知识存在于其创意表现的独特形式之中,即属于这块土地及其人民的特有遗产如歌曲、舞蹈、诗歌、故事、图像和符号等。……创意产业的本质特征是其在发展进程中服务文化和经济目标的功能,并建立了一条价值链,一端是传统知识,而另一端是最终消费者。"[3] 可以说,讲故事是想象力发达的结果。文学也好,科学也好,其在性质上都是人类文化的不同表现方式,因此,科学工作者向文学家学习和借鉴,逐渐学会讲各式各样的故事,更能够体现出一种时代进步。如今创意经济时代即将来临,按照发展要求,没有创意,不会讲故事,就不能打动人,也就争取不到关键性的支持,最后就会影响到自己的生存和发展。

进一步说,讲故事是对"原创合理"更具体、更生动、更传神的"主动"阐释。事实上,故事遍在于我国的经史子集之中,而在"新思潮"的影响之下,这些故事基本上丧失了自己的价值完整性而被重新解释。现在看来,许多解释都是词不达意,丧失了故事所蕴藏和表达的原始内涵及其原创精神。因此,与其强以为是,不如故事新说,建立起以故事阐释原创合理性的新视野,重新肯定故事的价值完整性。这样做不仅具有理论意义,而且具有实用价值。比如,在中医药的理论研究满足不了现实需求的情况下,要尽快消除长期存在的制约中医药发展的"思想障碍"和"精神障碍",则需要依靠"讲故事"的方式消除人们对中医原创思维的隔膜,使人们逐渐认识到"文化"和"原创"的表里关系及其一致性。通过讲好老故事,创造新故事,推进中医药的"文化转型",应当成为建设中医药"文化特区"的基础道路。

三、用原创精神讲好原创故事,促进中医药文化传播与普及

与一般故事相比,中医药故事的基本特征就是原创性特别强,集自然的原创性、文

化的原创性和实践的原创性于一体，因此，在当代讲好中医药的原创故事是培养中医原创思维的基本方式。其实，中医原创思维并没有那么难，那么玄，它就存在于中医药的典籍、医案及其文化之中，按照传统去讲，中医原创思维自在其中，就会从不自觉逐渐自觉开来。因此，现在面临的不是中医原创思维存在不存在的问题，而是敢不敢讲，有没有信心讲的问题。要突破这个思想上的顽结，需要大力发挥原创精神，精神在原创就在，就会因势利导开创出大局面。

我们看到，深圳特区的发展非常成功，而其最大的成功经验却被总结为"春天的故事"，说明原创精神与故事之间具有很强的直接关连。对中医药来说，类似的故事也很多，比如在非典期间总结出的"零死亡、零感染、零转院"的故事，在 2008 年防治甲流的过程中出现的"金花清感方"的故事等，都已经把中医药的原创故事讲得非常好，令人非常鼓舞。因此，北京市东城区在建设中医药"文化特区"的过程中，应当充分借鉴上述成功经验，积极探索讲述中医药故事的新途径，深度推进中医药的文化传播和普及，促进其"文化转型"。现在业内都认为中医药的春天即将来到，但是至于能否真正到来或尽快到来，将取决于能否讲好中医药故事。

参考文献

[1] 贾谦等，中医战略——中医传承与发展的认识和思考 [M]．北京：中医古籍出版社，2007：105．

[2] 张超中，陈其广，张南．关于设立国家中医药工作综合发展改革试验区的建议 [J]．中国中医药信息杂志，2009，16（8）：5 - 8．

[3] 联合国贸发会议（UNCTAD）埃德娜·多斯桑托斯主编，中国社会科学院文化研究中心张晓明 周建钢 意娜等译，2010 创意经济报告 [M]．北京：三辰影库音像出版社，2011：38．

基金项目：国家重点基础科学研究计划（973 计划）项目：中医原创思维与健康状态辨识方法体系研究；编号：2011CB505400

哲学视野当中的中西医学思想比较

中共甘肃省委党校哲学教研部　成兆文

【摘要】本文对中西医学思想的哲学基础进行了初步的比较研究，认为西医的演进路向基本秉承了西方哲学的原子主义思想，重视器官而忽略整体，中医则上接阴阳五行的关系主义思想，注重整体关联而略于器官的独立性。两种医学思想在处理病体的时候互有优劣，未来世界医学的发展是走原子与关系的二象性道路，这有待于一种新的更有包容性的哲学思想的形成。

【关键词】中医；西医；关系；原子

一

中医的核心价值究竟是什么？目前对中医攻讦最大的理由是，一些医学者通过所谓的古今中外的比较，发现几乎所有的医学体系都要经过自然医药这个阶段，其理性内含对应于经验科学。就此来说，他们把中医纳入到经验医学的范畴，这个逻辑进路则隐含着中医是现代医学的一种必要准备形式，或者说，中医是前现代医学。这个看法当然是对中医独立价值的否认，它确认了所谓的现代医学的独尊地位，其哲学潜台词是只承认一种有效的世界观。

如果我们要反驳这种浅见，就必须沿着找出中医核心价值的进路前行，追问中医视野中的世界和对待这个世界的方法。如果没有近代中西碰撞的大背景，我们似可以依据中医理论给出一个合理化的解释，那就是中医的整体观念、辨证施治、天人合一等。但是，自从近代西风东渐的大潮之后，作为中国在物质层面较量失败事件的延续，中国传统哲学所提供的那个世界观已经破碎，近代官方的学科体系已经西方化，甚至现代汉语的表达形式也在白话文运动当中向西方大尺度让渡。这就使得中国人的世界出现了一个巨大的异在——它在器物方面较量的失败最后必须由一个精神形式来分担，那就是近代以来泛滥不已的历史虚无主义思潮，这个思潮反映在社会生活与精神信仰的各个层面，

"五四"以来所谓的文化精英几乎都是反传统的急先锋。宏观看，我们虽然不难找到所谓复古主义、保守主义的短暂回流，但这个大潮实际上已经延续了一个半世纪之久了，并且其惯性仍然处在发散绵延当中，一个简单的例子是多数精英分子仍然要想方设法把自己的子女送到国外去拿学位甚至获得居住权。

中医近年的回潮大致有如此的理由：一个是肇源于中国医学改革的困境，这个困境主要表现在当引入西医保健体系的时候，医改在大的有限的财政框架下，只能放任普通民众的医疗保健水平的相对后退，或者要保证全民健康却又无法跟上天文数字的财政负担的增长；其二是中医在近年中国乃至世界性的疾控危机当中所发挥的积极作用，它可以在借鉴古人传统医学智慧的基础上，经过适度发挥，有效抵御新出现的未知病疫；其三还在于一种源自国民精神内在主体性要求的需要，这个不但与国力渐长之后的文化自信心提升有关，而且在中西比较的眼光中，越来越多的仁人志士意识到，按照所谓的现代化的医学哲学继续前行，人们非但不能战胜可能出现的新病疫，而且会制造出越来越多的新的病种，其最糟糕的结果有可能导致整个人类文明的玉石俱焚。

针对此状，一些主张全盘西化的人也极力给出了自己的理由，除过在理论上否认中医的非科学性之外，而且在实践中也对中医的价值进行质疑，典型的例子是把某些某些公众人物的逝去归结为中医[1]。除过少数一些受制于西方利益集团文化殖民政策影响的人之外，确实有一部分思维方式早已西方化的人，因为找不到中医学的合理理论解释，不得不发出质疑之声：一半为了放弃，一半为了拯救。

那么，中医理论为这个世界究竟提供了怎样的的思维方式？它是否有独立自洽的世界观？并且这个世界观在更大的视野当中与现代西医的思维模式是相容的？

鉴于现代汉语业已西方化的现状，欲回答这个问题，必须有一个比较的眼光。我们首先须回答，决定了中西医学的那个思究竟是什么。

二

尽管世人有多个西方哲学史的版本，在这些版本中西方哲学家在不同的时期提供了不同的观点，但我们概而言之可以这样去总结西方哲学：决定了西方人思想道路的那个东西是一种逻辑理性，它是广义上哲学的代名词，或者就叫做 philosophy 的那个学问。这个学问并不仅仅提供一个个具体的观点，而是给出一条始终如一的道路，那就是形式化的理性，这个形式与逻辑的形式化是一致的，它通过对具体质料的抽象，把关注点集中到宇宙的形式因当中。当古希腊人把人认定为求知的动物的时候，实际上等同于给了理性以独立于现实的地位，甚至是更高的地位，无论是理念、形式、存在，还是理性的纯形式——逻各斯，它都引导着现实的世界。在这个信念的感召下，古希腊人也给出了人舍弃现实而达于理念的出路：好奇。进入哲学的三个条件：好奇（惊诧）、闲暇与自由，具有内在的逻辑统一性，尤其是好奇，实际上标志着人对理性的充分信任，也隐含着对业已存在答案的本能抗拒，它的内在含义是我师我自己。在逻辑思维的框架内，只有质疑、批判和否定才会导致思维的继续发声。好奇是原有思维形式的破坏力，也是新的思维形式的组合力，因为，思维本身就是异在声音的结果，这就使得在思维层面上，思维是破在前，立在后，即先有问题，再提供一个解释。在德国古典哲学所提供的所谓的辩证法中，其世界观的根据转化为矛盾的斗争性是绝对的，同一性是相对的，这一观点被包括马克思等人在内的西方哲学家大量引用。尽管在各个具体的观点上许多哲学家互有质疑，但在思维的逻辑当中质疑本身构成了思维展开自身的原动力。思维的基本形式是用一个业已自明的前提假设对未知的命题进行论证，它的维度性——假设和命题以及论证工具与过程，决定了它尚不是纯粹的思，但它的确具有在否定否否定链条当中无限延伸的张力。

这个传统的遗产至少在于两点，一个是理性的独立价值，人由此要为了一个理性的世界而努力脱离开形而下物质世界的羁绊，它赋予了哲学家高贵的眼界，对俗世的价值保持了理性自信和批判的态度。另一个是它提供的对待世界的一种方式，那就是强调斗争性、批判性，斗争性才是保持世界生生不息的基本原动力，自我的存在是通过对他者的批判而获得确立的。

古希腊人在重视理性的同时，还给出了另一条理性的道路，那就是在信任理性之后，他们要为这个理性命名。这个命名的冲动一直伴随西方哲学史。既然理性可以认知世界，那么这个世界最后的形式是什么？转换一下这个问题，它实际上在问最终的宇宙之砖是什么？这个问题在理性成长起来后显得非常正常，但实际上暗含着诸多玄机：当人们追问宇宙之砖的时候，已经假设了一个宇宙的模式，换言之，当人们追问世界真相的时候，已经假设了世界存在的前提，并且已经为世界图景画下了轮廓。在这种思维方式中，古希腊哲学家充分释放了发问的张力：无论是万物的始基，还是水、无限、气、种子等，它们都有一个共同的指向，那就是原子。原子（atom）的本意是不可分割的那个宇宙之砖，它在思维方式上已经把世界分割化。其潜台词是世界（宇宙）是由某种不可分割之砖通过某种形式获得的。既然不可分割，意味着宇宙之砖的内部就是理性认知的盲点，它实际上也为理性划了个界限。作为人们自身力量的彰显，理性的工作是找到原子组合的形式、运动的轨迹、形状等等，这些努力都是原子外在的表现形式，而原子内部是不可知、不能知的，否则它就不能称其为原子。今天，我们完全可以认为古希腊的原子思想仅仅是未经验证的思维假设，譬如被物理学界引用的所谓的原子实际上也有内部结构，甚至所谓的基本粒子也有其内部结构。但这个"错误"仅仅说明人们认识原子形式方面的不完善，而现代物理学的大厦仍然受惠于原子的思想。

在原子思想当中我们能得出什么结论？一个是世界的颗粒化，它实际上是分析思维的基础，它给出了世界的图景和这个图景的构成形式，那就是世界由一个个颗粒构成，反过来说，世界可以分解成一个个颗粒；其二，这些颗粒自身的性状显得尤为重要，它们自身的特点决定了世界的图景，也就是说，世界决定于原子本身的性状，而这个自身的性状也决定了原子之间的相互关系，这使得原子之间彼此处在相对独立、彼此几乎无关当中。

<h1 style="text-align:center">三</h1>

对照中国哲学，首先它的概念上来路不正。相对于西方哲学爱智慧的本意，中国哲学范式的建立是近代"西风东渐"的结果，这就使得以"哲学"命名中国传统智慧是否合适长期遭受质疑。其二，即使我们不计较于哲学的形式之争，在约定俗成的角度来看中国哲学，我们姑且把规定了中国人思想道路的那个形式称之为中国哲学，那么，我们尚需对这个思想道路进一步解读：中国哲学它是什么？除却具体纷杂的观点交锋之外，能否找到一个真正洞察到中国传统思想秘境的道路？

首先，相较于从神语走向人语的西方哲学[2]，中国哲学在源头上就不是相对独立的理性。这有三层含义，一是中国哲学的重情传统，或者情理相并的传统使得中国哲学以情含摄理，以理来表情，重情重理意味着中国哲学所要处理的对象始终带有人自身的情感投射。这在儒家、道家、佛家的生态主义主张中多见，情感从来没有离开过理性，对世界的解释不在于一个可共度的客观标准，而是从心而出[3]。第二，中国哲学所讲求的理性从来没有取得独立的价值，它是一种此岸世界的有用工具，但不具备担当真理的重要价值。人们对理性的应用仅仅是因为现实生活的需求，这就使得理性从来不是一个脱离开人之外的实体，而是人们到达的工具，它直接导致了中国哲学的非形式化、非信仰化，进而是实用化，甚至"学而优则仕"的官文化在此能够得到某种解释。这比起古希腊的逻辑形式主义来说，当然更具有人间气息，但中国哲学之思的非形式、非体系都是其重大特点，或者表达的相对破碎化，都使其在逻辑思维的角度来看有所不足，虽然在名家、佛家、儒家、道家那里都有自己的逻辑，但形式逻辑没有得到充分发育或者重视是一个目前普遍的看法。第三则是中国哲学之思未必是西方化的"思维"，这不但在于作为对世界的认识，中国的思想不仅仅是大脑器官所表现出的感性、知性、理性的功能，更是从心而出的神识，心主思，这个心也是中医当中十分重要的概念，它是一个系统的总称。这就使得思想不仅仅是某个器官的事情，而是包括西医意义上的心脏等器官都参与其中的意识总汇，中国之思也不仅仅是代表了人们对世界等的看法，而有一部分肢体也加入了思维当中，典型的是导引术或者气功。

中国传统哲学所提供的那个思，在社会治理上主要表现在儒家的伦理纲常，它被西方某些哲学家攻击为只有精明的伦理教条而缺乏纯粹的思辨[4]，这也是近现代以来中国哲学遭受的质疑之一。传统中国哲学之思是否到达纯粹的理性，是一个必须直面的重大问题。但我们更要思索，究竟决定了中国人思想秘境的道路在哪里？它是如何被开凿出并得到延伸的？

有的人把中医理论归结为易学之思，也有的人把《周易》当做中医实践后的理论提升，这两个看法都强调了易医的相通性。今天我们对中医理论所给出的形式大致有三条，辨证施治、整体观念、天人合一，这三个特点实际上具有内在的一致性，它们相较于西医的原子主义思维来说，有个共通的特质，那就是更重关系而非单元。中医在临床应用中的调理机制，不同于西医的取舍原理，以至于某些人对西医可以认定为头痛医头脚痛医脚的机械原子主义。这里牵涉到两个问题需要澄清，首先是对中医理论的三句话是否准确；其次，如果准确的话其哲学根据何在？

中国哲学的发端处有两个值得记取的事件，一个是半神半人的伏羲画八卦，一个是半神半人的女娲抟土造人。前者代表了一个世界的诞生，后者隐喻了生命的所来所往。八卦符号所代表的万物之性，既有某种确定性的指称，也更注重在相互的关系中获得性状，它不同于西方的原子，而是更加注重不同性状之间的关系，没有关系，它们的性状就无法成立。后来发展出的五行观念，进一步强化了单元性状之间的生克变化关系。我们不必对谁创造八卦进行纠缠，但八卦符号意味着中国古人的世界是由不同性质的单元组合而成，这个单元可以用八卦中的任何一个符号代替，也可以在不同的场合用五行的组合予以解释。这个思维最大的优势是突出了丰富的变化性，最大的困境在于缺乏西方哲学宇宙之砖——元素或者原子的确定性，也从而使得其公度性大大下降。但不能说八卦和五行都没有现实的确指，乾兑离震巽坎艮坤和金木水火土都对应着各自的性状，甚至物景，只是这些对应性建立在相互的关系中，没有关系，它的对应性自然失效。

伏羲画卦开启了中国人的一种思维方式，那就是给出了一个世界模式，各种性状的不同关系构成了大千世界。这就使得中国人从一开始起，发问的核心不在于万物的始基、宇宙之砖，而是世界如何构成演化的，换言之，重点不在于实体，而在于关系。这一传统在后世的哲学演进中得到了进一步延续。由于不过分追问实体，也就对"是什么"的问题缺乏长久的兴趣，也因而中国哲学没有一个追问到底的线性思维，没有对相关概念的严格定义。无论道器心理还是仁义礼智都找不到一个严格的定义，甚至在说理严密的佛家理论与注重体系规整的宋明理学那里，也无严格的概念定义之法。定义、概念是证明体系的核心，它以不断地分类为进路，在种加属差当中，它实际以物相的差异为依据，以知识的划界来求有知。这就形成了中西方哲学两种迥然不同的思想体系：一个是逻各斯的理性求知传统，一个是道的求证悟通传统。

理性本身是西方哲学家头疼、尽量避免触及但又不得不言说的东西，简而言之，理性就是人的力量的显现，就是人成为自己的行动的出发点，也是人把行动的依据归结为自己而不再是一个信仰的力量。理性与"是"、存在、being 等词，在终极意义上是一样的，它显露了人的划界意识。它把世界实际上在原点上已经二重化：心物或主客，自我之"是"的成立前提是他者的存在。中西方哲学做一个简单比较的话，中国最终要达到的目的是道，道既有生成的意思，如老子的道生一，一生二、二生三，三生万物。道也有生成路径的内涵，道本身为道路的引申。道不是划定界限，恰恰要打破界限。道者通也。这在中医理论中被大量引用，痛则不通，医道的目的就是为了通而不痛。

在人从何来这个问题中，中国式的回答源自女娲抟土造人，这隐喻着人的质料与自然同构，他的生命源于黄土，最后仍将回归黄土。这实际上是天人合一传统的另一个隐喻，人在中国传统哲学中是万物之灵，但从来不是万物之主，相反，人与自然的同构性表明了人对自然所承担的天然义务。西方传统中人的确立有两条线索，一个是理性，另一个是信仰。理性让人把自己当做衡量万物的标尺，古希腊智者普诺克塔格拉宣称"人是万物的尺度"，这是一个典型理性主义的宣言，它与康德的"人为自然立法"的口号内在一致。同时，当一部分人无法获得理性自立的时候，人就把自己的命运交付给了信仰。在信仰这个传统中，典型的是人被上帝所造出，人与自然并无亲缘关系，而是一个并列存在的关系，这就使得人在征服和利用自然上并无原罪感。

中西方对世界和人解释的不同，也会落实到对生命的基本看法当中，也会反映在中西医的理论差异当中。

四

由于注重关系，中医当然就会有整体观念、系统思维，它不是把某个脏器的所指固定化，功能固定化，而是注重各个系统之间的信息交流与互动。一句话，世界观决定了思维方式，进而决定了行动的思路。中医所说的五脏六腑，与现代解剖学既有关联也有区别，而经络在解剖学上的难以发现既成就了中医自身独特的施治手段，也成了某些西方思维学人难以逾越的知识障。同时，人是自然之子的信念，使得中国人对生命与健康的理解呈现出强烈的中国特点。一个是生命是一个自然生老病死的过程，人对疾病的干预仅仅是为了让生命更加符合这一进程，这就使得生与死的分别在精神层面并无截然的两分。生命之来历与归宿都有一个共同的自然之源，生命的本质不在于"运动"，而在于生生不息。前者是西方人对生命的基本理解，"生命在于运动"作为一个经验性命题继而上升为一个生命信念，它虽然与强调世界的运动性具有一致性，但这个运动恰恰没有给出自己的限度：是内在运动还是外在运动？是少量运动还是过量运动？所谓生生不息是以自然的属性来描述生命的属性，人之生的特异相较于动物界来说是灵，相对于自然本身来说也是灵，在强调这个人之特异性的同时，也给出了人之所限性，那就是生命是个阴阳平衡的过程，是动静有度的过程，因而既要警惕因动而损耗无度，也要避免因静而归于疏懒与寂灭。这也使得中医中的健康从来不是亢盛或衰弱，而是适度与平衡。

中医的施治实际上是一种调理，调理就要达到阴阳的平衡，平衡用现在的话说就是要身心和谐。

何为病？中医中的病是阴阳失和、五行失度。从整体观念出发，中医的辩证施治注重了人体系统的阴阳平衡，而不太注重单个脏器的功能衰长，这就使得中医在慢慢调理身心上一直具有无可否认的功能，但在面对单个脏器病变或机械性、物理性的堵塞、病变的时候，西医的快刀乱麻式的治疗更加有效。不过，面对一般性疾病，可以通过经验和生活的普通知识能够处理的事情，中西医并没有那么大的区别，即使纯正的中医大夫也不会仅仅注重调理，华佗刮骨疗伤的事情发生在近两千年前，即使最严格的西医大夫也可能凭借自己的临床经验，对病在不同脏器的患者也实行一定的辩证施治。

中西医在很大程度上都是经验化程度甚高的学科，或者都是尚未在各自理论中达到完善化的科学，在日常的病情认识和处理中，也并非必须要分一个中西医的眼光。有鉴于中西医学都是从各自生活情态得出的不同的医疗总结，人们生活总体的相似性决定了在普通生活问题上处理办法都具有内在一致性，这也说明，中西医理论都是一种对医病的某种解释：首先是病情的出现在前，而理论的总结在后，这个理论总结由于能够有效解释已经发生的事情，并对可能产生的病况做出预言和指导，它就逐渐获得了自己的理论地位。当中医把阴阳五行、筋络学说运用在临床实践的时候，它能够对患者健康起到神奇效果，甚至也能够对针灸点穴等理疗性手段给出自己的解释与指导，这就使得它的地位逐步得到了确立。但是，这一套理论最大的问题是与西医基本观点的冲突，或者说与现代医学的理论冲突。包括国外某些患者，对中医的治疗效果大多无法否认，但一个所谓接受现代科学教育的知识人，无法相信中医理论。这就产生了实践效果与理论指导上的分裂，许多人对中医的质疑，除过一部分无知者粗暴地把某个具体人的死亡归结于中医之外，绝大部分人质疑的仍是中医理论。

中医作为一个很有包容性的概念，其分支可以有藏医、蒙医等，甚至某些相对封闭、文化独立性较强的区域也有自己传统的医学经验与理论，这在另一个角度说明，理论仅仅是解释世界的一个暂时有效的手段，随着人们认识的深入，其完善与形式的变动都是理所当然的事情。事实上，西医在很长一段时间内也运用自然药材，传统西医虽然仅仅是把古代哲人对人体的想象和解剖学的经验结合起来，理论上远没有中医那么完备。西医的大幅度提升与蜕变是工业社会的结果，具体说是显微镜等发明的结果，人们通过详尽观察发现了许多疾病的根源在于肉眼看不见的病菌作祟，人们发现身体由各个单元组成，从器官到细胞，人们的眼界一下子进入了微观领域，这就使得微观的理念深入人心。但细究起来，我们发现，西医的理论基础仍然在古希腊哲学那里，原子主义的基本主张继续发挥着作用，显微镜和电子显微镜等仪器的发明更加强化了这个世界观。同时，作为一个整体文化的组成部分，西医在近代的崛起与西方炮舰的作用也分不开，这就使得当今医学从理论到实践，西医成了现代医学的代名词。

但正如我们前面分析的一样，原子主义的世界观必然会导致原子主义的人体观，在处理疾病的时候，西医采取原子主义的手段也在所难免，这就有了发明大量抗生素，健康的含义就是把所谓有害的病菌清理出去，消炎、手术、移植等成了西医常用的治疗手段。正当人们准备欢呼西医的全面胜利的时候，除过传统疑难杂症的困境之外，西医最大的问题在于面临越来越多的各种前所未有病菌的包围，抗生素的品种发明赶不上新病菌的出现。对比一下过去的统计数据，人们运用抗生素的剂量在短短几十年内就翻了几番，而且滥用抗生素的弊端越来越明显。新世纪以来人类所发现的几个新的病种，让西医的应对显得茫然无措，这也逐渐打消了人们在医学上的乐观情绪。

反过来看，在长期的受冷遇和打压之后，中医的发展虽然一片萧条，从学科建设、人才队伍上都几乎到了需要动用《文物保护法》的程度，但在遭遇罕见疾病如非典、禽流感等问题的时候，中医低成本的从容应对让世人刮目相看。随着人们对健康的越来越重视，中医的保健作用也愈加为世人所推崇，而文化的自觉要求也对中医的发展提供了精神性需求。陇上名老中医胡思九先生曾告诉我，中医是中华文明伟大性的具体体现，没有中医，中华民族就不可能战胜历史上的大瘟疫，也就不可能让自身的文明得到传续，诚斯之谓也！

五

当我们在中西方哲学的源头初步对中西医的各自特质进行对比之后，有一个问题必须做出回应，那就是未来的世界医学发展动向是什么？从中医的角度出发，中医理论和实践在未来世界医学发展中如何体现自身价值？

欲对此问题进行深度回应，就必须回到中西方哲学的源头上去，必须首先认清决定了中西方思想道路的地基。原子主义的基本思想虽然有自身的局限，譬如人们发现所谓的原子仍然有内部结构，并且用马列经典作家的话，物质具有无限可分性，但原子主义把人们的理性带到了一个高飞的阶段，目前人类所取得的巨大的科技成果，在很大程度上受惠于这种思想。而中国哲学所注重的关系主义，它注重整体观照，难免忽视相对独立性的细节，它强调天人合一，看到了生命与环境共存共进的关系，但难免忽视现实主体的相对独立性，情感面纱压制了理性的耐心，使得现实尖锐的矛盾被一再掩盖，主体的实践精神也在一定程度上受到抑制：西方理性批判的锋芒带来了主体性的高扬，中国敬畏自然有可能以泯灭自身的创造性为前提。

这两种思想道路是否具有合辙的可能？当人以他者作为异在的时候，自我意识获得了空前的膨胀。事实上，在西方哲学形式化之前，西方人还有个更深的思想源头，那就是在巴门尼德和赫拉克利特作品中显露出的"存在"与"逻各斯"精神，它是神谕减退之后的作为人无名苦闷的思想写照，那时候的人要为自己的存在奠基，即找到人之为人的根据，它不同于后世影响深远的理性主义。理性的形式化是苏格拉底师徒三代的功劳，逻各斯下降为逻辑，追问存在的意志让位于形式化的理性，这也说明，所谓西方哲学，就是那个理性道路所留下的思的形式，它并不是最后的路基，反而应当成为路上的路。中国哲学也历经了"道术将为天下裂"（庄子语）的过程，诸子百家以及更早前的中国传统思想，实际上在追寻"道"的路途上留下了诸多收获与困惑，在殷墟甲骨文和先秦经典当中，我们不难看出为了给人自身奠基而发出的惊叹、困惑、喜悦、无奈等。道不仅仅是后世秩序的根据，而是世界和人之为人的根据。这也意味着，后世中国哲学的某些学派或独断的主张，都是对最原初思想道路的偏离，或者路上加路。

回到各自衍生而出的医学哲学思想中，当原子的内部结构被打开之后，人们发现这个结构可以继续再分，但到基本粒子的时候，人们遭遇了"夸克幽闭"，似乎又出现了一个真正意义上的原子。"自我"被弗洛伊德等人打开之后，本我、自我、超我都有相应的内结构，他者意识不仅仅是地狱，人与人之间不仅仅是狼的关系，或者，狼与狼也可以建立温情而又有度的关系，这就为原子主义的理论困境给出了新路。当西方哲学形式发展到德国古典哲学的时候，黑格尔等人敏锐意识到一种静止、孤立、片面看待世界的方法论有重大缺陷，由此开启了今世所强调的以运动、联系和全面看待世界的新方法，即马克思主义所推崇的辩证法，这已经与中国古典哲学几乎走到了一起。科技进步使得现代医学手段所具备数字化的精确诊断与治疗，也是传统医学难以望其项背的，这些技术手段将在未来仍然发挥自己的巨大作用。

同时，中国哲学所强调的关系论，的确指出了万物转化、生命消长的实质，但不注重实体的独立性使得自我的边界长期处在模糊不清的境地，它让人与自然、人与人、人与社会的关系处在划界不清的道德温情中，缺乏社会秩序所需要的冷静的理性设计与治理。中医诊治方面的模糊性和迟缓性可以充分应用现代科技加以改进。中医在维护身心系统整体健康方面有巨大功效，但在面对局部小的病变或者需要快速坚决处理的病体的时候，完全可以与现代医学融合到一起。

在光学发展的过程中，颗粒说与波动说曾长期争论不休，直到后人们发现了光的波粒二象性，这个问题才得到了完美解决。未来中西医的发展道路，是否也会呈现出波粒二象性呢？也许人们终会发现，世界不存在纯粹的原子，也不存在纯粹的关系，关系和原子的二象性才是世界的真相。它要求新的具有更大包容性与解释力的哲学诞生。

中医秉承的最高原理是什么？为何重视关系而不是原子的中医能够经久弥新？也许是在长期的医疗实践中，中华的先贤们很早就发现了万物的全息性，尤其是人体脏器的全息全能性，这在一定程度上已经被现代生物工程学所证实，当然这是另一个话题。

注释：

【1】典型的例子是以何祚麻、方舟子等人对中医的几乎全盘的否定，形成了近年肯定中医与否定中医的大碰撞。

【2】陈春文在《见栖居在思想密林中——哲学寻思录》一个基本判断是哲学起源于神语向人语的转换，兰州大学出版社，1999年。

【3】蒙培元在《情感与理性》中对中国哲学进行总结时认为，将情感视为儒家哲学的核心，并对情感与理性的关系进行了辨析，中国人民大学出版社，2009年版

【4】这是黑格尔在《哲学是讲演录》里的一个涉及中国哲学的重大判断。

参考文献

李良松，郭洪涛.《出入命门——中医文化探津》［M］.北京：中国人民大学出版社，2007.

作者简介： 成兆文，又名成澈，生于1973年3月，甘肃秦安人，哲学硕士，甘肃省委党校哲学教研部中外哲学教研室主任、副教授。兼任甘肃中国传统文化研究会常务理事、副秘书长、《国学论衡》执行主编、甘肃省哲学学会常务理事、老子道学文化研究会理事、全国党校系统自然辩证法学会理事、第六批"西部之光"中央党校访问学者。在全国核心期刊发表论文数十篇，被《新华文摘》等多次引用，数获省部级学术奖励和学校荣誉。本文尚未发表。邮箱：chzhwxx @ 126.com 电话：13119311378

中医药非物质文化遗产保护研究

关于北京地区中医非物质文化遗产
代表性传承人的现状调查

中国中医科学院中国医史文献研究所　王凤兰

本调查是首次针对中医非物质文化遗产传承人进行的现状调研。2008 年 6 月，由北京市中医管理局承担，中国中医科学院中国医史文献研究所具体实施的"北京市非物质文化遗产传统医药类传承人才专题调研"项目，历经 3 个月，对北京地区进入国家级第一、第二批以及市级非物质文化遗产传统医药项目的传承人现状以及所传承项目的保护状况进行了实地调研。调研的范围涉及 13 个项目，18 位国家公布的代表性传承人和 23 位"相关传承人"；此外，也关注了北京地区尚未进入保护名录而传承较好的 2 个项目。（见表 1）

表 1

北京市非物质文化遗产传统医药类项目及传承人概况

序号	级别	项目名称	保护单位	代表性传承人	代表性传承人现状
1	国家级	中医生命与疾病认知方法	中国中医科学院中国医史文献研究所	路志正	现年 88 岁，仍坚持工作在临床一线。
2	国家级	中医诊法	中国中医科学院中医基础理论研究所	邓铁涛	现年 91 岁，平日喜好锻炼，至今坚持工作。
3	国家级	中药炮制技术	中国中医科学院中药研究所	王孝涛 金世元	王老现年 80 岁，现已右眼失明，但仍然坚持工作；金老现年 82 岁，积极出席相关学术活动。
4	国家级	中医传统制剂方法	中国中医科学院中药研究所	颜正华	现年 88 岁，需戴助听器，现仍坚持工作。
5	国家级	针灸	中国中医科学院针灸研究所	王雪苔 贺普仁	王雪苔研究员已去世；贺普仁教授已达 82 岁高龄，目前不从事临床工作。

续表

北京市非物质文化遗产传统医药类项目及传承人概况

序号	级别	项目名称	保护单位	代表性传承人	代表性传承人现状
6	国家级	中医正骨疗法	中国中医科学院望京医院	孙树椿	已年近70，仍然活跃在临床、教学、科研第一线。
7	市级	宫廷正骨（上驷院绰班处）	北京中医药大学护国寺中医医院	吴定寰*	吴定寰已去世，目前医院认定的传承人均积极工作。
8	市级	罗氏正骨法	北京罗有明中医骨伤科医院	罗金殿*	罗氏家族13名传人（罗有明大夫过世）中9人从事相关工作。
9	市级	祖传张氏正骨	北京张永禄中医正骨诊所	张永禄	74岁，近年来，身体状况欠佳，坚持工作。
10	市级	小罗山祖传任氏正骨	北京市怀柔区张秀云中医骨伤诊所	张秀云	身体状况良好，仍坚持在医疗临床第一线。
11	国家级	同仁堂中医药文化	中国北京同仁堂（集团）有限责任公司	卢广荣、金霭英、关庆维、田瑞华	相关领导重视传承人培养工作，按照不同级别给与不同待遇。
12	市级	鹤年堂中医药养生文化	北京鹤年堂医药有限责任公司	臧东坡、曹希久*	老一辈传承人都已退休在家，新一代传承人积极工作。
13	市级	孔伯华中医世家及诊疗方法	北京市孔伯华养生医馆	孔令誉	退休后，在孔伯华医馆从事临床工作。

正在申报但尚未进入保护名录的北京市非物质文化遗产传统医药类项目及传承人概况

序号	预报级别	项目名称	预报保护单位	传承人	传承人现状
1	国家级	九砭养生经	北京岳九保健研究院	岳峰	68岁，坚持临床工作，为申报而努力。
2	国家级	清宫王氏脊椎脑疾疗法	北京市达康神韵技术发展公司	王兴治	45岁，在临床工作，为申报而努力。

*相关性传承人：周玉宗、郭宪和、刘钢、吴冰（护国寺医院）；罗素兰、罗伟、罗勇、罗素霞等12人（罗氏正骨）；王国宝、路新宇、刘学岐等7人（鹤年堂）

　　调查采取田野结合案头调研的方式，分别对代表性传承人以及"相关传承人"发放了"项目调查表"和"传承人调查表"，集中精力对代表性传承人及其所传承的项目进行了实地访谈、录音、录像。尤其是调研人员主要由项目的代表性传承人徒弟或者项目保护单位的管理者组成，为本研究全面客观地收集到传承人的第一手资料提供了保障（项目调查表多由代表性传承人本人亲自填报）。此次调研，基本摸清了北京地区中医非物质文化遗产项目传承人以及传承项目的现状。

一、传承人现状

1.1 传承人的传承环境

1.1.1 社会关注度不够，行政保护措施落实不到位

调查中发现，由于传统的失落，中医非物质文化遗产项目存在社会关注度较低，无相应保护措施的局面。尽管项目已进入国家级的保护名录，并公布了代表性传承人，但对于传承人以及传承的项目，部分相关保护单位尚未出台具体的传承管理办法和保护措施，如"炮制"项目的代表性传承人王孝涛和"制剂"项目的代表性传承人颜正华反映，其项目自 2006 年已列入国家级非物质文化遗产名录，至今未见有实质性保护措施和方案出台。至于以个体和家族传承为主的项目，由于诊断方法和治疗手段各具特殊性，无法制定符合"现代"、"学院"规范的统一标准，甚至会受到不公平待遇，项目存续和传承环境不容乐观。

1.1.2 缺乏专门的组织管理机构协调保障项目的传承

非物质文化遗产保护是一项全新的工作。目前，管理部门和保护单位对非物质文化遗产的理解和管理尚存在不足，管理部门和保护单位缺少专门的管理和监督人员，从事相关工作的大都是兼职人员，精力有限，难于形成规范的非物质文化遗产保护传承的管理和监督机制。

调查中相关调查人员反映，由于缺少非物质文化遗产协调管理部门的介入，有些单位对非物质文化遗产的调研不予配合。如同仁堂很多珍贵资料都在国家第一档案馆封存，多次联系却均未能借阅，制约了对该项目的整理和研究工作。此外，就同仁堂内部管理而言，也缺乏一个独立、权威的部门来负责，导致管理方面的混乱和不到位现象时有发生。此外，调研还发现，因为管理上经验不足，造成个别项目由于传承人与保护单位脱节，传承人开展传习活动与保护单位开展工作不能协同进行，影响到项目的整体保存、保护目标的落实，可能会危及项目的长远规划和发展。

1.1.3 固定的传习场所面临拆迁和缺失

传习场所是项目传承的必要支撑条件之一，也是今后非物质文化遗产保护的主要基地。然而调研中发现，很多项目的传承场所面临着拆迁和缺失的危险。如国家级第二批项目"鹤年堂中医药养生文化"的传承基地——鹤年堂的店址面临拆迁的可能。"中医正骨"的代表性传承人孙树椿反映，其传承场所过于狭小，不利于传承工作的开展。此外，调研中还了解到，个别已退休的代表性传承人身体健康，愿意继承从事传承工作，无奈缺少传习场所，只好赋闲在家。

1.1.4 传承人才缺乏经济、职称、荣誉方面的待遇

调研发现，目前，管理部门尚未出台对传承人经济、职称、荣誉等方面的待遇标准

和相关配套措施，尤其是对经由传统师徒授受培养出来的技术人才更缺少相应待遇，这在一定程度上影响了有志于传承中医项目人才的选拔和培养。代表性传承人大多年事已高，患有多种疾病，不少项目面临着传承困难的局面。如个体传承为主的北京市级项目"祖传张氏正骨"代表性传承人张永禄，今年74岁，年逾古稀，患有高血压、心脏病、糖尿病等多种疾病，就医保健尚有困难，保持传承更是前景堪忧。

1.2 传承人传承状况

1.2.1 传承人认证缺乏标准和规范

调研发现，由国家认证的代表性传承人存在过于老龄化的问题，未能形成老、中、青结合的传承人才梯队。调研人员根据代表性传承人的年龄分布，绘制了一散点图（见表2），结果发现由国家认证的代表性传承人的年龄大多分布在60岁以上，有的年龄高至80－90岁。截至发稿前，已经有两位代表性传承人去世，导致部分传承项目面临遗失的可能。这一严峻现状警示我们，今后在代表性传承人认证方面，年龄是不得不考虑的一个因素，建议增加认证那些处于中、壮年而对项目已有较好领悟、掌握的继承人为代表性传承人。此外，在调研中还发现，较之于进入第一批国家级名录的项目较为庞大的客观情况，出现代表性传承人人数相对过少的现象；而就进入国家名录的项目而言，中药与中医项目相比较，中药的代表性传承人认证的更少，这种现象恐怕不利于传统医药的整体传承和稳定发展。

表2

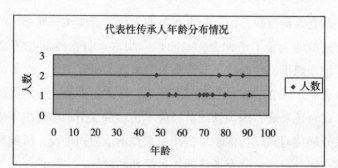

1.2.2 传承人遴选缺少指导性意见

在传承人的遴选上，如何将家族内部的遴选制度科学化、规范化、合法化，是一个调研中集中反映的问题。国际上通行的标准一般将传承的主体分为社区、群体以及个人三类。就进入国家级和省级名录的项目而言，其传承主体主要有家族集体传承和社区的群体传承两种形式，家族集体传承的项目在长期的延续发展过程中，已经形成了自己特有的传承人遴选方式。如"小罗山祖传任氏正骨"项目在人才的选拔上，传统上是选择家眷男儿中聪明伶俐、心灵手巧（有传承的天资）；心地善良（有职业道德）；不怕脏累、兢兢业业、扎实好学（勤勉）；乐于从事该项事业（自愿）的人作为继承人。这种遴选方式在以家族和个体为主要传承的项目中具有代表性。调查结果显示，目前，这些项目仍然坚持以传统方式选拔传承人。目前，在全社会关注重视非物质文化遗产保护的大环境下，项目持有人希望传统的遴选方式能够得到政府、社会的尊重、认可和保护。

1.2.3 传承人培养尚未结合项目的内涵而实施

调研中发现，传承人培养工作中存在着"一刀切"——不同项目的人才培养模式单一；培养过程中存在着追求现代科学技术，而忽视传统技艺培养的现象。同仁堂调研人员反映，如果传承过程中未能够遵循传统鉴别技艺、炮制技艺的特点和规律，不能将传统技艺与现代科学技术有机融合，而一味追求"现代科学技术"，会使传承流于形式，而丢掉了真正应该传承的核心内容。再如，鹤年堂的中医养生文化很重要的特点是"前店后厂"，公私合营后，鹤年堂逐渐由前店后厂转变为单一的批发零售，失去了饮片炮制及养生产品生产的资质，使得传统技艺的传承存在着学习与实践脱节的问题。

1.2.4 传承人不能人尽其才

个别以家族传承延续的项目反映，相关传承人由于不具备国家认定的医师资格，不能尽其所能，导致项目延续和传承困难的局面。调查还发现，中医诊疗费用过低，不能充分体现中医人才的价值。如某国家级代表性传承人提到其治疗收费少，收费标准与刚毕业的医师相当，很难体现作为国家级代表性传承人的价值。这种传承人不能人尽其才的情况如果得不到有效解决，长此以往可能会严重影响传承人对传承事业的积极性和责任感。

1.2.5 小结

"非物质文化遗产传承人"是一个被赋予全新内涵的概念，每个"代表性传承人"都是具有一定权利、责任和义务的。如何充分体现代表性传承人在非物质文化遗产传承和保护中的责、权、利？如何更好地发挥传承人的作用？这需要国家、政府及相关部门进一步提高认识，在建设适合中国国情的中医非物质文化遗产保护机制方面继续努力。中医传承人如何认证、遴选、培养和使用的诸多问题，目前尚处于探索阶段，国家已经制定的相关政策还需进一步深入结合项目的实际情况加以完善，从而制定出更为科学、合理的传承人认证、遴选、培养和使用制度。

二、传承项目的现状

2.1 现行政策对中医临床的影响

调查中发现，现行中医医院的管理模式主要是照搬西医医院的管理模式，一旦发生医患纠纷，有关部门很少以中医临床标准鉴定其有无诊疗失误，中医临床大夫只能力行西医的现行标准，在一定程度上影响了中医临床的自主发展。如中医传统的正骨疗法，往往是配合着外用药物和传统器械而进行的。但调查结果显示，目前医院主要执行的医保和公费医疗政策，并不支持中医正骨项目许多传统药物和器械的使用，从而限制了传统器械和外用药物在临床上发挥作用，使这些传统疗法面临着逐渐萎缩，最终自行退出临床的尴尬局面。此外，家族传承的项目大多以个体形式经营，因而无法获得医保定点资格，致使病人就诊率逐年下滑，制约了项目的持续传承和发展。

2.2 现行政策对中药业的影响

调查中发现，现行的某些中药审批标准限制了医院制剂、传统制剂的临床应用。如"同仁堂传统配本"中载有数百种中成药，这些中成药均是经过300多年临床实践证明有效的方剂。但近五十年来，由于国家迟迟未能出台保护中医药传统知识的相关政策措施，致使这些珍贵的处方不能合法投产使用而束之高阁。此外，同仁堂调研人员反映，国家药品标准中存在着传统鉴别和现代含量测定方法的矛盾，在具体执行过程中，则是重含量测定，轻传统鉴别，造成中药企业在选购药材和生产投料方面左右为难的局面。

就中药炮制的问题，调研人员反映，目前全国尚没有统一的药材炮制规范，炮制方法一旦公开或者是统一就会遭致流失；如不公开统一，则难于规范，面临失传，这种进退失据的困境造成传统炮制技术的传承难以维续的局面。此外，受到濒危野生动植物中药材资源使用的限制，一些传统的名优中成药面临着原料危机，即使是对于人工栽培或人工饲养繁育的濒危中药材，国家也一直没有解禁的政策，这些限制也使项目传承受到严重影响。

2.3 现行政策对传统养生业的影响

鹤年堂调研人员提到，现行的某些保健行业规范对于传统养生制品的挖掘和推广也有束缚。如现行的保健品功能只限定为很少的几项，审批标准都是现代医学的指标，不能体现中医学的特有规律；其次，养生制品的批号只能套用保健品批号推向市场，保健品审批的功效单一，收费高昂（一个功效要十几万元），而养生制品的功效往往不是单一的，这种名实不符的矛盾造成养生产品的投入过大；养生制品的组成基本是复方，审批标准却要求必须指明具体成分，致使不少传承多年的传统养生品种不能面世，束缚了传统的养生方法为广大人民群众的卫生保健提供优质服务。

2.4 小结

传承人与传承项目是相互依存而共生的。传承人的遴选、认证、培养离不开项目，只有在项目"生生不息"不断延续和发展的条件下，传承人才有机会得到培养和成长，最终掌握项目的精髓——核心理论和核心技术；相反，如果没有一代代人的薪火相传，项目即使存留下来也仅仅是失去灵魂的僵化躯壳。传承人能否在现有条件下首先是原汁原味地把项目保持好，并进一步在完好保存的前提下求得传承和发展，特别是在传承过程中，保持项目的核心精髓不发生流失和变异，这是每个传承人——尤其是代表性传承人——不容忽略的应尽天职，也是其所不得不面临和承负的巨大挑战。唯其如此，真正意义上的保护和传承才能如凤凰涅磐，浴火重生。

中医非物质文化遗产的保护，既有对项目的保护，也涉及对传承人的保护，是一项时不我待的任务，更是一份任重道远的使命。在当前生存环境严峻、社会力量缺失的背景下，如何着力于发挥政府职能部门的主导作用，则显得至关重要。就目前形势而言，政府的先行和主导是关系到中医非物质文化遗产项目能否维系生存、保持特色并不断发展的重要保障。然而，由于中医非物质文化遗产本身的高度复杂性和多样性，必需政府和社会各界形成合力，积极推进宏观政策层面的研究和具体保护机制的落实。在种种"现代化"之浮彩喧嚣的当下，保持住传统的本色，为子孙后代留一份文化的火种，尤为迫切！

老字号企业非物质文化遗产保护与
中华文化复兴的使命与责任

——从广誉远的历史发展谈中医药非物质
文化遗产的传承与保护

东盛集团-山西广誉远国药有限公司　　张　斌

【摘要】广誉远的传承与发展经历了广盛药铺、广升聚、广升远和山西中药厂等十几个商号更迭与472年的兴衰变迁，是我国历史最为悠久的老字号企业，不仅承载着中医药传统企业"诚信和义"的核心价值观与经营理念，而且体现着优秀的中华传统人文精神与内在神韵，既是现代管理思想需要汲取养分的精神源泉，也是构建和谐社会与增强国家软实力，实现中华文化复兴的重要载体。作为具有龟龄集和定坤丹两个国家级非遗项目的广誉远有着义不容辞的非物质文化遗产传承与保护使命与责任。

【关键词】文化；中医药；非遗；老字号；广誉远；传承；保护；使命；责任

山西广誉远国药有限公司始创于明嘉靖二十年，也就是公元1541年。先后历经了广盛号、广源兴、广升聚、广升蔚、广升誉、广升远、山西中药厂、山西广誉远等十几个商号更迭，曾与1669年创建的北京同仁堂、1874年开张的杭州胡庆余堂、有着411年历史的广州陈李济并誉为我国传统"四大药店"，现为国家商务部首批"中华老字号"企业，距今已经有472年的历史，是我国有文字记载的历史最悠久，最古老的药号。2009年和2011年，广誉远的传统产品龟龄集（制作技艺）和定坤丹（制作技艺）分别被列入国家级非物质文化遗产项目名录。作为老字号企业，数百年久盛不衰的历史，本身已经证明其承载的不仅仅是历史和药号，而是一种富有生命力和凝聚力的文化精神，这种文化精神是什么？为什么能够经久不衰、历久弥新？怎样才能把这种文化精神传承下去？这就老字号企业的历史使命和责任所在。从广誉远的历史发展考察，我们或许能够理出中医药非物质文化遗产传承与保护的思路。

1 广誉远的历史传承与发展

1.1 广盛药铺—广誉远的诞生

据《山西通志》载，明朝嘉靖年间，山西襄垣县的名老中医石立生，到太谷县城行医，因他医术高明，久之求医问药者便应接不暇，于是他在太谷城钱市巷开设广盛药铺，悬壶济世，兼售自行配制的各种药物。1541 年，石立生将经营了数十年的药铺以三百两白银转让给了当时太谷阳邑旺族杜振海。

1.2 广升聚—广誉远的辉煌时代之一

随着山西票号业的兴起和发展，太谷商业开始走向全国。清康、雍、乾三代，为保护自身利益，省内外药商陆续组织起来，形成药材帮口（药帮）。当时著名的药帮有：赣帮（江西）、怀帮（河南）、浙帮（浙江）、广帮（广东）等。山西的广盛号等药店，参加了广帮。清嘉庆十三年（1808 年），广盛号药铺由原先的杜氏独资经营，改组为杜氏、姚聚上、武隶秀、程克明等五家资本合资经营的合资经营，资金总额扩充为六千两白银。改组后的药店称为"广升聚"，亦称"广升药店聚记"，官僚出身的大乡绅姚聚上被推选为当家。

改组后的广升聚发展迅速，经营品种从汤剂饮片、成药，向零整批发药材和制造丸散膏丹日渐拓展，经营范围也向国内外扩展，率先在汉口（为川、广药材集散地）、怀庆（今河南沁阳）两地设立分号。1810 年至 1827 年，广升聚陆续增设了禹洲、祁洲、彰德三个分号。清道光七年（1827 年），广升聚开始面向国内各大药材城市进行大规模的采购与推销，并在广州设立分号，采办由广州进口的各种南药。广升聚在当时已经有了麝雄丸、玉枢丹、千金散等十余种成药。特别是龟龄集、定坤丹，在当时已享誉全国，所以有"东走齐鲁，西达秦陇，南接豫皖，北抵绥蒙"之说。

太谷广升聚在 1808—1878 年的 70 年期间，生意兴隆，财源茂盛，获得了巨额的利润，其采取开股形式分去的红利就达 257261 两白银，相当于其资本的 42.9 倍。清光绪四年（1878），太谷广升聚又一次进行改组，增加 7 家新的资本，商号更名为广升蔚。并先后在香港、营口、济南、重庆、烟台等十余个城市设立分支机构。据 1900 年文献记载，广升药店自营贸易出口南洋一带的龟龄集每年销量高达 4 万瓶，占到总产量的 80% 以上。清光绪三十三年（1907），太谷广升蔚经营下滑，太谷的绅商巨族孟广誉入股银 9000 两，商号改名为广升誉，后又改名为广升誉正记。

1.3 广升远—广誉远的辉煌时代之二

在广升誉惨淡经营的时期，太谷医药行杀出了另一匹黑马。清光绪十年（1884），以申守常为首的广升远记在太谷县成立。民国元年（1912），广升远在香港、广州、禹州、祁州、彰德、营口、济南、重庆、西安设立分支机构。其中，香港的业务主要是进口南药，同时将自制的龟龄集运港转向南洋一带推销，香港分号将自制的龟龄集推向南洋销售，这是国内最早的自营出口中成药历史。从光绪十一年（1885）到 1930 年间，广升远以龟龄集为主卖点，药材业务十分火爆，获得了 75 万两白银的丰厚利润，成为当时全国药业的一面旗帜。

1.4 公私合营与国有化—广誉远的历史变迁及复兴

党和政府历来对龟龄集和定坤丹两大国家级保健珍品特别重视。早在 1944 年，便在太谷广誉远设立了地下党组织，1946 年之后，中共中央一些领导同志所服用的龟龄集、定坤丹都是通过设在太谷地下党敌工站辗转运送过去的。

1949 年，国家私有资本实施"公私兼顾，劳私两利，城乡互助，内外交流"的政策，广升誉恢复了龟龄集、定坤丹的生产。1955 年，两广升联合创建"山西省公私合营太谷广誉远制药厂"。1956 年，创建于清同治五年（1866 年）的"广源兴"和创建于 1626 年的"延龄堂"并于广誉远制药厂。1959 年春，卫生部部长李德全莅临太谷广誉远制药厂指导工作。1960 年，太谷广誉远制药厂成立中药技校。并在 1965 年扩充为山西省中药材学校，校址设在太谷广誉远制药厂，由省药材公司具体管理，实行职业性半工半读制度。1966 年，太谷广誉远制药厂更名为红卫制药厂。1973 年又更名为山西中药厂，1976 年收归山西省医药公司管理，山西省中药材学校恢复。

1979 年，叶剑英元帅为山西中药厂题写了厂名。1980 年，粟裕将军为山西中药厂题词："精益求精制良药，兢兢业业为人民"。此后十多年，广誉远进入黄金发展时期，产品一直供不应求。1989 年广誉远龟龄集和定坤丹两药产量最高，分别达到 372 万瓶和 369.94 万盒。

1.5 改组与改制—广誉远的私有化及浴火重生

1998 年以后，广誉远销售下降，亏损逐年增加，山西中药厂整体改组为"山西广誉远国药有限公司"。1999 年，两药的年产量仅为 170 万瓶和 140 万盒。2001 年，龟龄集和定坤丹的销量回升到 145 万瓶和 200 万盒。2002 年广誉远下放晋中市管理，同年广誉远年销售收入 3723 万元，亏损 575 万元，几年累计亏损达 4639 万元，截至 2003 年 3 月底净资产为 -1463 万元，资产负债率高达 107.3%，陷入濒临破产关闭的困境。

2003 年 8 月，晋中市政府将所持广誉远公司全部股权以零价转让给西安东盛集团重组，更名为东盛集团－山西广誉远国药有限公司，成为集中成药研发、生产、销售于一体的高科技现代化制药企业。广誉远国药有限公司现拥有丸剂、胶囊剂、酒剂、片剂、颗粒剂、散剂、口服液、煎膏剂等八大类 146 个品种等"国药准字"号产品和保健食品。至 2008 年末，广誉远总资产 1.22 亿元，净资产 3256 万元。广誉远终于浴火重生。

2 老字号企业非物质文化遗产保护与中华文化复兴的使命和责任

2.1 广誉远非遗项目承载的中华优秀传统文化

2011 年实施的《中华人民共和国非物质文化遗产法》有关规定指出：非物质文化

遗产保护，是为了增强中华民族的文化认同，维护国家统一和民族团结，促进社会和谐和可持续发展。经国务院批准、公布的国家级非物质文化遗产代表性项目名录，体现着中华民族优秀传统文化，具有重大历史、文学、艺术、科学价值。广誉远之所以有两款产品被列入国家级非物质文化遗产项目名录，本身就说明广誉远有着厚重的中医药文化底蕴。其中不仅有老字号企业悠久的历史与曾经的辉煌，更包含着广誉远所承载的传统文化在今天经济发达、物质丰裕条件下的价值凸显。比如山西广誉远经营近500年来总结提炼出的厂训是："修合虽无人见，存心自有天知"。"非义而为，一介不取；合情之道，九百何辞"。"炮制虽繁，必不敢减人工；品味虽贵，必不敢省物力"。这些厂训既映照出儒家文化熏陶下晋商的经营之道，也昭示了中医药传统企业经营的核心理念。其中所含丰富的传统人文精神，既是现代管理思想需要汲取养分的精神源泉，也是中华民族传统文化蕴含的内在神韵和经久不衰的原因所在，更是中医药老字号企业的价值观和经营指导思想。广誉远所在的太谷县历史上"商贾辐辏，甲于晋阳"，太谷商号遍及全国各大码头乃至海外，经营行业涉及各个领域，仅药材行就有广升远、广升誉、广益义、广懋兴、广源兴等20余家，素有"小北京"、"旱码头"、"金太谷"之称。明万历24年（1596）印行的《太谷县志》谓："太谷素称勤俭，崇经术，尚礼义，诚为美俗。今观士敦行谊，农力于野，商贾勤于贸易，无间城市、乡村，无不纺织之家，可谓地无遗利，其勤不减古昔矣"。太谷勤劳诚实，崇尚礼仪的淳朴民风与传统文化底蕴可见一斑。而太谷这种厚重的传统文化造就了太谷历史上商业经营的辉煌。如1842年太谷重修大观楼，当时太谷捐银的商号就有600余家，光绪年间太原晋绅刘大鹏《退想斋日记》记录："太谷为晋川第一富区也，大商大贾都荟萃于此。城镇村庄，亦多富堂，故风俗奢侈为诸邑最"。太谷有"五百万金者1户，百万金者3、4户，数十万金者数十户，数万金者则不计其数"。1895年太谷冬标之期"街市之中，商旅往来，肩扛元宝，手握朱提（银锭），如水之流，滔滔不断"。民国发行的《商业课本》谓："太谷是山西全省的第一个商区。在商业界的势力，可以左右全省金融，城内商号栉比，又多为批发庄，他的支庄，遍满于全国"。正因为儒家文化的熏陶与太谷商人们的"诚信"经商，使他们在当时经济上取得显赫的地位与优势，太谷商业文化形成了独有的"太谷标"与"周行镜宝"，甚至出现以太谷铸造为标准流通的"谷钱平"。1904年组建山西省总商会时，会府就设在太谷，太谷"三多堂"掌门人曹润堂被公推为首届会长，直到辛亥革命后，山西总商会才迁入太原，这都说明太谷有着浓厚的晋商文化气息。此外，广誉远药店为了扩充资本，调动员工的积极性和增加忠诚度，曾实行"公座金"和"帐庄"制度，符合现代企业经营管理的某些法则，体现了"以人为本"的科学发展观。广誉远遗存文物和民间征集的相关文物、制药器具。如国家第一历史档案馆和故宫博物馆珍藏的龟龄集历史资料，记载乾隆皇帝服用龟龄集的"用药底薄"；雍正、乾隆时，记录和储存龟龄集的药袋；乾隆年间御药房库单；光绪年间慈禧老佛爷进药底薄；印刷龟龄集仿单（说明书）所用的印版；民国时广誉远独家产品的秘方记载；民国时龟龄集/定坤丹所获的奖项证书；光绪乙巳年龟龄集的"打假声明"；慈禧太后为定坤丹题辞："平安富贵"的牌匾；历代广誉远留存至今的字号变更牌匾；历史上"远"字牌的龟龄集、定坤丹、龟龄集酒及安宫牛黄丸、麝雄丸老包装；龟龄集、定坤丹的清代、民国说明书；民国时广誉远的报纸广告；民国时期品牌宣传印刷品和商标；民国时期企业发票，以及升炼炉、浸水池、姜炭炉、晾晒房、研药钵、炼蜜罐、药碾槽、炉鼎升炼龟龄集所用的银锅等，这些都说明广誉远所承载的不仅有传统的优秀文化，而且有老字号企业的经营之道，中医药文化发展的历史脉络，以及龟龄集、定坤丹等非物质文化遗产项目的传承模式。

2.2 老字号企业非物质文化遗产传承与保护和中华文化复兴的使命与责任

2005 年国务院办公厅《关于加强我国非物质文化遗产保护工作的意见》指出：非物质文化遗产既是历史发展的见证，又是珍贵的、具有重要价值的文化资源，是连结民族情感的纽带和维系国家统一的基础。我国非物质文化遗产所蕴含的中华民族特有的精神价值、思维方式、想象力和文化意识，是维护我国文化身份和文化主权的基本依据。随着全球化和现代化进程的加快，非物质文化遗产受到越来越大的冲击，许多传统技艺濒临消亡，加强我国非物质文化遗产的保护已经刻不容缓。所以，党的十六大强调"谁占据了文化发展的制高点，谁就能够更好地在激烈的国际竞争中掌握主动权"。十七大更是明确要求"提高国家文化软实力"，"更加自觉、更加主动地推动文化大发展大繁荣"。国家主席胡锦涛还特别强调要"通过文化建设来不断构筑社会和谐的精神支撑"。所以加强非物质文化遗产的研究、认定、保存和传播不仅是国家和民族发展的需要，也是保护和利用好我国非物质文化遗产的需要，对落实科学发展观，实现经济社会的全面、协调、可持续发展具有重要意义。《中华人民共和国非物质文化遗产法》第三十一条规定：非物质文化遗产项目单位和传承人应当履行"开展传承活动，培养后继人才"、"参与非物质文化遗产公益性宣传"等义务，所以，传承与保护非物质文化遗产，复兴和弘扬中华文化，老字号企业责无旁贷，应当义无反顾，担负起这一光荣的历史使命与责任。

2.3 认真贯彻党的十七届六中全会精神，全面推进非物质文化遗产的传承与保护

2011 年 10 月党的十七届六中全会《关于深化文化体制改革推动社会主义文化大发展大繁荣若干重大问题的决定》指出：文化是民族的血脉，是人民的精神家园。在我国五千多年文明发展历程中，各族人民紧密团结、自强不息，共同创造出源远流长、博大精深的中华文化，为中华民族发展壮大提供了强大精神力量，为人类文明进步作出了不可磨灭的重大贡献。当今世界正处在大发展大变革大调整时期，世界多极化、经济全球化深入发展，科学技术日新月异，各种思想文化交流交融交锋更加频繁，文化在综合国力竞争中的地位和作用更加凸显，维护国家文化安全任务更加艰巨，增强国家文化软实

力、中华文化国际影响力要求更加紧迫。没有文化的积极引领，没有人民精神世界的极大丰富，没有全民族精神力量的充分发挥，一个国家、一个民族不可能屹立于世界民族之林。胡锦涛总书记也指出，文化是民族凝聚力和创造力的重要源泉，是综合国力竞争的重要因素，是经济社会发展的重要支撑。国家副主席习近平在 2010 年 6 月出席墨尔本理工大学中医孔子学院授牌仪式的讲话指出，"中医药学凝聚着深邃的哲学智慧和中华民族几千年的健康养生理念及其实践经验，是中国古代科学的瑰宝，也是打开中华文明宝库的钥匙。深入研究和科学总结中医药文化对丰富世界医学事业、推进生命科学研究具有积极意义"。在党和国家领导人的高度重视下，我国非物质文化遗产保护工作取得了可喜的成绩，除了中医针灸等 29 个项目成功入选世界非物质文化遗产项目外，全国已经公布三批五次（含两批扩展项目）国家级非物质文化遗产项目名录 1530 项，其中涉及的传统医药项目 33 项。

作为老字号企业和非物质文化遗产项目单位，不仅有全面推进非物质文化遗产的传承与保护的义务，按照《国务院关于扶持和促进中医药事业发展的若干意见》（国发〔2009〕22 号），弘扬传统文化，促进经济发展和社会和谐，而且要加强非物质文化遗产资源的研究、开发与利用，打造中医药文化品牌。比如，东盛集团下属"广誉远"国药有限公司所生产的"龟龄集"和"定坤丹"，因配方独特，炮制工序繁多，制作工艺复杂，疗效显著，应用广泛，历史悠久，名声显赫，具有历史保存价值、药学研究价值、工艺传承价值、实际治疗价值、经济开发价值、文化传播价值等杰出价值，虽然目前面临因为人才流失、工艺失传、原料受限、文物流失、市场挑战、研发困难等困境，但是东盛集团一定会承担起非物质文化遗产保护和传承、传播的义务，全面贯彻落实科学的发展观，立足于中医药"仁、和、精、诚"等传统理念，以治病救人、养生保健为根本出发点，致力于研究和推广传统医药与养生文化中濒临失传的，与当代社会相适应、与现代文明相协调的，具有"广誉远"特色的医药文化和特色制药技术与方药。目前，东盛集团已经与有关科研单位合作，拟成立广誉远医药与养生文化研究院，进一步开展太谷医药文化、养生文化和晋商文化、中华老字号文化之间的特色医药炮制、制作技术的文献整理研究和筛选、建档、推广，提炼出"广誉远"的核心价值观，提出"广誉远"非物质文化遗产项目保护、传承、传播、发展的运行机制，开展"广誉远"中医药文化的普及与教育，树立"广誉远"老字号品牌形象。实现"济世金丹"和"宫闱圣药"昔日的辉煌与今日的超越，为社会和谐、国家发展、民族进步和人类健康做出贡献。

广誉远有着悠久的文化传承，但是通过什么途径转化为价值，始终是东盛集团思考的问题。从上个世纪 90 年代初，广誉远由于没有及时更新经营战略，使得极富文化价值和经济价值的老字号品牌却于人们的视野中逐渐淡出。但是，广誉远既然有着近 500 年的历史传承，曾经在国内广设分号，纵横驰骋于商界，并且蜚声海外，产品远销南洋和欧美日俄等十八个国家和地区，而今又是国家级非物质文化遗产，说明广誉远本身已经超越了地域空间和政权更迭的变幻无常，而是具有其内在的凝聚力和生存发展的独特魅力，这也正是广誉远品牌的价值所在和发展潜力所在，所以，我们将依托非物质文化遗产的传承与保护，锻造广誉远的品牌形象，实现广誉远的杰出价值并凸显非物质文化遗产项目的文化价值。

参考文献（略）

中医药的非物质文化遗产属性探讨

中国中医科学院中国医史文献研究所　宋　歌　柳长华

【摘要】本文从分析"非物质文化遗产"概念入手，以非物质文化遗产学视角，分析探讨了中医药非物质文化遗产的所属类别、物质与非物质内容、传承主体、活态性与本真性以及文化多样性价值等理论问题。并强调中医药核心理念的尊重和保护，是中医药非物质文化遗产保护的关键。维护中医对生命疾病认知核心理念的稳定，使中医药依照自身规律传承发展，达到保护与发展的辩证统一，是中医药非物质文化遗产保护的必由之路。

【关键词】中医药；非物质文化遗产保护；活态性；本真性

非物质文化遗产（Intangible Cultural Heritage）是 2003 年联合国教科文组织《保护非物质文化遗产公约》（以下简称《公约》）确定的概念，这一概念的提出是世界文化多样性运动的重大事件和重要成果，目前已有 143 个国家成为该公约缔约国，各国开展了大量保护非物质文化遗产的工作，在国际上形成了保护非物质文化遗产的浪潮。随之而来，非物质文化遗产保护理论研究成果不断涌现，一门新的学科—"非物质文化遗产学"应运而生。

中医药作为中华民族文化的瑰宝，是人类珍贵的非物质文化遗产。《中华人民共和国非物质文化遗产法》明确将中医药归入非物质文化遗产的范畴，近年来，国家中医药管理局与文化部相配合，中医药非物质文化遗产保护工作取得了突出成绩，中医药作为第九大类进入了国家级非物质文化遗产保护名录，已有 3 批 83 项入选。另有 74 位传承人被认定为国家级代表性传承人。全国各地也已建立了省市县级非物质文化遗产保护名录，数百项中医药项目进入其中，2010 年"中医针灸"项目列入联合国教科文组织"人类非物质文化遗产代表作名录"，中医药非物质文化遗产保护引起了全社会的广泛关注，但中医药为什么是非物质文化遗产？它具有非物质文化遗产的哪些属性？中医药非物质文化遗产应如何保护？这些重要的非物质文化遗产学理论问题还缺乏研究，本文从分析"非物质文化遗产"概念入手，以非物质文化遗产学视角，分析探讨中医药非物质文化遗产保护的理论问题。

1. "非物质文化遗产"概念分析

《公约》第二条第一款中将"非物质文化遗产"概念定义为"被各群体、团体、有时为个人视为其文化遗产的各种实践、表演、表现形式、知识和技能及其有关的工具、实物、工艺品和文化场所。各个群体和团体随着其所处环境、与自然界的相互关系和历史条件的变化不断使这种代代相传的非物质文化遗产得到创新，同时使他们自己具有一种认同感和历史感，从而促进了文化多样性和人类的创造力[1]。"

这一定义虽然读起来可能显得冗长拗口，可是仔细推敲，我们就会发现它准确而全面的界定了"非物质文化遗产"的内涵和外延，阐释了其各项属性特性。该定义首先指出了非物质文化遗产的主体："各群体、团体、有时为个人"，非物质文化遗产项目传承者大多数情况下，是群体性的，通常表现为某一团体、社区、民族等。"实践、表演、表现形式、知识和技能及其有关的工具、实物、工艺品和文化场所"界定了概念的外延，其中"实践、表演、表现形式、知识和技能"这些都是非物质的、无形的，它们是非物质文化遗产主要形式。同时，定义中非物质文化遗产也包括相关的"工具、实物、工艺品和文化场所"，这些都是物质性的，他们是非物质文化性的载体，非物质性的实践、知识、技能通过这些物质载体承载、表现。"各个群体和团体随着其所处环境、与自然界的相互关系和历史条件的变化不断使这种代代相传的非物质文化遗产得到创新"，这一句说明了非物质文化遗产内涵最重要的两大特性：传承性与活态性。一切现存的非物质文化遗产项目，都需要在自然、现实、历史的互动中，不断传承、发展和创新，处在永不停息的运动之中。"同时使他们自己具有一种认同感和历史感，"这句话指出了非物质文化遗产对于其传承群体的意义，群体中的每个个体因这一遗产产生对于群体和彼此间的认同，从而凝聚在一起，遗产传承的历史就是这个群体发展历史的重要内容。"从而促进了文化多样性和人类的创造力"指出了非物质文化遗产对于全人类的意义，保护非物质文化遗产对于保证文化的多样性，维护人类创造力的源泉具有非常现实的重要意义。

以上对于非物质文化遗产定义的解读，我们可以看到，该定义是一个成熟的定义，它全面地界定了非物质文化遗产的外延以及内涵的各个方面：传承主体、传承性、活态性以及对于传承群体和全人类的重要意义。接下来，我们将依据《公约》精神，结合中医药实际，对中医药非物质文化遗产进行分析。

2. 中医药与"有关自然界和宇宙的知识和实践"

《公约》第二条第二款阐述"非物质文化遗产"包括"（1）口头传说和表述（包括作为非物质文化遗产媒介的语言）；（2）表演艺术；（3）社会风俗、礼仪、节庆；（4）有关自然界和宇宙的知识和实践；（5）传统的手工艺技能"五类[1]，其中第四类

"有关自然界和宇宙的知识和实践"根据联合国教科文组织官方网站发布的解释主要是指"社区与自然环境互动中所形成的知识、诀窍、技能、实践和表现形式。这些认识宇宙的方式通过语言、口头传统、对一个地方附带的感情、记忆、灵性和世界观来表达。这些对价值观和信仰有强烈影响，并强调许多社会实践和文化传统。反过来，它们又被自然环境和社区更广泛的世界所塑造。该领域包括许多方面如传统生态智慧，土著知识，地方动植物知识，传统治疗体系，仪式，信仰，入会（拜师）仪式，宇宙学，萨满教，附体仪式，社会组织，节庆，语言和可视艺术[2]。"根据这一解释，中医药作为植根于"天人合一"理念的传统治疗体系，应属于这一范畴。

3. 非物质性与物质性

通过上文对"非物质文化遗产"外延的分析可以看出，非物质文化遗产并不排斥其物质载体，大多数非物质文化遗产是非物质与物质的结合体，以物质性为依托，通过物质的媒介或载体反映其精神、价值和意义，所以非物质文化遗产保护其中也包括保护其文献、工具、工艺品和文化场所。对于这些实物的保护是非物质文化遗产保护的应有之义。

对于中医药来说，其非物质性的核心是对生命和疾病的认知，这是中医药的核心理念，它来源于汉民族"天人合一"的传统思想，形成了对生命认识的整体观，运用阴阳平衡和五行生克制化的观念阐释生命的机理，采用比类取象、司外揣内的方法把握生命与疾病的变化规律，创造了以藏象、经络、精气神等为核心的生命观。认为人与自然是一个和谐的整体，平衡失调就会发生疾病。风、寒、暑、湿、燥、火六气失常，是导致疾病的外因；喜、怒、忧、思、悲、恐、惊七情失调，是导致疾病的内因。在这种核心理念的指导下，经过长期实践，形成了独特的诊断和防治疾病的方法，包括：中医诊法、临床疗法、中药炮制技艺、组方制剂技艺、养生方法、卫生民俗等。这些理念、知识、实践和技艺等非物质内容是构成中医药非物质文化遗产的主要内容。

同时中医药非物质文化遗产也包括物质性的载体：文献、文物、工具以及文化空间，特别是中医具有高度文献化的特点，大量的古籍文献是中医药非物质文化遗产的重要载体，保护中医药古籍对于中医药非物质文化遗产的保护具有重要意义。另外，药王庙会等许多医药民俗都具备文化空间的含义，按照传统约定俗成的周期、时间（如春祭、秋祭），在固定的地点（如药王庙），开展祭祀、赛会、表演、交易等一系列传统民间文化活动，展现了信仰、艺术、技艺等文化内容，属于文化空间的范畴。

4. 传承性与传承主体

非物质文化遗产的传承性，就是指非物质文化遗产具有被传承群体（极个别情况下为个人）一代接一代使用、继承和发展的性质。非物质文化遗产的传承主要依靠传承群体的世代相传保留下来，一旦停止了传承活动，也就意味着遗产的消亡。这些传承群体就是非物质文化遗产的传承主体。传承群体常常为某一特定民族，非物质文化遗产项目为这一民族所持有并传承发展，蕴含着该民族的文化特征，体现了其独特的思维方式、智慧、世界观、价值观、审美意识、情感表达等因素，打上了鲜明的民族烙印。

就中医药而言，它随着中华民族的繁衍生息代代传承发展，从未间断。而中华民族作为一个整体是中医药非物质文化遗产的主要传承群体，古医籍文献是遗产的主要物质载体，其主要通过对古籍的整理注疏、师徒授受、官方教育、自学等途径传承。这是中医药不同于许多其他类别非物质文化遗产的特点，如艺术、工艺类非物质文化遗产大多在较小的群体里，较为封闭的传承，而中医药非物质文化遗产则主要是在整个民族的大范围内传承，传承方式也相对开放，至少从南朝刘宋朝开始，中医就有了官方的学院教育。中医始终处在中华传统文化的背景之中，并深深地融入中华民族的社会活动和日常生活之中，并与之休戚相关，随着民族文化的发展而发展。进入第一批国家级非物质文化遗产保护名录的中医对生命疾病认知方法、中医诊法、中药炮制技术、针灸等项目就体现了中医药非物质文化遗产传承性的这一特点。

同时，还有部分中医药非物质文化遗产，主要是一些特殊的技艺，以某一家族、小群体为传承主体，常常不依靠医籍文献为载体，以口传心授的方式在民间传承，如国家级非物质文化遗产保护名录中的刘氏刺熨疗法、王氏脊椎疗法等项目。应该看到这些民间项目万变不离其宗，也是以中医药的基础理论、基本技术为基础的，又加入了一些自身独特的技艺，统属于中医药非物质文化遗产的范畴。这两种传承情况是一般和特殊的关系。

5. 活态性与本真性

一切现存的非物质文化遗产项目，都需要在自然、现实、历史的互动中，不断生发、变化和创新，这也注定它处在永不停息的运动之中，这就是非物质文化遗产的活态性特征。但万变不离其宗，绝对的运动中有相对的稳定，在非物质文化遗产依照自身规律，不断地发展变化中，总有一些最基本的属性保持稳定。我国非物质文化遗产研究权威，中国社会科学院刘魁立研究员称这种属性为非物质文化遗产的本真性。本真性是非物质文化遗产在发展变化过程中始终存在的、不曾改异的东西。是这一非物质文化遗产的专有属性，是衡量该非物质文化遗产没有转化为别的事物的根本指标，是非物质文化遗产的文化基因[3]。本真性的异化导致文化基因变成了"转基因"，该非物质文化遗产就不存在了，所以，对于本真性的保护，是非物质文化遗产保护的核心和关键。

中医药随着中华民族的繁衍生息，代代相传，不断创新发展，充分体现其非物质文化遗产的活态性。但同时我们也会发现，万变不离其宗，以中医对生命疾病认知为代表的核心理念是稳定的，它是中医药的文化基因，是中医药非物质文化遗产的灵魂，是其本真性的主要体现，也是中医药不会质变为其他医学的根本保证。中医药非物质文化遗产的变化和演进有其自身的规律，核心理念的稳定是这一规律的主要内容，在这种规律中也包含着外部影响这样的因素。但是，任何人为地违背这种规律的催化，如简单的所谓科学化、现代化都将损害中医药非物质文化遗产正常的生命力。对于中医药非物质文化遗产核心理念的尊重和保护，可以达到保护与发展的辩证统一，是中医药非物质文化遗产保护的关键。

6. 文化多样性与创造力

非物质文化遗产定义中"从而促进了文化多样性和人类的创造力"指出了非物质文化遗产对于全人类的价值，随着世界经济全球化的发展趋势，世界文化的丰富性和多元性都受到了巨大挑战，经济全球化有导致文化同质化的趋势，破坏了世界文化生态，干扰了整个世界文明和文化的健康发展，影响到人类社会的全面发展。正如 2001 年《世界文化多样性宣言》指出："文化在不同的地方具有各种不同的表现形式。这种多样性的具体表现是构成人类的各群体和各社会的特性所具有的独特性和多样化。文化多样性是交流、革新和创作的源泉，对人类来讲就像生物多样性对维持生物平衡那样必不可少。从这个意义上讲，文化多样性是人类的共同遗产，应当从当代人和子孙后代的利益考虑予以承认和肯定。"[4]全球经济越是一体化就越要注意保持世界文化的多样性、多元化。如果经济全球化的同时导致了经济的同质化，人类社会就会陷入单调、单一之中，丰富多彩的人类文化就会枯萎死亡，人类创造力的源泉就会枯竭。因此，重视非物质文化遗产的保护传承，发挥其文化多样性和人类创造力的资源和作用，对在经济全球化浪潮下保持文化的多样性具有十分重要的意义。

中医药具有独特的文化内涵，在对生命现象的认识上汲取了天人合一等中国古代文化思想，形成了以藏象为核心的生命观，运用四诊和辨证的方法认识疾病，创造了用天然药物组方、针灸等丰富多样的防治疾病方法，重视养生和治未病，具有完全不同于西方医学的理论和技艺，使中医药非物质文化遗产蕴含丰富的文化多样性价值，体现了中华民族的伟大创造力，其防治疾病的思想与经验成为解决现时医疗卫生问题、佑护人类的生命健康的重要创新源泉。

7. 中医药非物质文化遗产的保护方式

正如上文所述，非物质文化遗产的保护不是静态的保护，不是一种书斋里的历史研究，也不是向博物馆提供某种展品。而是维护本真性的活态的保护。对于中医药而言，中医药核心理念的尊重和保护，是中医药非物质文化遗产保护的关键。维护中医对生命疾病认知这一中医药核心理念的稳定，使中医药依照自身规律传承发展，达到保护与发展的辩证统一，是中医药非物质文化遗产保护的必由之路。

对于具体的保护方式，《保护非物质文化遗产公约》第二条第三款将"保护"定义为"指确保非物质文化遗产生命力的各种措施，包括这种遗产各个方面的确认、立档、研究、保存、保护、宣传、弘扬、传承（特别是通过正规和非正规教育）和振兴[1]。"该定义表明，"保护"实质上是指包括上述九项内容的一套相互关联的整体系统的卫护工作。此外，根据《公约》第十三条关于"其他保护措施"的规定，保护工作采取的措施包括"适当的法律、技术、行政和财政措施",从而确保传承与应用。具体到中医药非物质文化遗产的保护方式,在法律法规层面需要建立一整套的保护制度,对中医药非物质文化遗产项目进行确认,保护传承群体传承应用的权益。在技术层面上,加强中医药非物质文化遗产的调查、整理、立档并建立保护名录。行政方面应给予中医药非物质文化遗产保护单位和传承群体在中医药非物质文化遗产的研究、整理挖掘、传承教育、宣传传播方面行政与财政的支持。从多个角度入手,保护好中医药非物质文化遗产这一中华民族文化瑰宝。

参考文献

[1] 联合国教科文组织.《保护人类非物质文化遗产公约》[EB/OL]. http：//www. ccnt. gov. cn/xxfb/zcfg/flxwj/200802/t20080227_ 51929. html. 2008 - 02 - 27.

[2] UNESCO. Knowledge and practices concerning nature and the universe [EB/OL]. http：//www. unesco. org/culture/ich/index. php? lg = EN&pg = 00056. 2009 - 05 - 17.

[3] 刘魁立. 非物质文化遗产的共享性本真性与人类文化多样性发展 [J]. 山东社会科学, 2010, (3)：24 - 27.

[4] 联合国教科文组织.《联合国教科文组织第31届大会记录》[EB/OL]. http：//unesdoc. unesco. org/images/0012/001246/124687c. pdf#page = 84. 2002.

传承百年　融汇古今
——达仁堂的传承和发展

天津中新药业集团股份有限公司达仁堂制药厂　李燕钰

达仁堂创办于 1912 年，创办者是乐达仁。迄今达仁堂已有近百年历史。乐达仁系北京同仁堂乐氏家族第 12 世子孙。他幼读诗书，精研医药，1898 年至 1902 年留学德国。辛亥革命推翻清王朝，素有清宫御药房之称的北京同仁堂生意失色，于是乐达仁携胞弟达义、达明、达德，在北京大栅栏开办达仁堂药铺。翌年还在上海、汉口、青岛设立三个分号。1914 年 5 月 22 日，乐达仁在天津估衣街开设天津达仁堂药铺，随后又在天津大经路建成中药生产基地，此即中国第一家西式中药工厂——天津达仁堂制药厂。从此开始，乐达仁把大经路的天津达仁堂设为达仁堂总部。1917 年至 1938 年，乐达仁又相继在长春、长沙、香港、福州、西安等大城市的商业繁华地段，择址设立达仁堂分号。至上世纪 30 年代后期，天津达仁堂已拥有 1 间工厂、18 间药铺、1 间养蜂场、8 间鹿苑，3 间参茸号，成为中国首屈一指的工商一体大型国药集团。

从上世纪 30 年代，达仁堂就形成了独具特色的文化。1934 年达仁堂总部新办公楼竣工，名为"红楼"的新办公楼张挂一副楹联："达则兼善世多寿，仁者爱人春可回"。达仁堂文化的核心内容，是"达则兼善"和"仁者爱人"。达仁堂文化的主旨是"济世"。所谓"济世"，就是对人对社会有所帮助，有所作为。

达仁堂济世文化，与中药行业文化、儒家文化和宗教文化有相融相通之处，也有其自身鲜明的个性特征。

一、修合独到的达仁中药

达仁堂中药文化，是继承传统中医药文化的一个典型。"达仁堂"始创于 1912 年（京都达仁堂乐家老铺），其前身是具有 300 多年历史的"乐家老铺"。"乐家老铺"以其用药地道、炮制如法深得民间信仰，并于 1723 年承办御药，名声显赫。至清末，历经清朝八代帝王，独办官药 188 年。清王朝寿终正寝，供奉御药房的差事停办了，同仁堂的生意顿减。乐达仁先生毅然走出大宅门，面向百姓开店办厂，制售中成药。

达仁堂不仅依据古方和民间验方，还传承十几代人独创的家传秘方。1913 年（民国二年）乐达仁先生刊印《达仁堂药目》一书时，在书中开列的药品，包罗了风痰、伤寒、瘟疫、暑热、补益、妇科、小儿、脾胃、眼目等 15 个门类，涉及丸、散、膏、丹、胶、露、药酒等各种剂型，总数达 546 种。达仁堂集南北炮制技术于一家，生产的丸散膏丹"望之不甚宝贵，服之实效如神"。解放前津京一代名医开方时，指定患者购买达仁堂的药，达仁堂药品不仅畅销全国，早在上世纪二三十年代就出口南洋。诚如乐达仁先生所言："本堂一切药品，悉本家传秘制，与众实有不同。"达仁堂在炮制上，严格遵循"炮制之术必求其精；炮制虽繁必不敢省人工、品味虽贵必不敢减物力"的治业祖训。此语始见于康熙四十五年（1706 年）的《乐氏世代祖传丸散膏丹下料配方》一书的"序言"中，至今已近 300 年，达仁堂人一以贯之，不断发扬光大。小小药丸，虽工艺繁杂工序甚多，但必须竭尽全力，精益求精，不可有半点儿含糊。药材贵重，只求真实，不惜重资，分量不能有分毫的减少，故有达仁堂制售的药物，对症服用，无不验证。

作为古老行业的一家大型中药企业，达仁堂从开业伊始就立志于为行业争光，笃信唯好人做好药的古训，在制药工艺中认真做到品味虽贵必不敢减物力，炮制虽烦必不敢省人工。达仁堂的中药，组方经典，原料上乘，炮制精湛，修合独到，故而疗效显著，在患者、医生和同行中广受好评。已故北京市前市长、北京同仁堂经理乐松生，1959 年撰文称，达仁堂堪称"饮片华北第一，蜜丸全国之王"。

二、仁者爱人的济世文化

达仁堂中药文化彰显企业的社会责任意识，对提升社会文明和谐人与社会的关系，具有促进作用。

乐达仁先生创办达仁堂，倾其全部财力和精力，用于传统药物的生产与技术进步，用于对普通老百姓的扶危济困。达则兼善，仁者爱人，在几十年间已形成达仁堂独具个性的企业文化，并已成为达仁堂的企业精神。1939 年天津发大水，水灾期间瘟疫流行，达仁堂都会舍医舍药。解放后达仁堂积极响应政府号召，恢复生产，认购公债，捐献现金和药品支持抗美援朝，而且达仁堂药品的方单上都印有"抗美援朝、保家卫国"的字样，可见达仁堂拳拳赤子的爱国之情。新时期，达仁堂捐助社会福利院、SOS 儿童村；向公安交警捐献药品。2003 年非典肆虐，达仁堂以大爱之心，在全国率先研制出预防非典中药液，润物无声，大爱济世。并将大量药品捐赠给战斗在非典一线的白衣战士。向汶川、玉树地震灾区捐款、捐药；在 H1N1 流感病毒暴虐之际，达仁堂发挥产品优势，为人类健康提供可靠保障；达仁堂每年还投入数十万元开办公益讲座，普及用药知识，传播健康文化。达仁堂还率先将非遗走进校园，不断为传承传播传统中药文化做着不懈努力。

达仁堂济世文化彰显社会责任意识，弘扬人道主义精神。达仁堂善待药店员工，职工工薪高，享受免费工作餐和年假，门店经理不得擅自辞退职工，职工可以自愿停薪留职。从 1926 年起实行八小时工作制，生病吃药职工免费，家属半费，等等。达仁堂还首创企业开办全日制普通教育学校，即开办天津达仁女校，平民女孩免费上学读书。达仁堂还开办济贫诊所，免费为工人治疗眼疾。水灾、旱灾捐钱捐药，冬赈捐棉衣盛夏捐暑药。此类事例不胜枚举。达仁堂善举广受社会称赞，民国时期乐达仁曾获大总统所赠匾额和勋章。1955 年周恩来总理曾对乐达仁开办达仁女校之事，给予高度评价。

三、与时俱进的国爱精神

达仁堂中药文化与时俱进，具有鲜明的时代特色。

从 1917 年达仁堂先后在青岛、大连、西安、长沙、福州、长春、郑州、开封、香港等 18 个重要商埠开设了达仁堂分号；1918 年开办达仁鹿苑，津京两地共设有七处鹿苑，最多时养鹿七百多只，年产鹿茸 1 万余两；1921 年开办达仁女校，请爱国教育家、社会活动家马千里任校长，邓颖超等进步青年任教师；在彭真同志的直接关怀和指导下，1953 年 9 月，中药第一批片剂隆重上市，为国庆四周年献上一份厚礼。

九十年代以来，伴随着医药行业经济和技术的快速发展，达仁堂在人才、装备、技术、管理、产品五个方面形成了强大阵容，1991 年 7 月，达仁堂与北京同仁堂同时被评为国家一级企业，全国中药行业获此殊荣的企业仅此两家。并先后荣获国家质量管理奖、国家企业管理优秀奖等国家级最高奖项，并分别于 1992 年和 1996 年通过了澳大利亚和德国、巴伐利亚洲严格的 GMP 认证，1999 年达仁堂并入天津中新药业股份有限公司，从此达仁堂进入发展的快车道。2002 年达仁堂制药厂全面通过了国家 GMP 认证。

2004 年 10 月达仁堂制药厂告别了坐落在中山路 90 年的老厂房，正式落户位于天津滨海新区的现代中药产业园。达仁堂项目作为现代中药产业园的重要组成部分，引进世界先进设备和生产线，有效提高了中药制剂水平。

四、继往开来的文化传播

达仁堂自创立之初就已渐显国药集大成者的胸怀，十分重视企业品牌宣传，尤以视觉形象为重。尽管当时尚没有电视，达仁堂仍然采用多元化的表现形式来扩大影响力，宣传品牌的价值与魅力。

1914 年 5 月 1 日，达仁堂在《大公报》投放了题为《京都达仁堂乐家老药铺》的开业广告，将达仁堂的渊源、理念、文化以及责任担当一一阐述。同年 5 月 22 日，天津达仁堂正式开业，在《大公报》上连续几日刊登开业广告；5 月 23 日《大公报》对达仁堂开业堂会庆典活动进行了报道："京都达仁堂乐家老药铺，现在本埠估衣街设立达仁堂分号，昨日为开幕之期，特约名伶谭鑫培、王瑶卿等，假广东会馆演剧宴客。是日各界来宾，车水马龙，颇极一时之盛。"

1922 年《益世报》对达仁堂养蜂场及养蜂器具的报道，引起众人瞩目；1928 年达仁铁工厂制造小火轮竣工的新闻再登《益世报》，令达仁堂备受关注。

除了报纸宣传，达仁堂非常重视其他宣传形式。自 1917 年外埠开设分号始，便统一分号招牌、店铺装潢风格以及药品包装，并实行统一管理，运用现代商业的发展模式与宣传手段，成功地诞生了全国首家工商一体化国药集团，最多时达仁堂在全国重要商埠一共设有 18 家分号。

20 世纪 20 年代，达仁堂还组织工人成立了"达仁乐队"，他们经常身着统一服饰，佩戴写有"达仁"二字的领章，手持"达仁堂乐家老药铺音乐队"的大旗，外出执行演出任务。当时新闻界争相报道，成为老天津卫的一段佳话。

现如今，达仁堂愈加珍惜"中华老字号"的名誉，深知品牌与形象皆源于严格的质量把控，没有精益求精的质量，就不会有众口皆碑的品牌。达仁堂人将"做最高疗效的药，药旨救人第一"作为始终不渝的追求，不断续写着"达仁堂"的品牌传奇。达仁堂现在拥有自己的达仁堂企业文化讲师团和非物质文化遗产志愿者队伍，在不断传播文化上，做着不懈的努力。

达仁堂经过几代人、近百年的发展历程，保存了一批民间的古方和宫廷秘方，延续了中药文化深厚的文化底蕴，并不断得以继承与发扬，达仁堂的核心价值观：

【达则兼善　仁者爱人】

达仁善　仁心为仁

达祖训　仁行为仁

达堂誉　仁举为仁

达地道　仁风为仁

达精制　仁术为仁

达疗效　仁药为仁

"仁"字不仅体现在达仁堂的名号中，"仁"的思想更是贯穿在整个达仁堂文化体系中。惟质量，惟疗效是"果"，背后的"因"是"仁"，是"因怀仁心，而制良药"；广善行，办女校是"果"，背后的"因"是"仁"，是"因怀仁心，而施善举"；

推动中药改革，把中药文化和国药瑰宝推向海外是"果"，背后的"因"是"仁"，是"因怀仁心，而济天下民生"。中国传统儒家文化中"仁"的思想是达仁堂百年来的经营哲学基础，百年来达仁堂人所做的一切奋斗都是为了实现"仁者爱人"的崇高价值理想。达仁堂人把以"仁"的思想为基础的核心价值观归结为"达则兼善 仁者爱人"，并具体延伸为"六达六仁"。

【达仁善　仁心为仁】

创号人乐达仁先生说："达仁也者，通晓仁学之谓也。余既有达仁之名，当更有达仁之实。"孟子曰："以善养人，能服天下"。达仁堂人"以仁为善"，以仁的思想创造美好。只有"晓仁学"，才能"怀仁心"。因此，达仁堂人首先就要学习仁学，用"仁"的思想充实自己，使每个达仁堂人成为"仁者"。

【达祖训　仁行为仁】

"选料不惜重价必求其精，炮制不惮繁难必合乎法。"是达仁堂百年恒定坚守的祖训。为百姓献良药是达仁堂仁行的根本。每一批药材，每一道工序，每一个动作，每一次服务，每一丝细节，都必须以最高的标准去执行。达仁堂人"以仁为行"，就是要高标准地执行，高水平地执行，高品质地执行，高责任感地执行。

【达堂誉　仁举为仁】

最伟大的关怀莫过于对生命的关怀，最坚实的支持莫过于对健康的支撑。"达则兼善世多寿，仁者爱人春可回"。百年来，达仁堂人坚持把维系人类健康，提高生命质量作为己任。在达仁堂人眼中，唯有"世多寿"，唯有"春可回"，才是真正的"善举"、"大举"。

【达地道　仁风为仁】

"只求药料真实，不惜重资。"从乐达仁先生创号以来到今天，只选地道的药材，是达仁堂人坚持的第一原则。任何事情都要创新，唯有地道不能改变；任何事情都可商量，药材品质不能商量。

【达精制　仁术为仁】

"地道的药材，到位的炮制"，这是造良药的基础。质量是达仁堂的生命，质量是达仁堂的灵魂，质量是达仁堂的一切。只有清法炮制，才有良药；只有严细管理，才有质量。在每个生产管理环节上，达仁堂人都要做到一丝不苟，做到专注、专业、专心、专情。在质量的问题上，一切拿标准说话，一切拿流程说话，一切拿规范说话，一切拿成果说话。

【达疗效　仁药为仁】

百年以来，达仁堂以疗效而著称于世，达仁堂牌子褶褶生辉的光芒，源自广大消费者的口碑。达仁堂人"以药行仁"，良药是达仁堂"仁"文化的物质结晶，只有生产治病的良药，只有得到消费者的认可，达仁堂的"仁善"才有结果。

自创建至今，达仁堂始终谱写着国药领军者之华章。"只求药料真实，不惜重资，炮制之术必求其精"是达仁堂始终如一恪守不变的祖训立言。国药精髓传承百年，产品质量精益求精，国家一级企业、国家质量管理奖、中华老字号、中国驰名商标、国家级非物质文化遗产，荣誉接踵而至。"牛黄降压丸"、"藿香正气软胶囊"等药品多次获得国优金奖，"牛黄降压丸"以其独特平稳的降压疗效，深得高血压患者的信赖；"牛黄清心丸"等获国家银质奖，长城清心丸、藿香正气软胶囊等8个药品凭借优良品质率先获绿色标志，成为国内第一批具有绿色证书的产品……

达仁堂视"疗效至上，仁药永恒"为第一准则，坚持做良药，做好药，做仁药。达仁堂持之以恒地坚守中华优秀的传统文化理念和价值导向。

目前，达仁堂制药厂立足渤海之滨，创新不懈，屡创中药行业第一，先后被授予"中华老字号"、"中国驰名商标"；清宫寿桃丸制作技艺入选国家级非物质文化遗产名录；参与制定国家药典及部颁标准；兴建达仁堂中药文化展览馆。

达仁堂是中国的达仁堂，更是世界的达仁堂。它从宫廷御药中走来，独立门户，自成一派，博采众长，突破传统中药制剂工艺局限，完善中医药企业管理制度。打开海外国药市场，传播中医药传统文化。

"达则兼善，仁者爱人"已融进企业骨血。秉承"仁爱、感恩、创新"的精神，维系人类健康，让传统中药造福人类。

龟龄集所蕴含的中医药文化及意义

山西广誉远国药有限公司　胡纪才　柳惠武　岳玉宝

中国中医科学院中国医史文献研究所　宋　歌

【摘要】龟龄集蕴含了中医"天人合一"的世界观，"守一处和"的整体观，"阴阳平衡"的和谐观，"生生不息"的恒动观，以及"互根互用"的阴阳理论，"生克制化"的五行学说，上工"治未病"的养生思想与丹药制作技艺，其组方配伍、药物炮制、制作工艺等可以为中医药理论的研究开辟新的思路，为中药制剂的理论和实践研究提供借鉴与参考，为中医药文化传播与发展提供实物载体，对中医药文化的传播与发展有重要作用和意义。

【关键词】文化；中医药；龟龄集

源自秦汉乃至战国长生不老"仙药"追求的炼丹术，由于葛洪、陶弘景、孙思邈等名医的不懈努力，最终创造性地纳入了医学范畴，中医丹药也随之逐渐成为传统医药制剂的重要品种。山西广誉远国药有限公司生产的龟龄集作为用运炼丹术技艺升炼的制剂，可以说是现存中医养生丹药的唯一代表。龟龄集从组方理论、药材选用及炮制过程中都蕴含了中医养生的核心理念和基本要点。

1　龟龄集"道法自然"的组方用药

1.1　"天人合一"的世界观

龟龄集组方按照"天大，地大，人亦大"，天地人三才合一的思想，以天冬、地黄、人参对应三才，以鹿茸、海马、雀脑、苁蓉、枸杞、淫羊藿等二十八种药材与二十八星宿相应，其处方用药包括了天上飞物如雀脑，陆地逐物如鹿茸，水中游物如海马等一应自然之产，广集天地之灵气，遍采万物之精华，并且按照不同季节不同时间采摘相应药物，以应四时，"与天地相应，与四时相副，人参天地"（《灵枢·刺节真邪》），体现了"人与天地相应"（《灵枢·邪客篇》）的"天人合一"的自然观念。

1.2　"守一处和"的整体观

龟龄集将人体看成是与天相应的小宇宙，方中所用药物包括植物、动物、矿物，辅料选用更是包罗万象，整个处方用料就是一个宇宙的浓缩。其中植物药使用范围包括根、茎、叶、花、花蕾和果实、种子等全株，体现其"守一处和"的整体观念。

1.3 "阴阳平衡"的和谐观

龟龄集除用人参、鹿茸外，方中还配有其它补肝肾、壮阳益精的药物，同时配以一些助肾水、补真阴、生津、润燥的滋阴药物，使整个处方得到水火既济之妙，形成一个阴阳平衡、自然和谐的人体环境。

1.4 "生生不息"的恒动观

龟龄集运用天人感应的思想，五行生克的方法，使小宇宙与大宇宙配合一致，并将大小宇宙的统一作为组方的最终目的。例如以用药与自然相应，以药物的和谐与自然现象相应，以五行间的"生克制化"代表自然的变化，来相应于抑制病象，促生正气，以达到生生不息的恒动境界。

2 龟龄集"互根互用"的阴阳理论

《周易》有"一阴一阳之谓道"之论，中医辨证虽有相当多的方式，但以阴阳为体。中医认为人的生命及其万物都是包含有对立矛盾的运动过程，中医将这种矛盾用阴阳的概念概括，并且认为"重阳必阴"，"重阴必阳"，"寒极生热，热极生寒"（《灵枢·论疾诊尺》）"阳病治阴，阴病治阳"（《素问·阴阳应象大论》），只有阴与阳达成动态平衡，阴平阳秘才能百病不生。龟龄集以阴阳为本进行组方立论，进一步对应人体的生理功能及病理变化，通过阴阳平和达到强身治病的处方目的。中医认为"阴阳"是立天之道，认为"五行"金木水火土相生相克而生万物，五德转移，决定历史。并用"阴阳"、"五行"划分宇宙之明暗、上下、盛衰、刚柔、男女、动静以及用此来对应方位、

2.1 "水火既济"制作工艺

根据《素问·至真要大论》"诸寒之而热者取之阴，热之而寒者取之阳，所谓求其属也"之说，龟龄集采用水浴与升炼两种根本的制作手法。所谓至阴为水，至阳为火，通过水浴的水与升炼的火两种至阴至阳之间物，使水性下流，火性炎上，达到"取之阴者，火中求水，其精不竭；取之阳者，水中寻火，其明不熄"的水火既济之妙。

2.2 "阳阴消长"的服食方法

《素问·六微旨大论》所说："天地下降，气流于地，地气上升，气腾于天，故高下相召，升降相因，而变作矣"，"非升降则无以生长化收藏"。龟龄集强调冬至、夏至期间服用。冬至阳生春又来，夏至一阴生，冬至和夏至是一年之中至阴至阳之日，龟龄集的服用方法内寓阴中求阳，阳中求阴之理，以期助阳之弱以化水，滋阴之虚以生气，使肾阳振奋，气化复常，从而天地交泰，以保证人体生命的正常生化功能。

2.3 "阳秘乃固"的配方思想

根据《素问·生气通天论》之"凡阴阳之要，阳秘乃固"之说，龟龄集在强调

"阴平阳秘"的同时，更重视阳气的主导作用，多以鹿茸、肉苁蓉、蜻蜓、细辛等至阳药物，通达全身，推动五脏六腑等一切器官组织的活动，培植元气为生化动力的泉源，使脏腑发挥"藏而不泄"的功能，使精气保持巩固而不会外泄"乃固"，从而最终使人体的生发、生长和收敛、收藏功能达到正常调和状态。

3 龟龄集"生克制化"的五行学说

阴阳五行学说是中医理论的又一特色。中医认为"五行"金木水火土相生相克而生万物，并用"五行"划分对应方位、色彩、气味、季节等，以此来说明五脏的生理功能和其相互关系，描述人体与外界环境，如四时、五气以及饮食五味的关系，并运用五行的生克制化关系，相互制约，维持人体内环境的协调统一，中医五行学说在龟龄集中得到灵活全面的运用。

3.1 用料选材的五行匹配

龟龄集在用料上，根据五色"青、赤、黄、白、黑"，选用细辛、朱砂、天冬、大青盐、熟地等不同药色入药；在选材上，根据五方中的"东、南、西、北、中"选用东北人参、四川天雄、中原地黄、西夏枸杞、内蒙古肉苁蓉等来自五个方位的药物；在药材的采选上，依据五季"春、夏、长夏、秋、冬"采集应时药材，如春挖锁阳，夏采淫羊藿、秋集蜻蜓、冬取雀脑，保证了所选药物的最佳成分。

3.2 炮制加工的五行法则

龟龄集在炮制上则直接运用五行之术"金、木、水、火、土"，对药物进行银锅升炼、烧炭法、火燔法、土埋法、水浴法等制作手段。辅料上，则依据五味的"酸、苦、甘、辛、咸"采用醋、姜汁、蜂蜜、花椒水、盐等多种辅料。其中"银锅升炼"正是龟龄集对五行之"金"的一种相类与相应。通过与其它四法共用，不仅可以使药物的作用归属于五脏，而且根据五行相生相克的法则，使整个处方相互制约，相互平衡，从而达到整体统一的融和之态。

3.3 脏腑补泻的五行制化

龟龄集组方以天人相应为指导思想，以五行为中心，以人体结构的五脏为基本间架，在运用人参、鹿茸等壮阳益精之物的同时，配以助肾水、培元气，生津、润燥的滋阴之物，以滋水涵木，抑木培土，培土制水，培土生金，扶土抑木、壮水制火、补火生土等等，相生相克，抑制病象，促生正气，从而达到其广泛的养生与治疗功能。

4 龟龄集"治未病"的养生思想

上工治未病是中医最具特色的医疗思想。《素问·四气调神大论》中说"是故圣人不治已病治未病，不治已乱治未乱"。所以《内经》中有"恬惔虚无，真气从之。精神内守，病安从来"等养生思想。如《上古天真论》指出："上古之人，其知道者，法于阴阳，和以术数，食饮有节，起居有常，不妄作劳，故能形与神俱，而尽终其天年，度百岁乃去"。《风论》亦谓："风者，百病之长也"，故而有相应的"虚邪贼风，避之有时"等防重于治的医学思想。而这一防病思想正是龟龄集的成方宗旨，与龟龄集全方所体现的抗衰功能不谋而合。《内经》中所强调的"治未病"以及"五脏皆虚，神气皆去，形骸独居而终矣"(《灵枢·天年》)，"肾藏精，精舍气"(《灵枢·本神》)等理论，正是龟龄集所强调的调补元气的理论指导与渊源。

5 龟龄集中的丹药制作技艺

炼丹术也称外丹黄白术，主要以丹砂、铅、汞、硫为主要原料与其他药物相配合置于炉鼎之中，运用"飞"、"抽"、"伏"、"封"等手段加以烧炼，以求制得服饵后能使人长生不死、羽化登仙的仙丹妙药。炼丹所遵循的阴阳之变、五行生克、天人合一、天人相应等理论，以及丹士所掌握的纳外气、养内气、和阴阳、通经络、以及"炼精化气、炼气化神、炼神还虚"，以达天人合一，融入自然大道的修炼方法，不仅是炼丹术的基本要点，而且是中医养生学的丰富内容与重要来源，作为现存唯一的养生丹药制作技术，龟龄集为我们深入研究追求长生不老的古老的炼丹术，提供了最现实而又最原始的基本形态。如龟龄集采用炉鼎升炼技术制成，在合药入封升炼炉前，需结合三才、五行、八卦、九宫、婴儿、姹女等道易学说进行水浴、夜露、日晒、装银锅、择日等多重程序。最后由生肖相匹之人举火，进入炉鼎升炼七七49天，方可制成。总计全部炼制过程共有99道大工序和360道细工序。

6 结语：龟龄集对中医药文化的意义

6.1 可以为中医药理论的研究开辟新的思路

中医强调人体健康养生为先，预防为主，要求人们采取强身或治疗手段，防止疾病的发生、发展。基于这样的思想理论，形成自己特有的养生观念，并产生了龟龄集这样的抗衰老名方。中医理论的博大精深承载着传统医学的文化特性，中医理论的退化与弱化则导致整个传统医学的萎缩。目前，导致中医理论退化、弱化的根本原因在于对基础理论研究方法的遗失。比如：中医的来源，中药各种微妙药性的来历，古人又是用什么研究方法推断出中药的配伍？所有这些不可能完全通过已知的阴阳五行就可以推论出来。龟龄集作为中医养生理念指导下的产物，在实践中已经历了千锤百炼，其药性、配伍、药理及制剂代了中医药产生及应用的初始状态。通过龟龄集的研究，可以帮助我们从源头上解释中医药的基本理论，为中医药理论的研究开辟新的思路。

6.2 为中药制剂的理论和实践研究提供借鉴与参考

龟龄集是中医养生丹药工艺传承的唯一标本，据多年来临床记载，龟龄集对骨折延迟愈合，女性痛经、不孕、习惯性流产，小儿遗尿，特发性水肿都有神奇疗效。而且随着现代医学的研究，龟龄集的用途也在不断被开发利用。为什么龟龄集可以治这么多种病，为什么丹药的治疗范围可以这么广，通过对龟龄集这一仅存的养生丹药进行多角度、深层次的研究，不仅可以挖掘龟龄集更大的治疗范围，而且可以帮助我们了解丹药养生的奥妙，为以后中药的运用及制剂提供更多的借鉴与参考。

6.3 为中医药文化传播与发展提供了载体

龟龄集不仅承载了"天人合一"等中医药文化的核心内容与基本理论，而且承载了古人重视躯体和热爱生命，通过服食丹药追求长生不老的历史文化。龟龄集用药、炮制、制作及四时服用等均法于自然，并且这种观念影响服用者遵重自然，顺应自然。在历史上，龟龄集因其非凡的保健预防效果而成为人们日常养生的重要手段。上至帝王将相，下到平常百姓，每年冬至、夏至时节，服用龟龄集成为一种常见的生活习俗。由于龟龄集植根民间的深刻性与影响日常起居的广泛性，人们通过服用龟龄集强壮身体，传播了中医养生文化，同时这种健康长寿实践经验的积累，也丰富发展了我国传统的中医养生文化。所以，龟龄集成为一种载体，对中医药文化起到重要的传播与发展作用。

参考文献（略）

龟龄集传统制作技艺的传承与保护

山西广誉远国药有限公司　柳惠武　岳玉宝

中国中医科学院中国医史文献研究所　程志立　柳长华

【内容摘要】龟龄集是现存唯一的升炼养生丹药，其所承载的传统药物制作技艺基本反映了炼丹术的核心要素和大致内容，具有十分重要的传承和保护价值。通过龟龄集传统制作技艺的考察，大致可以还原炼丹术的主要工艺技术，可以将其归纳为立方、备药、置器、炮制、择地、择人、禁忌、修合、制泥、安炉设鼎、运火、采药等环节。但是龟龄集的传统制作技艺也正面临着被丢弃或改造的危机，因此必须重视其非物质文化的保护与研究，以确保养生丹药制作工艺的传承和发展。

【关键词】中药；制作技艺；龟龄集；传承；保护

1541 年，明代嘉靖皇帝专为补赢广嗣而主持开发的国家级科研项目成果龟龄集，是我国现存唯一的炼丹术制作的养生丹药，因其独特的工艺和卓著的功效而被称为"百炼金丹"，更因其近 500 年久盛不衰的历史和明清十八代帝王享用的皇家礼遇而被称为"济世金丹"与"补王"。其立方选药之精，炮制工序之繁，炉鼎升炼之巧，养生功效之著，适用人群之广，覆盖地区之多，经营利润之高，历史上无出其右者。因其唯一性，龟龄集成为国家级非物质文化遗产项目之一，因此其传统制作技艺的传承和保护便成为中医药界面临的重大课题。

1　龟龄集传统制作技艺传承和保护的价值和意义

龟龄集承载了养生丹药（长生不老药）的制作工艺。炼丹术工艺在现存药物中尚有存在，如白降丹和红升丹等，但是作为服食的养生丹药炼制工艺却仅有龟龄集一个品种，白降丹和红升丹目前掌握制作技艺的人尚有不少，但龟龄集的生产却仅有广誉远一家。由于炼丹术的缘起本是因为炼制长生不老的养生药物，所以龟龄集传统制作工艺就显得弥足珍贵。南宋吴悮《丹房须知》将炼丹术总结为择友、择地、丹室、禁秽、丹井、取土、造炭、添水、合香、坛式、采铅、抽汞、鼎炉、药泥、燠养、中胎、用火、沐浴、火候、开炉、服食等 21 个环节。龟龄集基本保留了炼丹术的完整内容并有所发展和改进，如择友、择地、丹室、禁秽，龟龄集都有要求。据龟龄集老药工柳子俊讲，过去龟龄集的修合对人的要求非常高，他刚开始只能帮忙做外围工作，后来才逐渐被允许参加龟龄集的修合升炼，实际上帮忙的过程就是考察择人的过程。过去龟龄集中取的土，主要用于药物炮制（土炒）和制作药泥用。龟龄集所要求的土必须是山坡阳面历经风吹日晒无人畜动物践踏过的新土，而且必须研细露天日晒二三年，方可使用。龟龄集的修合中有一定的斋醮仪轨，如传统工艺必须要祭拜"太上老君"、"龟龄圣母"或"天地三界十方万灵真宰"，并且配有祝词或咒语。龟龄集的修合某些环节目前尚不能一一对应或确定为改进工序，但根据龟龄集的工序可以确定，龟龄集所保留的炼丹术内容十分丰富。如安炉设鼎，用火、沐浴、火候抽添在龟龄集的升炼中都有体现。比如龟龄集的起火日须择黄道吉日，并且要取太阳之火，即不用凡火，而是用特制燃香在太阳下照射（或用凹镜助燃）直接点燃炭火。正因为龟龄集相对完整地保留了古代养生丹药制作技艺，而且是现存唯一的养生丹药。对于考察中医养生丹药产生及应用的初始状态及历史流变，从源头上解释中医药的基本理论都具有重要意义，所以，具有十分重要的传承和保护价值。

2　龟龄集的传统制作技艺述略

根据龟龄集流传的制作经验，龟龄集的制作技艺可以归纳为以下基本环节：

2.1　立方：即选择或调整服食的药方。配方的选择或加减，不仅要考虑服食目标，还要考虑配方药物之间的君臣佐使、生克制化与药性的相须相使及畏反生杀。此外，还要考虑对丹方的理解与可行性。

2.2　备药：即根据组方对药材生境、生长时间（气味薄厚）、采集时间、采集方法进行选择实施，然后将选好的药材加以简单的净选清洁、干燥、修裁剪切整理贮存以备用。

2.3　置器：即事先要对丹药修合所需要的工具器物进行制作与准备，一般情况下需要置炭、造炉、制鼎、择地及其他制药必需品的准备等等。古人炼丹所用的炭火，有特殊的要求，所以皆为自制。炼丹之前，必须备好所需炉鼎，炉鼎的制造必须根据丹药的需要来制备。不同的药物炼制，所用的炉鼎不同，一般有八卦炉、太极炉、神仙炉、风炉、气炉、混元炉、既济炉、未济炉、阴阳炉、明离炉、镣炉、侠炉等等鼎式，龟龄集所用炉鼎实际为升炼炉鼎，据其特点可以命名为阴阳五行炉。

2.4　炮制：即对已经采集或贮存的药物根据药方的需要进行加工或一一熬炼修制。炮制方法的使用要根据修合药物的剂型确定，龟龄集单味药物的炮制方法有水制、火制，金制、土制和木制等等。每味药材都是根据龟龄集的功效分别制定炮制方法，根据其原有药性及在龟龄集中君臣佐使的位置的不同及要求的药性，使用一种或几种辅料进行加工炮制，用五行炮制法使药材发挥不同的功效，以满足龟龄集配伍的要求。

2.5　择地：合药之前首先要择地，炼丹家葛洪认为可以制作丹药的地方有华山、泰山等 27 座名山，此外，海中大岛屿，江东名山，亦可合药。除了对地理位置的选择，择地的另一重要内容，是对炼丹环境的选择，如"岁旺之方。择地为静室，不可太大，不可益高。高而不疏，明而不漏，处高顺卑，不闻鸡犬之声，哭泣之音，濑水之响，车驰马走，及刑罚决狱之地，唯是山林宫观净室皆可"。龟龄集过去是在三层楼上升炼，而且是没有窗子的房间。

2.6 择人： 也叫择友，《抱朴子内篇》云："结伴不过三人，先斋百日，沐浴五香，致加精洁，勿近秽污，及与俗人往来，又不令不信道者知之，谤毁神药，药不成矣"。即要选择对于炼丹十分感兴趣和志同道合、勤劳敬业者。龟龄集炼制 36 天，整个丹鼎 200 多斤，需要抬上抬下，非身强力壮和心怀虔敬之人不能为之。

2.7 禁忌： 即对炼丹过程中进入炼丹场境的人和动物加以限制，炼丹者、服丹者本人都要严肃认真。过去炼制龟龄集时不准生人、女人、半边人、服丧者以及鸡、犬等动物都不得进入和靠近。

2.8 修合： 又叫合药，对炮制加工好的药物或中间产物进行会合，这一程序在丹药制作技艺中最为重要，所以其中又有诸多程序，包括择时、合香、醮祭等程序。过去龟龄集一般选择甲子日子时合药，合药之前要祭拜。

2.9 制泥： 即制药泥。一般来讲，炉鼎必须用泥盐固剂密封，所以，密封所用的药泥也必须预先制备。药泥的作用甚广，不仅是密固，还有参与化合的功用。所以不同的药物须用不同的药泥，一般所用药泥多为六一泥，龟龄集使用三合泥或纸金（筋）泥。

2.10 安炉设鼎： 安炉设鼎的意义在于确保灵药的正常"发育"和"出生"。如《丹房须知》"药在鼎中，如鸡抱卵，如子在胎，如果在树，但受炁满足，自然成熟。药入中胎，切须固密，恐泄漏真炁。又曰：固济胎不泄，变化在须臾。中胎所制，形圆如天地，收起似蓬壶，闭塞微密，神运其中。……炉鼎神室，铅汞重重相制，故炉敛火炁以制胎，胎敛火炁以制铅，铅得火炁以制汞，递相制伏，须器圆密，方保无虞"。在过去的数百年间，龟龄集的升炼工具一直延用"泥锡锅"，也称"老君炼丹炉"。

2.11 运火： 即将混合一起的药物密封鼎内后，起火及调控火候。用火要根据药物的老嫩和铅汞抽添的需要掌握火候，即对用文火或者武火烹炼的时间和度的把握。如果火候掌握不好，就会使药物烧成灰而成废品，或者火力不能透药而夹生。运火的意义在于运阴阳，火候在炼丹术中至关重要，自古就有"传药不传火"的说法，实际上是全凭经验掌握，难以纸上谈兵或口述，非亲身实践不可知之。龟龄集的 36 日运火十分繁杂细致，火候完全靠炼丹师经验控制，据龟龄集的老药工柳子俊（已 89 岁）介绍，过去没有温度计，药工长期炼药，凭借经验对温度的掌控误差可以达到不超过 1 摄氏度。

2.12 采药： 包括择时、开炉、鉴药、采药等。《丹房须知》曰："开鼎时须斋戒沐浴，各披道衣，顶星冠，面南跪捧药炉，焚香净身，虔诚祷告：（祝祷词）……凡开鼎取药之时，勿令妇人鸡犬见之"。龟龄集一般要选黄道吉日开炉，开炉后视药无虞，即采之，去火毒后收贮。

此外，服食虽然不在制作技艺之列，但是古人对此十分重视，认为与制作技艺有着同等重要的地位。龟龄集的服食亦有法度，共有十六种服法。因其繁杂，在此暂不赘述。

3　龟龄集传统制作技艺面临的传承与保护危机

龟龄集在历史上实际是一种养生服食品。龟龄集的服食，从其诞生起即受到皇家和民间的青睐，而且一直延续近 500 年久盛不衰。正因为如此，龟龄集所承载的炼丹术也流传至今。但是炼丹术本身因为丹药服食，历史上造成 20 余位皇帝丧生而备受非议，所以，传承境况与舆论环境十分不利。

另一方面，龟龄集传统制作技艺作为目前唯一存在的"丹药"，是由于数百年来的皇家礼遇得以幸存，其他民间养生丹药及其制作技艺已经基本失传，如南宋吴悞《丹房须知》所总结的 21 个炼丹步骤至今已经无法全部展示，因为久已失传，鲜人能会。无论是七返灵砂还是九转神丹甚至传说中的许多丹药，至今依然无人能知道其中的究竟，缺乏现实的研究氛围。

此外，现代科技虽然增加和丰富了中药制剂方法，但是也破坏和冲击了传统医药制作技艺的完整传承和保护机制，一些传统剂型和制作技术已经失传或正在被淘汰。一些药物炮制工序被忽略，大多药物的炮制机理至今尚不清楚，被视为迷信，尤其是根植于天人合一以及三元五行八卦九宫等传统理论的中医养生丹药制作技艺，受到严峻挑战。龟龄集、定坤丹及白降丹、红升丹等传统丹药正面临被现代技艺改造和化学合成试验等主流思想的冲击。所以，龟龄集传统制作技艺正面临着前所未有的传承与保护危机，亟需进行有效的保护、继承和发展。

4　结论

龟龄集的老药工们曾经总结出一句话，认为："服药无效，炮制不到"。现代研究表明，中药经过不同炮制可以发生多方面的变化，功能主治亦不同，其中包括去毒、增溶、抗拮、转化、协同等作用。如中药炮制的炒法就具有多种作用，其生物化学方面的作用有去毒、去油、增强药效、改变药性、使增加止血功能、增加补益，并借盐醋同炒引药归经等，而物理上的作用则是，炒干炒泡便于加工、粉碎等。而酒制品有引药上升助发散活血通络，引药入经、解腥除臭、防腐以及硬化后加工等作用。单味药的炮制已经如此显效，那么比单味药炮制技艺更为复杂而且是积累数千年经验的丹药制作技艺岂不是更为值得重视和关注？实际上，养生丹药制作技艺包含了对宇宙的模拟与万物生成动力机制及生成过程的模拟，是对于信息、能量、时间、空间、气候、环境、温度、药物以及人的心理状态等各种要素的调控整合协调统一为"一"的过程，毫不亚于现代复杂科学。所以应当摒弃偏见，毫不犹豫地予以肯定和加以研究，并采取有效措施加以保护、传承和发展。

参考文献（略）

"张一帖"世医家族的非物质文化遗产保护意义

中国中医科学院中国医史文献研究所　程志立　柳长华

中国中医科学院中医基础理论研究所　刘理想

河南中医学院　范　敬

【摘要】歙县定潭"张一帖"是新安世医家族的典型代表，也是我国非物质文化遗产保护项目。由于新安地区的医学文化背景，"张一帖"所承载的"精""诚""仁""孝""和"等以中正仁义的儒家文化为主导、兼有清静无为的道家文化和慈悲为怀的佛家文化的人文精神，是中华民族固有的优秀文化与价值观的体现，其中所蕴含的"自强不息"、"厚德载物"、"行善积德"、"保合太和"、"天人合一"等文化内涵对于我国民族文化复兴、构建和谐社会以及传统医药技艺的保护、传承和发展等都具有十分重要的意义。

【关键词】张一帖；世医；家族；非物质文化；保护

Significance of the Protection of Intangible Cultural Heritage Arising from "Zhang Yi Tie" Family with A Long History of Medical Tradition

Cheng Zhili, Liu Changhua

China Institute for History of Medicine and Medical Literature，China Academy of Chinese Medical Sciences，Beijing，Liu Lixiang

Institute for TCM basic theory，China Academy of Chinese Medical Sciences Fan Jing

Abstract："Zhang Yi Tie" is a typical example among long – history – medical – tradition families in Dingtan Village, Xi Township, Xin'an County, also an item under the protection of intangible cultural heritage in China. Due to unique medical culture background of Xin'an, though "Zhang Yi Tie" is dominated by Confusion culture upholding such concepts as "Jing", "Cheng", "Ren", "Xiao", "He", it also absorbs some excellent thoughts of Daoism and Buddhism. It embodies inherent excellent culture and values of Chinese nation. Many cultural elements that it contains, such as "Zi Qiang Bu Xi", "Hou De Zai Wu", "Xing Shan Ji De", "Bao He Tai He", "Tian Ren He Yi", are of great significance in revitalization of Chinese national culture, building harmonious society, and protection, carrying forward and development of traditional medical skills.

Key Words：Zhang Yi Tie；Physicians from long－history－medical－tradition families；Family；Intangible culture；Protection

　　460 年的悠远邃深，15 代人的精勤传承，终于迎来了祖魂乡音恍然飘临的声声召唤，还有那博施济众大医精诚的依稀梦回与传扬。2011 年 5 月 23 日，国务院公布的第3 批国家级非物质文化遗产名录（国发〔2011〕14 号）中，安徽省黄山市"张一帖"内科疗法被列为国家级非物质文化遗产扩展项目名录。作为"张一帖"世医家族第 14 代传人，李济仁先生虽然岁至耄耋，年逾九九，却依然天真健朗，鹤发童颜。早在 2009 年被评选为国医大师之时，他就欣然赋诗："首评国医青史扬，华夏旗帜标杆长。千载岐黄传德业，三十大师著华章。稽首党恩施甘露，深心亿兆沐霞阳。愿将仁术化'一帖'，普济苍生永安康"。如今，作为国家级非物质文化遗产项目代表性传承人，他所代表的"张一帖"家族和他们济世活人、历尽沧桑的行医生涯中，又有着怎样的情怀与精神，为后人所追忆传颂和继承弘扬呢？这正是"张一帖"世医家族非物质文化遗产保护的意义所在，也是本文主旨所在。

1　"张一帖"世医家族传承的文化背景

　　"张一帖"世医家族所在地是安徽歙县。歙县在历史上处于新安地区，由于新安是二程和朱熹、戴震等大儒故里，兼有佛教圣地九华山和道教圣地齐云山的影响，所以文风振兴，人才辈出，素有"东南邹鲁"之称，医学也十分发达，甚至被称为明清时期的医学"硅谷"。有学者指出，"新安医学正是以程朱理学、皖派朴学、齐云山道教、九华山佛教等这些中国传统主流文化为底蕴而流传至今的区域医学流派[1]"。朱熹曾谓："择民之聪明者，教以医药，使治疾病，此仁人之心也"。范仲淹亦谓"夫能行救人利物之心者，莫如良医。果能为良医也，上以疗君亲之疾，下以救贫民之厄，中以保身长年。在下而能及小大生民者，舍夫良医，则未之有也[2]"。清代名儒汪莆则称："吾儒非乘势位，功不能及三户；其有不籍势位，功能被乡国者，道莫如医药以济众[3]28"。国医大师李济仁也认为，"医学既没有商业初创时期的筚路蓝缕，也避免了儒士生涯的沉浮跌宕[4]"。加上儒家文化"不为良相,必为良医"的事功思想与"敬天法祖"的宗法观念,以及"书中自有黄金屋"与"万般皆下品,唯有读书高"等传统思想的影响,最终促成了新安医学的繁荣与以家族为纽带的世医传承方式。据不完全统计,从北宋以来,新安医家有 900 多人,医籍有 800 多种。医家之众,医籍之多,影响之大,堪称第一[5]。新安有名世医家族传承 3 代以上至 15 代乃至 30 代的共有 63 家[6],仅歙县就有传承 25 代 800 余年的"医博世家"黄氏妇科,郑村"南园、西园喉科"、蜀口曹氏外科等名医世家,其中宋代张扩世医家族传至明代张守仁时被称为"张一帖",并世代相传而成为新安医学家族的典型代表[7]。张一帖"第 15 代传人张其成先生指出,新安医学的形成和发展是徽州儒家精神文化、徽州宗法制度文化、徽商经济文化等共同作用的结果,而儒家文化的影响最为突出,如明代祁门(属新安地区)人徐春甫首创我国第一个医学团体"一体堂宅仁医会",他主张:医以活人为心,救人如救火,凡来请召,急去勿迟,勿避风雨,勿问贵贱贫富,医生应当"专以救人为心","深戒徇私谋利","善相劝,过相规,患难相济"。并约定了诚意、力学、明理、讲习、格致、辨脉、审证、处方、规鉴、存心、恒德、体仁、忘利、恤贫、自重、自得、法天、知人、医学之大、医箴、戒贪鄙、避晦疾等 22 项业医必须恪守的条款[8]。正是这种富有特色的徽州文化为"张一帖"等世医家族的形成和新安医学的孕育、发展奠定了基础。

2 "张一帖"世医家族传承的特点

2.1 以儒入医,亦儒亦医

由于深受儒家文化的影响,新安医家大多习儒,由儒而习医者占 70%,而另 30% 为继承家传的世医。据统计,徽州历代共有太医 38 人,而且通医而入仕的儒医有进士 11 人[7]。歙县"张一帖"传承的这一特点也十分显著,如第 2 代传人张凤诏"少攻儒学,长而习医,孜孜以求,寒暑不辍,终于青出于蓝而胜于蓝……使'张一帖'的名声闻达皖、浙、赣交界数县[3]55",第 3 代张赓虞习儒,致仕不得而业医,"生平奉祖训而以医济世,良多德报"。第 7 代张进德为当地名儒,"兼修艺事,勤于笔耕……继承先贤,启迪后学"。第 9 代张觉之"立志向学……甫 20 即名噪故里,求诊者遍诸周县,纷至沓来"。第 10 代传人张志宏"名播歙县、休宁、绩溪及浙江淳安一带。……活人甚众,使'张一帖'之誉长盛不衰[3]107"。第 14 代李济仁亦"少时勤苦,先攻儒学,后习医术。……以医治急性热病、外感病而名噪一时[9]159"。其他各代传人虽未以儒名世,但是皆从小立志向学,具有深厚的儒学文化底蕴,故都是以儒入医,亦医亦儒。

2.2 精于医道,英才辈出

"一帖"的称谓,具有典型的中医药文化特征,既是对医术水平高超的称赞,也是对医者嘉赞认可的称呼,所以但凡能获得"一帖"之称的医家,必定医术精湛,有手到病除的绝活。我国著名老中医颜德馨先生指出:"民间对老中医还昵称为'张一帖'、'王一帖',指的是老中医具有起死回生之术,'一帖药定生死'并非虚语[10]"。有学者考证，歙县定潭'张一帖'内科，始于明代嘉靖年间的张守仁（1550－1598），因其"医术极高，一生忙于诊务，无暇著述，四方民众因疑难病证，得张氏验方一帖即瘳，故被誉为'张一帖'[11]8"。此后，"张一帖"世医家族传承从未间断，"张一帖"的名号也代相沿袭，至第13代张根桂（1908－1957）已擅长内、外、妇、儿各科，尤对急性热病有创见，有文献谓其12岁学医，"弱冠即闻达于新安诸邑。年且而立，皖、浙、赣各地求诊者云至焉[12]"。"往往一剂奏效，人称'张一帖'[13]705"。第14代传人张舜华则16岁即行医，"其高超技艺与医德遂闻达于皖、浙、赣数县，使'张一帖'声名大振，久盛不衰[14]166"，因而被称为"女张一帖"。同为第14代传人的李济仁则因医技高超而被授予"国医大师"称号，至今则已是"一门七教授，兄弟仨博士"。这足以说明"张一帖"家传医术精湛高明，家族医道传承英才辈出。

2.3　传承久远，医名早著

新安"张一帖"世医家族由来已久，其传承可以追溯到宋代的张扩（约1058～1106）、张杲（1102－1182）。有关文献载，张扩"家境富裕，少好医学，成年后名噪于汴京、洛阳。张扩为见诸文献的最早的新安籍著名医家。扩传弟挥和子师孟，挥又传子彦仁，再传于孙张杲[15]144"。张扩从小就喜欢学医，曾师从名医庞安时和王朴，医名鼎盛，以脉法著称，尤以疗治伤寒见长，甚至能通过切脉问诊，道出别人的生死休咎，而且每每言中，以至于社会上传闻他掌握法术。当时包括蔡京等在内的高官名流有许多人都请他治病，对其医术推崇至备，褒扬不已。张扩亦因医术高超而被委任承务郎一职。时任淮西提刑使，后官至吏部尚书，左司（主管吏户礼三部）的黄谠赋诗赞张扩的治学精神和医术医德谓："夜半常谈内外经，飘风骤雨迅雷霆"。"放指测人无遁形，三尸九虫潜震惊"。"当时将相及公卿，邀至在门倒屣行"。张扩三代五人行医，在当时已有世家传承之初萌，其弟张挥被誉为当地"医师之冠"，其子张师孟亦于乡邦颇有医名，尤其是张挥之孙张杲更是南宋名医，据《经籍仿古志》记载，张杲术承家传，儒医著称，活人无算。他考古授今，推本求源，钩沉古昔，批评谀妄，所著《医说》一书是中国第一部医史学著作，被誉为"医林之珍海"，《安徽文献书目》称之为"不世之作"。故有学者指出，"宋代张氏医学，世援家传，代不乏人。据《济仁医录·张一帖世承考》记载，至明嘉靖而后，张氏传人又有卓荦可观者，张立仁和他的子孙们承继了先辈之业[16]"。可见，文载以外，"张一帖"传承久远，医名早著，尚有许多不为人知的传承与济世情怀。

2.4　开拓创新，精益求精

从宋代张扩到明代"张一帖"乃至今天的国医大师和非物质文化遗产项目代表性传承人，我们不难发现，"张一帖"世医家族历代都能开拓创新，精益求精。如第2代传人张凤诏"积验颇丰，尤长于诊脉断疾，因而能聚众药之力专应一病，同时辅以不同剂量的祖传末药，功效弥著"。第3代张赓虞"集家传医技编为歌诀，弃繁取要，使由博返约，便宜实用，有裨后世参习。晚年潜心向道，精研内练养生之术"。第5代张灵汉"对祖上末药配伍之理论依据尚感有所不足，遂以精研药学为终生之念愿，亲赴深山采集中草药500余种，制为标本，描绘成像，结合临床实证，辑为《药典》一部，以求深入阐明诸药之药性、药理、主治、功用"。第7代张进德"积祖上医技，参以己意，著成《张氏医宗》五卷，继承先贤，启迪后学"。第9代张觉之"旁参朱丹溪养阴派学术思想，于营卫论颇多创见"。第11代张春太"幼即多病，因而参比己身，发奋习医。渐而学验俱丰，每经疗救，沉疴立起，声名广播新安。兼研古今各家医论，不拘陈法……渐造大成"。第12代张景余"贯通家法，且旁通妇科而精之"。第13代张根桂对祖传末药的配伍、制法"反复研验，又创春、夏、秋、冬四季不同的加减法，对外感伤寒、腹泻气滞、胃脘疼痛诸病症的医治更具神功。诊治痹病、肝病等内伤杂病的家传验方，经临床反复求证，亦倍增效验，如若神奇[12]"。第14代张舜华亦曾精研方书，"不受家学所囿，勤求古训，博采众方[13]163-167"。所以"张一帖"的名号所包含的不仅仅是祖传的一帖"末药"，更包含着医术精湛，一剂即能起疴回春的疗效，以及传承人开拓创新、精益求精的治学态度与勤奋刻苦。

3 "张一帖"世医家族传承的内在精神与动力

3.1 自强不息，笃志精医

由于医事职业司人性命，稍有差迟，便生祸端，故容不得一丝苟且。加之中医学涉及天文地理，旁及九流三教，故俗有"学医费人命"的说法，可见学医之苦，精医之难，非同一般。孙思邈《大医精诚》说："张湛曰：夫经方之难精，由来尚矣。……唯用心精微者，始可与言于兹矣……故医方卜筮，艺能之难精者也"。故自汉代以来就有"有病不治，常得中医"、"医不三世，不服其药"的说法和"天下之至变者，病也。天下之至精者，医也"的为医古训。朱丹溪《格致余论·序》也指出，医道隐晦，医书"非吾儒不能读"。《医旨绪余》吴维魁序谓：《素》《灵》等医书"厥旨精深，脱非高智，曷能洞彻玄豁而融奥妙"。烨元素叙《医旨绪余》亦谓，医之为道，陶铸天地，和顺阴阳，宣节气化，立言秘旨，洁净精微。学者"性非霁哲，养非深邃，蕴积非以岁年，与夫受衷非慈祥长厚，则无能窥阃奥以观其妙"。所以，虽然说"学而时习之，不亦悦乎"，但是如果没有个人的向医之心，济人之志，恒勤之修，很难将之传承久远和发扬光大。如"张一帖"始祖张守仁，游学各地习医期间，"《黄帝内经》《伤寒杂病论》等10余部医籍不离左右，得暇即沉浸其中，深思比勘"。"以异人所授之术为本，并穷究医理，博采良方，精勤不倦"。第4代张康荣"因奔波劳累，积劳成疾[12]"。第13代张根桂常常以"药书不厌千回读，熟读心思理自知"诲人。以孝行著称的第14代张舜华"幼受熏陶，立志医道[14]163-167"，精勤传习，医技精湛。易经曰："天行健，君子以自强不息"，这正是"张一帖"世医家族各代笃志医业，勤奋修习，精于医道和传承至今的关键所在。

3.2 厚德载物，修身返诚

《中庸》曰："诚者，天之道也；诚之者，人之道也"。老子曰："天之道利而不害，圣人之道为而不争"。故《孟子·尽心》曰："反身而诚，乐莫大焉"。早在北宋时期，有人就称赞张扩"无嫌黑白太分明，片言只字皆至诚"。今天仍有学者指出，"张扩因医术高明而名扬天下，为人处世亦以至诚而传之口碑[16]"。由于徽州儒学的传播和"格物、致知、诚意、正心"等儒学心法的实践，深受儒学影响的"张一帖"世医家族，全面继承了祖上修身返诚的优秀传统。古人谓诚身之道在于明善，不明乎善则不诚乎身。这种儒家的道统思想，也造就了"张一帖"一代又一代传人至诚志医。"诚者，不勉而中，不思而得，从容中道，圣人也。诚之者，择善而固执之者也：博学之，审问之，慎思之，明辨之，笃行之"。即有了"诚"的前提，则会有"成"的结果，故《医旨绪余》程涓序云"居常念医以起病者也，必精神与病者通而后能用吾医"。《中庸》谓"自诚明，谓之性"，对于传承者而言，是"诚者，自成也……。诚者，物之终始，不诚无物"。对于上一代的被传承者而言，则是"自明诚，谓之教……唯天下至诚，为能尽其性；能尽其性，则能尽人之性；……唯天下至诚为能化"。"诚则明矣，明则诚矣。……至诚之道，可以前知……故至诚如神"。"张一帖"家族得以绵延传承，至今代传不衰乃是因为实践了这种修身返诚的儒家思想。所以如《中庸》所言，"故至诚无息，不息则久，久则征，征则悠远，悠远则博厚，博厚则高明……博厚配地，高明配天，悠久无疆"。"地势坤，君子以厚德载物"，从宋代张扩被传为会使用"法术"到"张一帖"460余年的名号和十几代人的传承，说明"张一帖"世医家族历代传人皆有笃志业医的赤子之心，故而能至诚而成之于医道。

3.3 崇德广业，显仁藏用

古人谓："求医之急，如解倒悬"，所以医生"欲得荣利，甚不为难"。但是若医者"志在于利"，"乘急取财"则甚于盗贼，而且"一怀利心则进退惑乱也[17]61"，必然是"不念思求经旨，以演其所知，各承家技，终始顺旧，省疾问病，务在口给，相对斯须，便处汤药，按寸不及尺，握手不及足，人迎跌阳，三部不参[18]"，作为医生，"义然后取尚嫌有心，况可作色用情，需以金帛帐彩乎[17]59"？所以轻财尚义，克己复礼，济利世人，才是医生所当为。"张一帖"世医家族由于儒家文化的传承，所以深明大义，奉行"君子体仁足以长人，嘉会足以合礼，利物足以合义，贞固足以干事"，"仁之法，在爱人，不在爱我"（《春秋繁露》）。"爱出者爱返，福往者福来"（《新书》）。"君子喻于义，小人喻于利"，"君子周急不济富"的儒学教诲和心法。故张守仁为人淳厚，善济贫寒，经常给病人赠方送药，留饭馈金，对乞丐亦能精心护理[19]16。第4代传人张康荣"毕生以四方行医出诊为乐，常倾囊赈济贫困患者[12]"。第14代传人"女张一帖"张舜华更是慈悲为怀，被人称道："张氏治病，不计报酬，无论刮风下雨，严寒酷暑，随叫随到，还常接济经济困难的患者，为患者排忧解难[14]166"。亦儒亦医的"张一帖"

家族"自张立仁开始，品格都表现出惊人的一致性……成为一种家族'集体无意识'[20]"。而这种集体无意识就是舍利取义、大医精诚的仁爱之心与行善乡间，亲仁爱众的家风传承。医乃仁术，善为仁心，二者的结合正是"张一帖"世医家族及其所代表的新安医学兴盛发达的内在精神力量与主要动力，故而能"日承仁训，遂体求仁之旨，以精活人之术"，从而得有 460 余年的传承，正如老子所说"圣人无私，故能成其私"。亦如孔子所言："故大德必得其位，必得其禄，必得其名，必得其寿"。所以这正是"张一帖"世医家族传承至今愈加兴旺的根源所在和"后其身而身先"，"显诸仁，藏诸用……盛德大业至矣哉"等儒家道统的彰显。

3.4 敬天法祖，躬行孝道

中华民族自古以来就有孝养父母师长的优良传统，古人所谓的孝道并不仅限于父母亲情，而是适应于社会各类关系的调和。如天子之孝在于德加于民，诸侯之孝在于和其民人，士子之孝在于守其祭祀，庶人之孝在于顺养父母。《周易·序卦》曰："有天地然后有万物，有万物然后有男女，有男女然后有夫妇，有夫妇然后有父子，有父子然后有君臣，有君臣然后有上下，有上下然后礼仪有错"。即万物皆有所养，为君为臣者为百姓所奉养，而百姓庶黎为父母所抚养，故每个人都应当以感恩的心来对待自己所赖以养者。所以老子曰"夫物芸芸，各复归其根"，"归根复命"，即归于所养则能长养。古人的孝道与医道息息相关。《黄帝内经》有云："黄帝问于岐伯曰：余子万民，养百姓，而收其租税。余哀其不给，而属有疾病。余欲勿使被毒药，无用砭石……"，这实际就是一种君王之孝与大孝精神的体现。而《孝经》亦曰："身体发肤，受之父母，不敢毁伤，孝之始也。立身行道，扬名于后世，以显父母，孝之终也"。又云："孝子之孝亲，居则致其敬，养则致其乐，病则致其忧"。所以古人的孝行除了孝养父母，还包括对自身的养护和对父母或祖业的发扬光大及医技的精通，所谓"不孝有三，无后为大"实际包含了传宗接代与家族事业持续发展两重含义在内。《论语》谓"三年无改于父之道"可谓孝。又云："父母，唯其疾之忧"。"医家奥旨，非儒不能明；药品酒食，非孝不能备也。故曰：为人子者，不可不知医"（《儒门事亲》）。"人而不精医道，虽有忠孝之心，仁慈之性，君父危困，赤子颠连，将何以济"？儒者若要"使天下父母之子若女，不至短折而死于庸妄之手[19]29"，就要通达医、易、命等三理，否则，"尝膳视药，不知方术，岂谓孝乎"（《医旨绪余》)？《诗经》曰："孝子不匮，永锡尔类"。《孝经》云："孝悌之至，通于神明，光于四海，无所不通"。所以，"张一帖"世医家族历代医术精湛，一帖而愈，绵延传承至今实际就是奉行孝道对家业的继承与医业的精进，以及推己及人、兼善天下、希圣希贤等思想的身体力行与弘扬的结果。

4 "张一帖"非物质文化遗产保护的意义

4.1 为建设中华民族精神家园提供了经验借鉴

文化是一个国家的软实力，也是一个民族的灵魂所在。文化之于民族，犹如精神之于肉体，它是一个民族自我认同、维系、凝聚、绵延的内在因素。由于文化的内核稳定性和外在活态性，不同历史时期同一民族或地域的文化虽然表现出不同的特点，但其基本精神和价值观并不发生改变。进入 21 世纪以来，全球经济的进一步同化和地球村的形成，以科技创新为潮流的标准化、数字化、商业化、强势化，使得不同民族和地域的文化也越来越趋向同化，这种文化趋同在推动经济发展和社会效率提高的同时，也使得一些民族和地域文化消亡，失去了他们的精神家园，在一定程度上激化了民族、地域之间的矛盾，人们失去了内在的自我认同感和历史归属感，心灵发生严重危机，心理越来越异化、极端化，失去了社会调适与自我调适的能力，以至于社会矛盾加剧，生活环境破坏，自然灾害不断，恶性事故屡发，暴力冲突升级，自杀事件频仍，奇病异症增多，健康状况恶化，所以人们在物质生活满足的同时，不得不从非物质的文化根源上反省，终于认识到历史上形成的民族或地域文化对于人类社会的价值，联合国教科文组织《保护非物质文化遗产公约》也应运而生。现在越来越多的国家认识到，非物质文化遗产保护是人们之间进行有效沟通、相互理解的基础，对于促进世界和平、社会和谐与人类可持续发展具有重要意义。所以作为新安医学世医家族的典型代表，承载着深厚的中华民族优秀精神文化的"张一帖"，其非物质文化遗产保护对于落实党的方针政策和"弘扬中华文化，建设中华民族共有精神家园"具有十分重要的借鉴意义。

4.2 为构建和谐社会和促进文化复兴提供了现实依据

中医是中华民族数千年来与疾病作斗争的经验积累与智慧结晶，其中涉及的内容不仅有天文、地理、物候、历法、哲学、文学、数学、历史、军事学等多种自然和人文科学知识，而且还全面传承和保留了"气－阴阳－五行"的中华民族思维基因，兼有儒道释中正仁义、行善积德、慈悲为怀等优秀文化的精华内容，可以说，中医就是中国优秀传统文化的代表。"张一帖"第 15 代传人张其成指出，"如果用一个字来概括中医文化就是——'和'"。中医的"和"道包含人与自然的和谐、人与社会的和谐、人与人的和谐、人自身心身的和谐四个层面。"张一帖"医学世家作为中医之翘楚，不仅承载着如"保合太和乃利贞"，"致中和，天地位焉，万物育焉"，"和实生物，同则不继"，"和而不同"、"务和去同"等中医"和"道思想，而且充分体现了仁爱、诚信、乐善好施、重义轻利等中华民族的人文精神与"天人合一"的思想。"这是……向人们灌输一种尊天、敬天的意识和天地一体、博爱万物的大情感，……这种崇高的精神境界可以使人们的物质欲望受到一定的理性控制，把人们的物欲导向精神的追求与创造[21]"。所以，"张一帖"的非物质文化遗产保护无疑为和谐社会构建提供了依据，其所承载的自强不息、厚德载物，修身正己，崇德广业，仁孝业医等诸多优秀品德，对于促进中华民族文化的复兴和人类社会的可持续发展具有十分重要的意义。

4.3 为非物质文化遗产传承和保护提供了有效模式

古代社会在没有知识产权保护和社会福利的情况下，一些身怀绝技的名医，在"教会徒弟，饿死师傅"、"技不尽传"等行业潜规则面前，传子不传女，医术不外传等家规虽然在一定程度上阻碍了医学技术的传播与发展，但也在一定程度上保护了医疗技术的完整保存与传承。所以，中医传统的传承模式并非仅仅因为保守，而是出于对医术医德考量及传承人生计保障、知识产权保护等考虑后的一种理性选择。某种程度上讲，正是因为他们的保守，才有了过去数百年的传承和今天的保护，才有了幼承家学和"圆尔道，方尔德，平尔行，锐尔事"的良性结果，可以说，没有保守就没有保护，没有家传就没有真传，只有家传才不会失传。古人云"有恒产者有恒心"，家业的稳定促进了医技的传承发展，也促进了社会的稳定和人的行为模式向"讲信修睦"、"选贤与能"、"行善积德"等仁义礼智信的方向发展。所以，"张一帖"世医家族传承模式为非物质文化遗产保护提供了成功有效的传承与保护模式。

5　结论

综上所述，"精"是好学勤修一帖回春的技艺高超，"诚"是济世活人无私奉献的信念坚定，"仁"是正德利用普救含灵的精神升华，"孝"是推己及人博施济众的人性归真，"和"既是与时偕行厚德载物的功德圆满，也是"仁孝精诚"的起始与终点。"未敢抱经国治世之宏愿，但常怀拯疾济羸之仁心"（"张一帖"家联）。因和孝亲，亲仁爱众，以仁致诚，至诚乃精，艺精而广仁，德盛而家业兴旺。"张一帖"世医家族所体现的"精"、"诚"、"仁"、"孝"、"和"等中华民族优秀人文精神，正是他们博得世人的敬仰与声名远播广为流传的原因所在。著名国学大师吴承仕联赞"张一帖"家族"术著岐黄三世业，心涵雨露万家春"。著名书法家葛介屏先生亦赠联国医大师李济仁曰："登五岳名山足迹园林继宏祖，精岐黄鉴古手披图籍踵青莲"。启功先生则为李老题字"神存于心手之间"。毫无疑问，"张一帖"作为国家级非物质文化遗产项目，对于当代社会的文化复兴和精神重构意义非凡。古人云："可久则贤人之德，可大则贤人之业"，"事亲孝，与士信，临财廉，取予义"，保合太和，自然元亨利贞。"读罢医经掩卷思，欲将薄技献明时。甘当红烛常忘我，为济苍生永吐丝。三寸银针通寿域，一腔热血育新枝。巡回长忆江南道，杨柳春风尽入诗"。国医大师李济仁此诗正是"张一帖"这一非物质文化遗产项目文化内涵最为恰当的表述，也道出了"张一帖"作为非物质文化遗产项目传承与保护的意义所在。

参考文献

[1] 朱长刚. 谈新安医学文化特征 [J]. 中华医史杂志, 2007, 3 (1): 56–59.

[2] 宋·吴曾. 能改斋漫录 [M]. 上海: 上海古籍出版社, 1979: 381.

[3] 张玉才. 新安医学 [M]. 合肥: 安徽人民出版社, 2005.

[4] 刘景峰. 李济仁：情栖杏林谁似我，半为苍生半国医 [J]. 医药经济报，2009，8，13，D06 版

[5] 张其成. 新安医学的文化背景——新安医学的文化学探讨之一 [N]. 中国中医药报，2008 - 6 - 18.

[6] 王健. 新安医学：在继承与创新中发展 [J]. 科学时，2008，9，16.

[7] 王健，郜峦. 新安医学流派的学术贡献和特色 [J]. 世界科学技术（中医药现代化），2010，6.

[8] 张其成. 新安医学的文化特征——新安医学的文化学探讨之二 [J]. 中国中医药报，2008，6，25.

[9] 陈辉. 中国当代中医名人志 [M]. 北京：学苑出版社，1991：159.

[10] 王宇锋. 颜德馨医案医学话集 [M]. 北京：中国中医药出版社，2010：162.

[11] 程晓昱. 新安医学内科精华. [M]. 北京：中国中医药出版社，2009：8.

[12] 李梢. 新安名医"张一帖"源流考 [J]. 中华医史杂志，2000，30（4）：208 - 210.

[13] 歙县地方志编纂委员会. 歙县志·人物 [M]. 北京：中华书局，1995：705.

[14] 吴崇其. 中医人物荟萃·一卷 [M]. 北京：中国科学技术出版社，1991.

[15] 安徽省地方志编纂委员会. 安徽省志·卫生志 [M]. 合肥：安徽人民出版社，1996：144.

[16] 黄季耕. 安徽文化名人世家 [M]. 合肥：安徽教育出版社，2005：37 - 40.

[17] 元·王珪. 泰定养生主论 [M]. 台湾：新文丰出版公司，1987.

[18] 张其成. 医古文 [M]. 北京：人民卫生出版社，2001：79.

[19] 李济仁. 新安名医考 [M]. 合肥：安徽科学技术出版社，1990：

[20] 范敬. 新安"张一帖"家族医学研究 [D]. 北京中医药大学，2010：105 - 106.

[21] 张其成. 新安医学文化的当代意义——新安医学的文化学探讨之三 [N]. 中国中医药报，2008 - 6 - 26.

作者简介：程志立，1970 年 10 月生，甘肃张掖人，中国中医科学院中国医史文献研究所博士后，主要研究方向：中医药非物质文化遗产保护。联系电话：13810832960，电子邮箱：czl1001605@163.com。通讯地址：北京市东城区东直门内南小街 16 号中国中医科学院中国医史文献研究所，邮政编码：100700

夏氏丹药制作技艺及其特色

中国中医科学院中国医史文献研究所　　何振中　柳长华
　　　　　　　　　　　　　　　　　　　王凤兰　程志立

【主题句】夏氏丹药制作技艺是对传统医药外丹炼制技艺的继承与发展，其主要特色在于一方面保持了传统炭火烧炼法，以确保丹药的质量；另一方面使用钢罐替代陶罐作为结胎鼎，则大大提高了丹药产量。此外，为保证不跑丹所采用的不间断刷泥水法以及检测丹剂的硬币长毛法均颇具特色。

【关键词】夏氏；白降丹；炼制工艺；特色

夏氏丹药制作技艺2010年6月被列入列入国家级非物质文化遗产保护第三批扩展项目名录。据传承人湖北武汉夏小中医院夏小中院长介绍，它是一门源于清代宫廷御医别传的丹药炼制及临床运用技术。湖北荆门夏氏传承此技艺已历三代：第一代夏方清；第二代夏小中；第三代夏文沙。夏小中出生于1958年，自幼随父从事丹药炼制至今已历43年，特别对白降丹炼制技艺既有传承，又有所革新：一方面，仍然沿用炭火烧炼方法以保持传统炼丹技艺并保证丹药的质量；另一方面，改进了结胎鼎即使用钢罐代替常用的陶罐，每炉丹药产量提高了25倍以上。鉴于二十一世纪以来中医临床外丹运用处于日渐萎缩的状况，很有必要交流各家丹药炼制技艺之所长，本文介绍夏氏丹药制作技艺即是为此目的。夏氏白降丹炼制及膏药制作的特色工艺，具体如下：

1　白降丹烧炼

（1）药物：夏氏白降丹配方宗《医宗金鉴》，其药物组成及药量配比为：朱砂、雄黄各二钱，水银一两，硼砂五钱，火硝、食盐、白矾、皂矾各一两五钱。

（2）器具：瓦罐、钢罐、瓷盘、碾子、碾槽、铁锹、铁勺、秤、铁壶、刷子、火盆、木炭、六一泥、泥水等。其中，钢罐，取材于普通液化气瓶，可盛二十公斤或以上的药料；火盆，用大铁鼎制成，中间凿开与液化气瓶一般大小的大洞，用于套住钢瓶身，又在靠近瓶身的周边凿开两排洞眼以透气，以便炭火助燃。

（3）步骤：夏氏白降丹烧炼采用火鼎法中的干式降法，按将主要分为三个步骤：

第一，炒药结胎，即将药物在丹锅内炒制令其结成丹胎，胎呈黄绿色蜂窝状（见图1）。结胎是炼白降丹至为关键的环节，这是因为如果结胎不牢固，丹锅倒置时丹胎受热后会脱落，造成降药失败；若凝结太牢固，则是用火太过，水银大多挥发，无法降出药来。因此，各地烧炼降丹的中医都十分重视结胎这一环节，并且在如何用火烤胎上均有独特的经验，如段子城认为："文火烤（火过猛，要防止药罐爆炸），若青烟或白烟外出，是火太大，汞则走，用生药粉盖住出烟处；若罐内有'矾'汽泡鼓出，用竹竿扎破穿放出气体，防止药鼓出；若火太小药胎烤不结，则在降丹时药倒落下来就无用。"[①] 张觉人亦指出："以文火缓缓烧之，（还）要注意观察火候是否均匀？是否文火？并需用竹竿探侧火候老嫩，嫩者插之粘竿，老者插之不软，如罐内有自烟起时，可用竹刀扒塞之，白烟即会熄灭；如见黄烟起时，即马上将罐移开火炉。井观察罐内药物是否凝固而呈草绿色？且要药与罐壁紧密接合而无缝隙，这步工作最要仔细，火太大则老、则干，胎不团桔，烧炼时药必坠下（是名堕胎），不干则嫩，烧时药必下流，胎结不起（是名流产）。"[②] 从实际操作来看，由于各家用陶罐炒药结胎，其药量一般多少于500克，多者在1000克之间（原天津市中药制药厂中药师李向高使用34两6钱[③]，按旧制16两约为500克），均大大少于夏氏（每次使用接近20千克）；把如此大量的药材炒成合格的药胎，足见夏氏对此技艺掌握得相当娴熟。

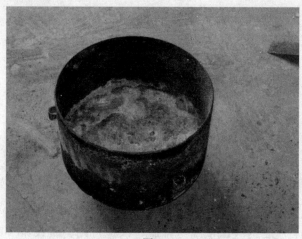

图1

① 段子城．炼丹术［J］．上海中医药杂志，1960，（2）：89 – 91．
② 张觉人．制炼升降丹药的经验介绍［J］．江苏中医，1963，3：26 ~ 29．
③ 李向高．四种中药丹剂的制造及其化学原理［J］．天津医药杂志，1962，7：405 – 406．

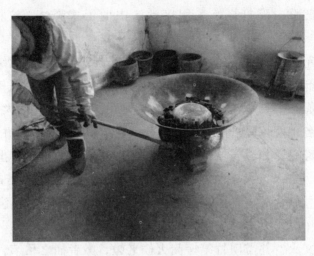

图 2

第二，封炉，又称糊胎，即先使用牛皮纸封底，然后使用六一泥将接口封固。在烧丹过程中，还要保持六一泥一定的湿度，使得封口不因太干裂开而跑丹。夏氏为确保不会跑丹，采取了一种十分简易的办法来解决。其法就是在烧炼之中使用刷子蘸湿泥水不停地将六一泥刷湿，这样就完全能够确保不出意外。

第三，烧胎，用火采用先文后武方式（见图2）。先用木炭起火，文火（约一个半小时）渐渐加至武火，武火大旺至第四个小时，即不再添加木炭，让炭火自然熄灭，整个过程共约5个小时。这次调研所见，是自早十点开始用火，至下午三点熄火。据炼丹师介绍，整个烧炼过程约需要 80－90 斤木炭。

第四，开炉取丹。冷后开炉，可见白色丹药结于盘上（见图3）；然后用铲子将药铲下。操作时，丹师需带上防护眼镜护目，以防丹屑溅入眼睛伤人。刮下来的丹药，还需退火处理，一般是将药物置于阴凉处，放置6个月以上使用。此法是古人丹药退火的最常用方式。经过退火处理的丹药在使用之时就不会对皮肤产生刺激，否则药物接触部位会出现刺痛等强烈反应。

夏氏丹药制作技艺对传统工艺的突破在于使用钢罐作为结胎罐以替代陶罐，这种炼丹方式不但能比传统使用陶罐降炼法更具安全性，即不会出现象陶罐破裂的走丹的情形，还能够使丹药产量数十倍于使用陶罐，这是因为陶罐一般较小，装药量亦小，产量亦少。例如，清初蒋士吉的《医宗说约》载每次烧丹用药量仅十一两十一钱，产"两许（50－60克）"① 丹药。现代临床中医大多依照古方配料烧炼，产丹量很少。即如前面提到的李向高炼白降丹用水银14两（旧制，每两约30克），产丹量按其最佳配方可

---

① 蒋示吉述．重订医宗说约．中国中医科学院图书馆藏扫叶山房藏板，光绪戊子年梓．三二～三三．

得到丹药与水银比 99.2% 测算①，亦不会超过 420 克。然而，据笔者本次所见，炼丹师使用了 17～18 公斤的药料在第二天开炉后，可见铁锅底结成了薄薄一层白色降丹，大部分均匀，呈晶状发亮，亦有少许当黄色，最薄处呈现铁锅的底色，刮下，共称得丹药 1400 克。据炼丹师称，这是每次产丹正常的量，品色一般，最好的是呈晶体状，但其药效没有多大差别。对于使用钢罐，夏院长解释说使用钢罐可能存在一个优点，即铁器吸收了部分丹药中腐蚀性的成分，从而降低了丹药的刺激性。此说颇有道理，若把"铁"视为白降丹方的组成成分，则本于清人高梅溪《外科图说》，此书所辑录白降丹类处方中的"八卦大降丹"方就使用"铁锈八分"。②

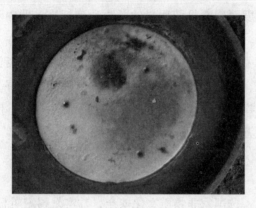

图 3

另外，夏氏丹药制作技艺还改进了用火的方式，即取一口大铁锅，于其中间凿一大圆（直径略大于烧胎用之钢罐，可套住钢罐），周边钻数排圆孔，在铁锅与钢罐四周放置木炭，其量由少渐增，即是文火至武火的变化。这样实际操作上，炼丹师凭借用炭的量即可轻易控制火候。这一改造过的铁锅其实代替了传统丹家所使用的"百眼炉"，大大简化炼丹炉鼎。

2 膏药的制作与临床使用

制成膏药是夏氏丹药进入临床使用的主要环节。白降丹炼成后，加入多种中草药药末作为辅料，精制成棒状，称之为"药棒"，又称"药墨"。它加上蒸溜水后，经一年时间的阴干研磨而成，具有软坚散结、祛腐生肌、消肿止痛的独特功效。膏药上涂上一点药墨，就成了药膏；其中，配制膏药的辅料药末有多种秘方，各自针对不同疾病。夏小中院长认为白降丹治疗效果好，其根本原因除了丹药作为主药，还在于与其它药物和合而共同起作用的。这些辅料其实就是古代丹道医家所重视的"引药"，张觉人指出："古代的丹道医家用丹药治病就是要用引药，而且还重视引药，因为引药是把主要的药

---

① 李向高 . 谈中药升降丹的制炼及其化学原理 [J] . 江苏中医，1964，10：32 – 34.
② 高梅溪 . 外科图说（卷二）. 上洋大魁桢记藏板 . 咸丰六年刻本 .

力从经络循行道路直接引向病区，使其顺利达到治疗目的。"① 膏药制作过程大致有三个步骤：

首先，用大锅将红丹（Pb_3O_4）熬成黑膏做底；其次，将中药粉末按比例调制降丹形成药料，并将药料涂于黑膏底上成为膏药贴。再次，抽样检测药料之中丹药的量是否调配适度。这种检测方式主要是依据白降丹水溶液的强酸性，王莉芳等人曾使用实验方法验证白降丹与铝发生反应的特性，"取少量（白降丹）粉末置铝片上，加水润湿则缓缓发生气泡，并在短时间内生成多量灰白色、密集而直立的绒毛样物。"② 夏氏十分巧妙地利用了这一特性，创造了独特的检验方式，其法即把调好的药料和水置于铝质硬币之上，视硬币长毛之长度而判断丹药用量的是否达到标准，即白降丹的用量不多不少、恰到好处。

夏小中医院常用药主要为骨炎灵膏药、骨炎灵散、双马骨炎灵片、百草骨炎灵片、骨炎灵胶囊等系列产品，在治疗骨髓炎、骨结核、骨坏死、风湿、类风湿、骨质增生、椎间盘突出、颈肩腰腿痛等骨科疑难顽症具有独特的疗效。据夏小中院长介绍，每年制成并使用骨炎灵膏数十万帖，约需炼丹两个月以供使用。

小结

夏氏丹药制作技艺入选国家非物质文化遗产，其实是国家对日趋萎缩的临床外丹所作出的一种抢救性保护措施，也是当代富有远见中医专家们对中医药最为精华成分被迫逐渐退出临床的现状而表现出来的强烈危机意识。作为外丹制作技艺的一个代表，它确实对传统临床丹药的炼制作出了富有创新价值的发展，部分解决了多年以来困扰各地中医在烧炼丹药中的产量不高的问题。国家非物质文化遗产中医评审组首席专家柳长华教授认为夏氏丹药制作技艺的价值不仅仅在于它得到夏氏家族的传承，而在于它传承了汉民族文化的最精华部分内容；并指出非物质文化传承人也必须认识到这一点，并负起弘扬传统中医药文化的责任。

---

① 张觉人．中国炼丹术与丹药［M］．成都：四川科学技术出版社，1985：122.
② 王莉芳，梁颖彬．白降丹的化学分析、制法简化及其作用特点的探讨［J］．陕西新医药，1980，(11)：53－54.

从"广誉远"看中医药非物质文化遗产保护的价值

中国中医科学院中国医史文献研究所　程志立

王凤兰　宋白杨　罗　琼　何振中　合作导师：柳长华

【摘要】有着470年历史的山西广誉远，是国家级非物质文化遗产，它承载了"重德贵生"与中医延年益寿注重养生的文化理念，以及儒家文化熏陶下讲究"诚信和义"的晋商文化，它百年传承的厂训昭示了中医药企业的经营理念，其经营模式蕴含了"以人为本"的科学发展观，其独特的药剂制作技艺承载了道家炼丹术的思想，并在早期的医药广告中显示出当时的知识产权保护思想萌芽，所以，广誉远的非遗保护对于重建中华民族文化，弘扬中医药养生文化，保护药剂传统制作技艺和濒临失传的道家炼丹术都具有十分重要的意义和特殊价值。

【关键词】广誉远；非遗保护；价值

山西"广誉远"是由明代嘉靖二十年（公元1541年）就开设的广盛号药店发展而来，距今已有470年的历史，是中国现存历史最悠久的中药企业与药号品牌，曾与北京同仁堂（1669年创建）、杭州胡庆余堂（1874年开张）、广州陈李济并称为"清代四大药店"，现为国家商务部首批"中华老字号"企业。在400余年的历史发展中，"广誉远"先后历经了广盛号、广源兴、广升聚、广升蔚、广升誉、广升远、山西中药厂、山西广誉远等十几个商号。其主导产品"龟龄集"和"定坤丹"是我国中医药宝库中的瑰宝，也是根植于传统养生方技的中医药文化的智慧结晶，现为"国家保密品种"、"国家基本用药目录"、"国家中药保护品种"。2009年和2011年分别被列入国家级非物质文化遗产推荐名录和保护名录。广誉远之所以取得今天成就，与其所承载的中医药文化价值不无关系。

1　广誉远承载了延年益寿与注重养生的中医药文化理念

"尊德贵生"是中华民族的伟大思想，从伏羲制九针到神农尝百草、黄帝立《内经》，都昭示中华民族对于生命的关注和健康的重视。从《黄帝内经》我们知道，上古之人已经有了"法于阴阳，和于术数"和"顺四时而适寒暑，节阴阳而调刚柔"的养生理念。这与现代医学所谓的疾病预防和控制虽然有所相似，但终究有天壤之别。因为前者关注的主体是人和自然，目标不仅仅是疾病预防和控制，而是"拯黎元于仁寿，济赢劣以获安"[1]，延年益寿乃至长生不老。而后者关注的主体仅仅是疾病，目标也只是疾病的预防和控制，甚至连中医"不治已病治未病"的理念都谈不上，更遑论"各从其欲，皆得所愿"，"以恬愉为务，自得为功"的生命调养和健康快乐境界。广誉远所生产的"龟龄集"和"定坤丹"，虽然被列为药品，实际养生功能更著，如龟龄集的功能是"强身补脑，固肾补气，增进食欲"，定坤丹的功能则是"滋补气血，调经舒郁"。在广誉远早期的产品说明书上，自诩龟龄集为"百炼金丹"，具有"补脾胃之元阳，宛似丹成九转，益命门之真火"，"凡人元气亏损艰于子嗣者，久服此药大能强助精神，老当益壮，有阴生阳长之功，滋精益髓之妙，非寻常补养之药所能比也"，"诚为养生之至宝，延寿之灵丹也。"定坤丹则"药性不凉不热，能开能闭，能养胃滋肾平府，有益无损，药到回春[2]"。正因为具有良好的养生功效，两药历来为宫廷所享用，被称为皇家"不可一日不用"和"宫闱圣药"，定坤丹更有慈禧"平安富贵"的评价。明清两朝十八代皇帝，无数的嫔妃宫娥袭用不衰，在国内外久享盛誉，远销海外十八个国家，早在1915年就屡获国际和国家名牌产品等殊荣。甚至曾令太平天国欲加"保护"，人员设备等整体迁移南京。国民党元老陈立夫和一些文化名人、当代领导人等都曾先后关注广誉远的发展[3]。而今，广誉远以其产品的独特制作技艺忝列国家级非物质文化遗产保护名录，与其说是源自老字号企业曾经的辉煌，毋宁说是广誉远所承载的中医药养生保健的理念在今天经济发达、物质丰裕条件下的价值凸显。

2 广誉远承载了儒家文化熏陶下讲究"诚信和义"的晋商文化

广誉远所在的太谷县，曾是晋中商业最为繁盛的地区，素有"小北京"、"旱码头"之称。据有关史料记载，太谷"商贾辐辏，甲于晋阳"，仅乾隆年间太谷就有170多个商号。据清代（1842年）《太谷重修大观楼捐银碑》载，当时太谷捐银的商号就有600余家，太谷商号遍及全国各大码头乃至海外，经营行业涉及各个领域，仅药材行就有广升远、广升誉、广益义、广懋兴、广源兴等20余家。光绪年间太原晋绅刘大鹏《退想斋日记》记录："太谷为晋川第一富区也，大商大贾都荟萃于此。城镇村庄，亦多富堂。"山西省民国年间发行的《商业课本》谓："太谷是山西全省的第一个商区。在商业界的势力，可以左右全省金融，城内商号栉比，又多为批发庄，他的支庄，遍满于全国[4]。"那么，作为一个人口仅有30多万，国土面积仅有1050平方公里，距太原府60多公里的弹丸之地，是如何成为富甲天下的"旱码头"呢？这就要从广誉远所承载的晋商文化来理解了。

据明万历24年（1596）版的《太谷县志》载："太谷素称勤俭，崇经术，尚礼义，诚为美俗。今观士敦行谊，农力于野，商贾勤于贸易，无间城市、乡村，无不纺织之家，可谓地无遗利，其勤不减古昔矣[5]。"可见山西太谷广誉远实际饱受儒家文化的熏陶，正是这种"尚礼义"，以"诚"为美俗的理念，所以，太谷商业文化形成了独有的"太谷标"（一种在太谷的信用度很高的商业交易，先交易后付款，一年四期），"太谷周行镜宝"（代表成色很好信誉很高的太谷重铸银锭），甚至出现本太谷货币流通的金融标则"谷钱平"。正因为这种极为"诚信"的商业文化氛围，光绪三十年（1904）山西督府组建山西省总商会时，甚至将会府设在太谷，由公推的太谷"三多堂"掌门人曹润堂任首届会长。正如《当代中国的医药事业》所述："明代以后，……民间商人开设药铺制售'熟药'，一些信誉好的中药店一直沿袭至今"。广誉远正是承载了这种晋商文化，所以才得以留存至今而未被淘汰。

3 广誉远厂训的百年传承昭示了中医药企业的经营理念

在山西广誉远厂内，有一块牌子上赫然写着广誉远经营400余年来总结提炼的厂训："修合虽无人见，存心自有天知。非义而为，一介不取；合情之道，九百何辞。炮制虽繁，必不敢减人工；品味虽贵，必不敢省物力"。

这一厂训既映照出儒家文化熏陶下晋商的经营之道，也昭示了中医药传统企业经营的核心理念。晋商的传统是以和为贵，"己欲立先立人，己欲达先达人"，形成良好的相互帮助、共同繁荣的"相与"关系，竞争与合作并存的"竞和"关系，广誉远蕴含了丰富的儒家文化及传统人文精神，"君子慎其独"，"不义而富贵，于我如浮云"，"夫子之道，忠恕而已矣"，"天行健，君子自强不息"，"和气生财"等儒商之道在厂训中都得到充分体现。"炮制虽繁，必不敢省人工，品味虽贵，必不敢减物力"的质量控制理念和"修合虽无人见，存心自有天知"的诚信自律精神是制药过程中确保药品品质和商业信誉的经营理念总结，这既是现代管理思想需要汲取养分的精神源泉，也是中医药文化的内在神韵和经久不衰的原因所在。

4 广誉远经营模式蕴含了"以人为本"的科学发展观

西方发达国家和亚洲四小龙的崛起，无不是在注重民生和员工利益第一位的前提下完成的。作为晋商文化背景下发展起来的广誉远，儒家"仁者爱人"的思想在其独特的经营理念中亦得到体现，无论是对顾客还是对员工都非常人性化，如广誉远药店内曾推出"公座金"和设立"帐庄"。"公座金"包括股东的钱股和职员的人力股，即把员工的部分分红收入留在药店，以扩充资本，调动员工的积极性和增加忠诚度。药店内设立"帐庄"，以吸收药店人员的闲散资金和向社会借贷，壮大财力。在经营方式上，广誉远药店采取让利顾客和薄利多销的原则，加快资金周转。同时，内部管理制定有严格的铺规，重视选贤任能，不惜高薪聘请医术高明、药剂精良者加入并委以重任。对药店有贡献、忠诚职务者，除了给予优厚待遇，还加以提拔。对不能守职尽责、违犯铺规者，予以开除，赏罚严明，不徇私情。其中一套"铺规"如下：①本号东家、伙计之家属，如父子、兄弟，一律不得录用于本店。②本号职工不得经营药材、药品之买卖。

③员工在外不得携带家眷。④严禁赌博、吸毒、盗窃，学徒期间不得吸烟[6]。这种经营模式无疑符合现代企业经营管理的某些法则，体现了"以人为本"的科学发展观。

5　广誉远的药剂制作技艺承载了道家炼丹术的思想

道家炼丹术是古人在"尊德贵生"思想下，为了追求延年益寿而总结提炼的养生服食方法与技术，虽然备受质疑，但在历史上却不绝如缕，历代都有研究者、实践者、甚至因之殒命者。现代科技的发展，使得这一技术迅速消亡，面临失传，而龟龄集源于道家养生服食方药"老君益寿散"，在一定程度上保留了道家炼丹术得内容。如以"龟龄集"命名，表示集天下之大成，采用东西南北中各地药材，广收天地之灵气，服之可获象龟那样的高龄。全方由28味中药组成，象征二十八宿，其中天冬、地黄、人参象征三才。其制作技艺保留了"炉鼎升炼"等道家传统技艺，取材苛刻（有飞、潜、动、植等），炮制严谨，仅红蜻蜓一味辅药，就需经煮、蒸、爆、土埋等多道工艺而完成。在制备过程中，所需辅料除了陈醋、花椒水、牛奶外，还有黄酒、蜂蜜、姜汁等多种，制备工艺通过银器升炼，运用烧炭法、火燔法、水浴法等对药物炮制，直接应对五行生克制化以求润沁五脏，共有99道大工序360道小工序，经过49天才能升炼成功。如明宫修合（制作）龟龄集的档案资料载："……右将各药如法制毕，……温养至三十五日取出，入井中浸七日以去火毒，然后开视[7]……"。早期的龟龄集说明书谓："此丹谨按三才五行九宫八卦虔诚修合炉鼎升炼火候合乎周天度数，药品按夫二十八宿得天地之灵气盛日月之精华……"而定坤丹也是处方奇妙，配伍得宜。如按照中药药性畏杀反须理论，"人参"与"五灵脂"两药"相畏"，不能一起使用。但定坤丹二药同用，在数百年来始终沿用，因其独特的制作工艺而各得其所、各显其能。故早期的定坤丹说明书谓："此丹善治妇女经血不足，阴阳不和……一切胎前产后等症，……凑效如神，故本号不惜工本，自判顶高……"。由此可见，龟龄集和定坤丹实际保留和体现了道家炼丹术中"天人合一"、"阴阳和合"等炼丹术之内容，这对于今天追溯中医丹药炮制方法和原始思维犹如活标本，弥足珍贵。

6　广誉远的医药广告显示出当时的知识产权保护思想

早在民国时期，广誉远已经有了商业广告活动，除了上面所述的产品说明书以外，还有报纸广告、印刷品宣传和商标宣传。如广誉远在当时报馆设太谷城内南门楼道巷平民工厂的《太谷星期报》上所登的报纸广告，至今保留。而广誉远民国时期品牌宣传的印刷品，则有"山西广源兴药行，炉升龟龄集，妇科定坤丹，中央经济部商标局注册，广东卫生局化验专售，冒效必究，惠顾诸君请认商标及卫生局化验证以免无耻之徒利欲熏心，伪冒影射有碍食者健康，用时当心注意。本主人谨识"等文字。

广誉远民国时期的商标是一幅福禄寿图，最上有"注册商标"四字和寿星、蝙蝠、梅花鹿，中间是"福禄寿图"四字，下有商标说明文字："本庄销售此药应有年矣，早蒙士商见信，中外驰名，故于民国九年呈请内务部经令卫生试验所化验，与原方相符，药皆纯正，照准立案，合行销售，复蒙农商部准予注册登录幅禄寿商标为记。赐顾者请认福禄寿商标不致有误，幸甚幸甚。中华民国九年广升远主人谨识。"旁有仙鹤，周围有仙药百草。

此外还有广誉远民国时期的企业发票，发票分为左右两部分，左边是朱书，上有福禄寿图，下有品名、金额、日期等填空及"山西太谷县广升远发票"注记，右边是墨书经营许可的说明："本号创制龟龄集，历经多年，专具济世诚心，采用药品无不纯正，精炼手续已臻完善，费数十载之研究，已效验于中外矣，间恐无耻之徒，藉端渔利。有关本主人之名誉，伤济世之初衷，故于民国九年，呈请农商部注册，详加防范，以杜流弊焉。赐顾诸君，请认明福禄寿三星商标为盼。主人谨识[8]。"

这些产品说明、广告宣传和印刷品、商标、发票等都说明广誉远当时已经有了商标意识和知识产权保护意识，今天广誉远能够列为国家级非物质文化遗产保护名录，与其当时的保护意识不无关系。

7 结论

文化是一个民族的灵魂，文化的传承是一个民族自信、自强的精神源泉。近百年来，随着传统文化的割裂，五千年中华文明孕育出的中医药却饱经沧桑，风雨几度，人才凋零，"灵魂"丢失，被科学化、被现代化、被标准化，看似前途光明，实则恩里生害，面临着生死存亡的危机。有学者指出，"中医的危机从根本上说就是中国传统文化的危机[9]"。"从某种意义上说，与其将中医看成是一门生命科学，倒不如将中医看成是一种生命文化[10]"。所以，非物质文化遗产保护应运而生，一批中医药老字号企业首当其冲，被列入第三批国家级保护名录的山西广誉远，在470年的历史传承中，历经了无数次时局的混乱和王朝的兴替后，仍然一枝独秀，含苞待放，历尽劫波后春意盎然，其得以长存的秘密和持续经营的诀窍，正是它所承载的生命文化：仁义诚信的经营理念，天人合一的配方思想，五行制化的药物炮制技术，以及阴阳和合的制剂方法。作为中华老字号企业和国家级非物质文化遗产，广誉远的中医药非物质文化遗产保护不仅关系到企业的生存和发展，而且关系到广誉远所承载的养生文化、晋商文化与传统商业经营理念，中医药制作技艺和道家升炼技术的传承，以及饱经坎坷的中医复兴，失落已久的民族传统与文化精神的重建。正因如此，中医药非物质文化遗产保护的意义就更加深远而价值非凡，对于提高中医药老字号企业的无形资产和品牌价值，促进中华民族文化的复兴和一些地方的经济、文化发展都具有重大意义。尤其是中医药企业文化的建设，那种曾经使广誉远在400余年的经营中商界制胜和久享盛誉的企业文化和经营理念，亟需通过非遗保护来恢复和重建。可以说，没有医者的仁义与诚信的品质，就没有广誉远今天的声名远播，而没有非物质文化遗产的保护，广誉远曾经的辉煌和它所承载的大医精诚和仁义诚信将不可能重建，中华民族文化中"尊德贵生"的伟大思想和养生之道也将湮没无闻。

"做名医，存仁义；勤古训，学众艺；崇科技，惟博技；深研究，报天地"。"苁蓉处世，金樱子炒没药认真细辛，厚朴待人，白头翁制乌药长存远志[11]"广誉远国家级代表性传承人杨巨奎饱含中医药文化内涵的总结，可谓广誉远非物质文化遗产的完美诠释与制胜法宝，也是今天非物质文化遗产保护的现实价值所在。

参考文献

[1] 田代华整理. 黄帝内经素问 [M]. 北京：人民卫生出版社，2005：11.

[2] 广誉远所藏早期龟龄集和定坤丹产品说明书.

[3] [11] 李磊明. 中医巨子，国药传奇——记文化部非物质文化遗产项目传承人杨巨奎 [J]. 天下山西名人，2011，2.

[4] [5] 太谷县_ 百度百科 http：//api. baike. baidu. com/view/82847. htm

[6] 孙泰雁. 我国最早的民间药店—山西广盛号史话 [J]. 中国药业，2003，12（6）：22.

[7] 国家第一历史档案馆馆藏明宫修合龟龄集的档案资料

[8] 广誉远征集收藏的历史档案资料、访谈资料等

[9] 张其成. 中医文化的失落与复兴 [N]. 中国中医药报，2005 – 07 – 27.

[10] 张其成，李艳. 中医药文化研究的意义及其战略思考 [J]. 中华中医药杂志，2006，2：67 – 70.

中医药文化的文献与传承研究

钱塘名医仲昴庭的文化修养

北京中医药大学　钱超尘

　　章太炎先生兄章篯师从钱塘名医仲昴（mao）庭，太炎先生亦常从昴庭先生侍医。仲氏名学辂，字昴庭（按，"昴"他书有误作"昂"者），医学底蕴深厚医技精湛。太炎称"昴庭先生，清时以举人教于淳安。好明道伊川之学，尤善医。是时，下江诸医师皆宗苏州叶氏，顾忘其有禁方，习灸刺，以郛表钞撮为真，不效，则不知反求经训，观汉唐师法。夭枉日众。先生独祖述仲景，旁治孙思邈、王焘之书，以近世喻、张、柯、陈四家语教人，然自有神悟。处方精微洁静，希用骏药，而病应汤即效，人以为神。"时宁波知府宗源瀚闻昴庭名，延至衙府礼待之，称慈禧太后有疾，征诏天下名医诊治，促应诏，昴庭乃"就征疗清慈禧太后，归，又主浙江医局，所全活无虑数万人。"

　　昴庭与薛宝田为慈禧治病事，见薛宝田《北行日记》，小序云："光绪六年（1800年）六月，慈禧皇太后圣躬违和，诏征天下医生。浙抚部谭文卿中丞钟麟保荐宝田与淳安县教谕仲昴庭学辂应命。捧檄后约同昴庭谨于七月十三日启程，往返皆航海。历九十八日差峻。伏念小臣得瞻天家气象，可谓幸矣！爰述仰被恩礼之加，旁及山川地理所经，系以月日，为《北行日记》一卷，以志荣遇云耳。"同被召征者有江苏马文植（号培之）、江西马天向（号德舆）、山东薛福辰（字抚屏）、山西阳曲县王守正（字子常）齐至阙下。八月六日首诊，诸医均在。首诊者薛宝田。《北行日记》载诊脉实况颇详：

　　恭候慈禧皇太后召见。行礼毕，慈禧皇太后问何处人及年岁。内务府大臣跪左边，余与昴庭跪右边。

　　皇太后命余先诊脉。余起，行至榻前。榻上施黄纱帐，皇太后坐榻中，榻外设小几，几安小枕。皇太后出手放枕上，手盖素帕，唯露诊脉之三部。余屏息跪，两旁太监侍立。余先请右部，次请左部。约两刻许，奏："圣躬脉息，左寸数，左关弦，右寸平，右关弱。两尺不旺。由于郁怒伤肝，思虑伤脾，五志化火，不能荣养冲任，以致胸中嘈杂，少寐，乏食，短精神，间或痰中带血，更衣或溏或结。"皇太后问："此病要紧否？"奏："皇太后万安！总求节劳省心，不日大安。"内务府大臣广奏："节劳省心，薛宝田所奏尚有理。"皇太后曰："我岂不知？无奈不能！"皇太后问："果成痨病否？"奏："脉无数象，必无此虑！"退下，仍跪右边。俟昴庭请脉毕，同太医院先出。随后薛抚屏、汪子常、马培之进，请脉。余与昴庭到太极殿东配殿立方内。内务府大臣、太医院与诸医毕至方内。先叙病原，次论方剂。草稿呈内务府太医院与诸医，看后用黄笺褶子楷书，进呈皇太后御览。所有之药，内务府大臣用黄笺在本草书上标记。御览后，御药房配药。

案方：

病由积劳任虑，五志内烦，伤动冲、任、督，以致经络久虚，元气不能统摄。盖心、肝、脾三经，专赖冲、任脉中之血周流布濩。血为阴类，静则阳气斯潜，五志不扰。《金匮杂病论》各方，以调和冲任为紧要。《难经》云：心不足者，养其荣卫。荣卫为血脉之所生，心为之主。然荣卫起于中州，肝肺脾肾实助其养。养其四藏，则心自安矣。腿足无力，气血不荣也。精神短少，宗气亏也。痰中带血，木火上炎也。更衣或溏或结，脾气不调也。背脊时冷时热，督脉空虚也。谨拟养心保元二汤加减：

人参　云茯苓　酸枣仁　柏子仁（炒）

甘草　淮山药　大白芍　归身　杜仲（炒）熟地黄（炒）　牡蛎　龙眼肉

此方当日煎服，有效，次日慈禧褒奖。《北行日记》云："内务府大臣恩传慈禧皇太后懿旨：'浙江巡抚谭所荐医生，看脉立方均尚妥。'闻命下之，愈增悚惧。"薛、仲二人回馆舍则研讨学问，或论医，或论史，或咏古，或谈经，展现大医丰厚文化学养。俞樾《北行日记·序》云："君之此记，则宫廷之壮丽，恩礼之优渥，与所交京师士大夫人物之瑰奇，无不备载。而又论医、论诗、论经史疑义，悉中肯綮。"他们回顾历代大医成长历史，认为与历朝考试科目多寡与选科当否有关。《北行日记》云：

汉以前尚矣，唐孙思邈之《千金方》《千金翼方》，王涛之《外台秘要》，皆能自成一家。金元四家，亦各有所长。元时太医程式科目，考校《素问》《难经》《圣济录》，本尊《千金方》，重其选，故名医多。明试医士，不过论一篇，歌诀一首，此唐文恪（按，名文献，字元征，万历举进士第一，卒谥文恪）叹京师无良医也。国朝《医宗金鉴》，博采众说，集其大成，永为万世楷模。

又互相吟诵蒋心余（清戏曲作家）袁简斋（名枚，著有《随园诗话》等）赵瓯北（名翼，号瓯北，著有《瓯北诗钞》等）诗歌散曲。

最能展现仲昴庭学养深厚一幕，是他与连书樵一段对话。连书樵也是为慈禧诊病之名医。光绪六年九月初二，连书樵来到薛宝田仲昴庭寓所，见到墙头爬满匏瓜瓜蔓，瓜蔓挂满累累匏瓜，于是对昴庭道：朱熹《诗集传》注释说："匏（pao），瓠（hu）也。《毛诗故训传》：幡幡瓠叶，採之烹之。匏与瓠为一物。"仲昴庭不同意连医生意见，于是亦引经据典，译为口语为：您说的不确。《国语》叔向说过：苦匏这种东西不成材，它只能捆绑在一起，供人渡河而已。《诗经》也说：甘甜的瓠啊，结的一串儿一串儿的。可见匏味苦，瓠味甘。瓠可吃，匏不可吃，匏与瓠是两种东西。若为一物，为什么它至今还挂在墙头上没有人摘下来吃呢？二人争执不下。薛福成说："仲昴庭是也。《埤雅》：长而瘦上曰瓠，短颈大腹曰匏。《毛传》曰：'匏谓之瓠'，误也。盖匏苦瓠甘，复有大小之殊，非一物也。匏经霜落叶，取系之腰，可以济水。"按，"匏"是葫芦的一种，比葫芦大，形状象梨，对半剖开，可以舀水。"瓠"通称葫芦，象大小两个球连在一起，上面的球形小，下面的球形大，嫩时可食。这件事情隐含的意义远远超过字面上的意义。它反映出，古代医家不仅熟悉医学技艺和医学经典，而且精熟中国传统文化，对于儒家经典如《诗经》等能够默诵，这样的文化底蕴涵养了医学家的精神世界，支持了他们的专业理想。从仲昴庭、连书樵的辩论中，看出仲昴庭对一事一物的辨析很细腻很入微，同中求异，异中查同，把这种认识世界的精神与方法贯穿到查病治疗中，当然要高人一筹。

仲昴庭非常善于读书，晋京诊病，行囊携带史书随时阅读。九月初八《日记》说："昴庭行箧中有《二十一史约编》，取出同读。"仲昴庭也是一位关心民生的人。十月初六《日记》说，宝田与昴庭乘舟南归，昴庭出舱远望，只见两岸稻畦弥望，旱涝无虞，于是回想起元代这个地方生民困境，对宝田说：回想元代大将木华黎统治这里的时候，此处地理位置很好，"虎踞龙盘，形势雄伟，但是京畿重地却水利不修，听其自旱、自雨、自盈、自涸，涝则遍地皆成巨浸，旱则满目并为沙砾，一遇饥岁，比户倒悬，全要仰给南方漕运供养，设若河海有阻，将如之何？"这里体现的是仲昴庭忧国忧民关心民生的思想。

清代学术分汉学宋学两大派，仲昴庭的学术信仰与薛宝田不同。光绪六年八月二十九日《日记》说："与昴庭谈汉学宋学得失。余喜汉学，而昴庭喜宋学，亦志趣各有不同耳。"这个结论是客观准确的。太炎先生《仲氏世医记》说，"仲昴庭先生在时，于余为尊行，常得侍，余治经甚勤。"昴庭告诉他："厉学诚善，然更当达性命，知天人，无以经学为至！"这几句话，正是宋学精神的反映。

太炎先生青年学医的老师之一是昴庭，对太炎的开悟和影响是不能低估的。

中医学术流派的启迪

浙江中医药大学　范永升　谢冠群

【摘要】中医学术流派纷呈，在世界医学史中都具有鲜明的特色。中医学术流派有代表性的医家均具有潜心研究、厚积薄发的特点，并通过学术创新促进中医学发展、解决临床难题时推动医学进步。他们大都强调理论与临床缺一不可，在理论的指导下，运用自己独特的招数取得理想的疗效，但最关键的还是他们始终把患者的利益放在首位，践行仁心仁术，这对于我们今天构建和谐的医患关系，提高临床疗效有重要的作用。

【关键词】中医；学术；流派

中医学术流派纷呈，在世界医学史中都具有鲜明特色。中医学术流派是在中医学理论不断完善的基础上发展起来的，《汉书·艺文志》的"医家"中提到"医经家"和"经方家"，代表中医学术流派的雏形基本形成。至金元时期，各种学术流派先后涌现，百家争鸣，取长补短，渗透融合，这一时期中医理论得到升华，是中医学发展的鼎盛时期。根据任应秋先生《中医各家学说》的总结，计有医经、经方、河间、易水、伤寒、温热和汇通7个学派。浙江人杰地灵，被誉为文物之邦，在中医药领域学派众多、名医辈出，在各学派中都有代表性的人物，医经有张志聪、张景岳，河间有朱丹溪，易水有赵献可，伤寒有朱肱、柯琴，温热有王世雄，汇通有赵学敏。这些学派蕴含着丰富的学术思想、独特的诊断治疗方法以及制方用药规律。本文我们以浙江中医学术流派的医家为代表，研究这些学术思想和独特的经验对于我们今天临床的启示和指导作用。

1. 学术创新是中医发展的核心

创新是一个民族进步的灵魂，是一个国家兴旺发展的不竭动力。创新，特别是学术创新，对于中医学来讲更是其发展的核心。回顾中医几千年的发展历史，不管是中医理论的发展，还是中医诊疗技术的提高，都是各个时期的医家在继承已有理论、技能的基础上，通过自身的医疗实践，不断创新的结果。

元代朱丹溪一方面针对当时医学界忽视《内经》理论，方书泛滥的状况，深入研究《和剂局方》，认为《和剂局方》的根本弊端在于理论方药脱节，"操古方以治今病，其势不能以尽合"。提出"苟将起度量，立规矩，称权衡，必也《素》《难》诸经乎。"主张通过《内经》、仲景著作，学习辨证施治的原理和方法。另一方面，他在学习刘完素、张从正、李东垣三大名家基础之上，结合江南土地卑湿，湿热相火为病甚多的地理特点，以及人多情欲过极，戕伤气血的社会风气，创造性地提出阳有余阴不足之相火论，成为滋阴学派的代表。《四库全书总目提要》把丹溪之学作为"医之门户分于金元"的标志。丹溪的学术思想改变了整个医学界的风气，对明清时期的温病学派都有直接的影响。因此，学习朱丹溪的批判性思维和学术创新精神，对于活跃学术气氛，解决临床实际难题，推动中医学术的发展有着重要的作用。它如王孟英将温病病因分为伏气与新感，俞根初的"以六经矜百病"，主张伤寒温病辨治体系一的观点，都是在总结前人基础之上，不断创新，由此推动中医学术的发展。

2. 解决临床难题推动中医进步

中医的学术是在与疾病斗争过程中通过解决临床实际难题而不断发展起来的。清代咸丰、同治年间，霍乱病在南方流行，尤以上海为甚。由于临床上没有现成行之有效的救治方法，故"司命者罔知所措，死者实多。"面对来势猖獗的霍乱病，王孟英一方面积极救治，另一方面及时地进行调查、分析、研究。他认为霍乱病首先要鉴别是时疫霍乱和非时疫霍乱，而时疫霍乱的病因主要是饮水恶浊，感受疫邪所致，因而提出疏浚河道，勿使污积，或广凿井泉，勿使饮浊等预防方法。在病机方面，认为是暑秽经口鼻直趋中焦，"脾胃升降之机必遭阻滞，清者不升，浊者不降，清浊相干，乱成顷刻而发为上吐下泻。热邪燥烁于筋，而成转筋挛瘈。"在治疗方面，提出湿甚用胃苓汤；热甚用桂苓甘露饮；伤暑霍乱兼厥逆烦躁者，见小便黄赤，舌苔粘腻的，用燃照汤；霍乱转筋者以蚕沙为主药治疗等等。从发病原因到病理机制，从证候分型到处方用药，系统提出了中医药防治霍乱病的理论和方法，并著成《霍乱论》一书，得以推广应用，解决了霍乱病治疗难题。俞根初针对江南湿温，主张因地制宜，灵活应用仲景之法，治应以清化为主。芳香宣透，以开达上焦；辛凉或微温发其汗，清其水之上源；淡渗利湿，以运中渗下。《通俗伤寒论》所载 101 方，方方皆佐渗利，或芳香宣透之药饵。在立法方药上都紧扣江浙地域感邪的特征[1]，衢州雷丰感叹"从古至今医书充栋，而专论时病者盖寡"，遂以四时为主轴，论述不同季节外感时病的发生发展的机理和证治特点，著《时病论》。这些都反映了通过解决临床实际难题而发展了中医学术。

3. 理论与临床缺一不可

中医药学是一个伟大的宝库，几千年来为中华民族的繁衍昌盛发挥了不可替代的作用。世界上有四大传统医药体系：中国、印度、埃及、罗马，随着时代的变迁，后三个传统医学体系都已经消亡，只有中医药流传至今，其中一个重要的原因就是中医具有系统的理论体系。理论的基础是实践，又转过来为实践服务。因此，作为中医临床工作者，既要重视临床实践，又要重视理论指导，目前的现状是有的临床医生忽视中医理论，整天忙于临床医疗工作，不注重理论学习；也有的中医教师、研究人员脱离临床实践。这些都会影响临床疗效和学术水平的提高。

回顾历代中医名家，我们发现多数临床大家，都是理论功底深厚。张景岳善治疑难杂症，临床颇多创新，以喜用熟地为后世称道。但张景岳又是一位博学多才的大家，天文、音律、象数、兵法无所不晓。他积三十年的功力，将《素问》、《灵枢》合而分类，编成《类经》32卷；晚年又集毕生的临床经验和理论研究心得，编为《景岳全书》64卷，都成为中医学中影响深远的鸿篇巨制。他提出的"善补阳者，必于阴中求阳，则阳得阴助而生化无穷；善补阴者，必于阳中求阴，则阴得阳升而泉源不竭"，被后人誉为解析阴阳互根的经典。从医经学派的马莳，到汇通学派的赵学敏；从伤寒学派的朱肱，到温热学派的王孟英，无不既精于临床，又通晓医理，学验俱丰，因此，要成为一代中医大家，理论与临床缺一不可。

4. 独特招数是提高疗效关键

俗话说："单方一剂，气死名医"。之所以能"气死名医"，说明它掌握独特的招数，在对付某种难治病上有其专长。其实，无论是名医，还是其他医生都应该在疾病的诊断、辨证、选方、用药等方面具有特长，才能在临床上取得好的疗效，并在中医行业中独树一帜。

诊断是治疗的前提，具有独特的视野，能够见微知著，亦是中医的绝招之一。俞根初诊断四时感证，强调四诊合参，尤以望目与腹诊为其专长。他根据《内经》目系理论，将观目法列于诊法之首。他认为"凡病至危，必察其目，视其目色，以知病之存亡也"，他按目之开合、目之颜色、目之动态等，详细论述了其在诊断疾病中的作用。俞氏将腹诊推为诊法上第四要诀，认为"欲知脏腑何如，则莫如按胸腹"，他将胸腹部位分为三停，切诊分为轻、中、重三法，条分缕析论述不同主病，在临床上具有极其重要的诊断价值，被徐荣斋先生称为"能补中医诊断法之不逮，可法可传"。何廉臣则有看舌十法和辨苔十法，从舌质的老嫩、干润、荣枯、胀瘪、软硬、歪碎、舒缩、战痿、凹凸、浓淡，以及舌苔的有无、厚薄、松腻、偏全、糙粘、纹点、瓣晕、真假、常变、苔色，辨病因病机、病位病性、正气强弱、疾病的进退。

吴师机以其与众不同的治法被后世尊为"外治之宗"。吴氏注重实践，勇于创新，对外治法研究颇深，他根据内外治"殊途同归"之理，将诸多外治法进行分类，以上中下三焦为纲，根据不同病位及病情，确立三焦分治法。"大凡上焦之病，以药研细末，搐鼻取嚏发散为第一捷法"；"中焦之病，以药切粗末炒香，布包敷脐上为第一捷法"；"下焦之病，以药或研或炒，或随症而制，布包坐于身下为第一捷法"。外治与内治在病因、病机、辨证等医理方面及用药方面都相同，只是给药方式和吸收途径不同，对于有些疾病，局部吸收的效果更为直接。

朱丹溪对于郁证有深入的研究，《丹溪心法》专列"六郁"一节，指出"气血冲和，万病不升，一有佛郁，诸病生焉，故人身之病，多生于郁"，由此他创制了治疗湿、痰、食、热、气、血之六郁的越鞠丸及其相应的化裁方法，广泛用治郁证，一直为后世沿用。

张景岳称大黄、人参、附子、熟地为"药中四维"，以大黄、附子为药中良将，言其攻邪之力；人参、熟地为药中良相，誉其扶正之功。张景岳以善用熟地著称，因此又号张熟地。他善用熟地，如五福饮滋阴血、当归地黄饮补肝肾、右归饮助元阳，更为奇特的是张景岳用大剂量熟地治疗肺肾虚寒、水泛为痰之证，陈修园在《景岳新方砭》中对此大肆抨击，在看似有理的批评中，国医大师裘沛然先生经过亲身实践发现，张景岳"从水生万物、阳根于阴的原理，创用熟地、当归以补肾中精血，使精血得充而气化以振，则水湿潜消。他这种别开生面的治法，能治愈一般常法无从解决之症。"[2]这足以说明张景岳应用熟地已经到了炉火纯青的地步。

5. 潜心治学是厚积薄发的根基

浮躁已经成为阻碍我们事业发展的障碍。虽然我们经常说要潜下心来做学问，但浮躁病已经成为社会的顽疾，使我们丧失了工作学习的长远目标与方向。然而，纵观历史上中医学术流派的大家，无不是锲而不舍，潜心治学，博观约取，厚积薄发。

张景岳自幼颖悟好学，壮岁从戎，后回乡潜心于医，至于终年。他编撰的《类经》，《四库全书总目提要》谓其"条理井然，易于寻览，其注亦颇有发明"，是继隋代杨上善《太素》之后，对《内经》进行全面分类研究的又一重要著作。张景岳在自序中提到："独以应策多门，操觚只手，一言一字，偷隙毫端，凡历岁者三旬，易稿者数四，方就其业。"可见，只有经过这三十年孜孜不倦的潜心研究，才会有这部影响深远的《类经》问世。

王孟英三世业医，他秉承曾祖遗训："有用于世者，莫如医！"年甫十四，即专心医学，《潜斋医书》赵序谓："综览群书，夜以继日"，"于是灯燃帐内，顶为之黑。"《愿体医话》"按语"曰："如甥孟英之锐志于医也，足不出户庭者10年，手不释卷者永处。"均足见其求知之深。他立志继承衣钵，研读医籍，夜以继日，或劝以博功名，叹曰"功名何必，势位哉！"深得舅父赞许，为其书斋题名"潜斋"，希望王孟英潜修学问，学有所成。正是潜心于书斋，潜心于临床，才使王孟英采取"以轩岐仲景之文为经，叶薛诸家之辨为纬"，参考各家著述，阐发个人见解，著成《温病经纬》一书，使温病学说成为系统，蔚为大观，对温病学的发展做出了巨大的贡献。此外，朱丹溪、赵学敏等其他中医学家，无不是潜心钻研，才成为一代宗师。

6. 仁心仁术是立医根本

古人云："医者，仁术也。"绍兴"三六九"伤科为浙江传世著名伤科，为方便百姓就诊，自光绪年间起，每逢农历三、六、九日在绍兴城宝珠桥观前，二、五、八日在萧山城凤堰桥，设流动船诊，即"三六九"伤科僧医坐在船上，每日行于周边地区，并以鸣锣以行，需要医治的患者，只要在岸上招手即停，似现在的流动车医院，大大方便了患者的就以。还有民谚为证："清明时节雨潇潇，路上行人跌一跤；借问伤科何处有，牧童遥指下方桥。""三六九"伤科之名真是家喻户晓，妇幼皆知。开设流动诊船，大大方便了行动不便的患者，在百姓中传为佳话[3]。

王孟英既是一位温病学之集大成者，又是一名医术精湛、医德高尚的医生。他生活在社会底层，深知民众疾苦，其性介直，虽贫不事权贵，不慕荣利，以治病疗疾，活人济世为己任。《海宁州志》记载，王氏"家贫性介，不能置身通显。"朱生甫在《王氏医案三编》序言中说："忆君制服中，有贵人延治病，老耄多忌讳，欲君易服而进，君怫然去之，其首节不阿如此。"高风亮节，于此可见一斑。王孟英诊治的患者大多是劳苦民众，他诊治的病人，不少是经其他医生治疗后无效而转来的，他绝不乘机诋毁前医以抬高自己，如郑九患疾，汗出昏狂，精流欲脱，王氏曰："此证颇危，生机仅存一线，亦斯人之阴分素亏，不可竟谓附、桂之罪也。"病家闻言大悦，曰："长者也，不斥前手之非以自伐，不以见证之险而要誉。"当然，在关系患者生死存亡的关键时刻，他每能挺身而出，绝不姑息迁就。如治石诵羲一案，患者经多方医治，病情日增，延请王孟英医治，翻阅前方，曰："惟初诊顾听泉用清解肺卫法为不谬耳，其余温散升提、滋阴凉血、各有来历，皆费心思，原是好方，惜未中病。"据证拟方，以石膏为主药。次日，病者父告知石膏不敢服用，王孟英细心劝导。第三天复诊，患者诉说胸中一团冷气，又未服药，王孟英还是耐心劝导。第四天王孟英再次复诊，只见群贤毕至，议论纷纷，患者仍未服药。王孟英本想与众商榷，又怕节外生枝，贻误病情，于是就不谦让，援笔立案："病既久延，药无小效，主人方寸乱矣。予三疏白虎而不用，今仍赴召诊视者，欲求其病之愈也。夫有是病则有是药，诸君不必各抒高见，希原自用之愚。古云：'鼻塞治心，耳聋治肺'，肺移热于大肠，则为肠澼，是皆白虎之专司，何必拘少阳而疑虚寒哉？放胆服之，勿再因循，致贻伊戚也。"见王氏有此卓识，其他医生纷纷告退，病人取王氏药煎服，三剂就痊愈了。这个案例，说明医生治病不仅需要精湛的医术，更需要救人疾苦的崇高精神境界[4]。这对于我们今天弘扬优良的医德医风，构建和谐的医患关系，有重要的示范作用。

7. 虚怀若谷推动中医再创辉煌

浙江的中医药有悠久历史，在上古时期，药学家桐君采药于桐庐城东桐君山，识草木金石性味，定三品药物，著《桐君采药录》。东汉时上虞人魏伯阳著《周易参同契》将硫化汞制剂喻为"河上姹女"、"黄芽为根"，诗样仙境般的描述，首记化学及制药。金元以下，医学分户，义乌朱丹溪创"相火论"，树滋阴大旗，学术相传，成丹溪学派。除此之外，细细统计，深入探究，浙江医派赫然可表的还有俞根初为始祖的"绍派伤寒"，开医疗、教学、研经于一体的钱塘医派，以探究三因、易简务实的永嘉学派等。

中医学派林立，学风浓郁，代代相传，其原因在于具有开放的精神，兼收并蓄的态度，接受多学科的知识。赵学敏所处的是十七世纪末、十八世纪初，西方文化开始向中国传播，随之西方药物也同时传入，当时清廷采取闭关自守的政策，在这种环境中，赵学敏却能摒弃门户之见，大胆吸收并记载了西方药物，如金鸡勒（即金鸡纳）治疟疾，胖大海利咽生津，吕宋果止血止痛解毒等。吴师机在《理瀹骈文》中也介绍了一些西医外治法的应用，如"衄血，将头枕高，冷水洒面，或冷铁熨背脊。吐血，将头平枕，冷水洒面或冰块按胃上。大小肠、子宫出血，用竹节射冷水入肛门、阴道，或冰塞之。"这些方法简单实用，其善于吸收先进方法的思想，值得我们学习。

历代中医名家善于相互学习，不文人相轻、同行嫉妒。如沈又彭德艺双馨，谦虚好学，精勤不倦，《沈氏女科辑要》中记载，丁姓妇产后神昏谵语如狂，恶露虽下但不多，当时医生议攻议补不一，束手无策。有医者金尚陶诊毕，用橘红、石菖蒲、半夏曲、胆星、茯神、旋覆花等六味名曰六神汤之平淡方，一剂神清，四剂豁然。沈氏思忖此方必是屡验，其时沈氏年已五十有六，且有医名，却不恃才自大，敢破门户之见，虚怀受纳，取长补短。深究六神汤之功效，以至应用自如。这种虚怀若谷的胸襟，孜孜不倦的治学态度，值得我们今天好好学习。

中医有如此辉煌的历史，这使得我们这些后来者，除了仰望他们树立的一座座丰碑，更重要的，是在自己的岗位上思考如何继承和发扬他们的仁心仁术，以虚怀若谷的精神将他们开拓的道路走得更久远，走得更辉煌。

参考文献

[1] 范永升. 浙江名医诊疗特色［M］. 杭州：浙江大学出版社，1995：49.

[2] 裘沛然. 壶天散墨——裘沛然医学论文集［M］. 上海：上海科学技术出版社，1990：35.

[3] 沈钦荣. 绍兴"三六九"伤科发展轨迹思考［J］. 浙江中医杂志，2010，45（2）：85－86.

[4] 盛增秀主编. 王孟英医学全书［M］. 北京：中国中医药出版社，1998：921.

试论中医古籍图像与学术传承的关系

中国中医科学院中国医史文献研究所　胡晓峰

【摘要】中医古籍中的图像是中医文献的重要内容，与中医学术传承密切相关。本文分别从图像与文字、学术传承、中医学术传承的关系，以及图像对中医学术传承的作用等方面论述了中医古籍图像与学术传承的关系。

【关键词】中医古籍；图像；学术传承；关系

中医古籍中的图像是中医文献的重要内容，与中医学术传承密切相关。例如本草著作中的药物图，针灸著作中的经脉图、穴位图，伤科著作中的手法复位图，养生著作中的练功图，诊法著作中的脉诊图、舌诊图等等，在各自学科的学术传承与发展过程中起着至关重要的作用。本文试对中医古籍图像与学术传承的关系加以论述。

1. 图像与文字

宋代文献大家郑樵在《通志·图谱略》中阐述了图像和文字相辅相成的关系，强调图像的重要性："河出图，天地有自然之象；洛出书，天地有自然之理。天地出此二物以示圣人，使百代宪章必本于此而不可偏废者也。图，经也；书，纬也；一经一纬，相错而成文。图，植物也；书，动物也；一动一植，相须而成变化。见书不见图，闻其声不见其形；见图不见书，见其人不闻其语。图，至约也；书，志博也；即图而求易，至书而求难。古之学者为学有要①，置图于左，置书于右，索象于图，索理于书，故人亦易为学，学亦易为功，举而措之，如执左契。后之学者离图即书，尚辞务说，故人亦难为学，学亦难为功，虽平日胸中有千章万卷，及真之行事之间，则茫然不知所向"[1]1825。

在知识记述与学术传承方面，图像和文字各有所长，图像长于形象展示，文字长于说理论述。相比而言，图像更加直观具象，一目了然，文字则略显抽象，需要领悟理

---

① 基金项目：中国中医科学院基本科研业务费自主选题项目"中医古籍图像分类整理研究"资助（编号：ZZ03076）

解。对于一些能够看到，但是文字描述不清的具体事物，图像描绘具有文字不可比拟的优越性。由于语言文字在知识的记述传承方面有一定缺陷，所以才有"只可意会，不可言传"之说。

2. 图像与学术传承

郑樵将学术分为实学和虚学两类，认为后世学术不及夏商周三代，原因是图谱之学失传。"何为三代之前学术如彼，三代之后学术如此？汉微有遗风，魏晋以降，日以陵异。非后人之用心不及前人之用心，实后人之学术不及前人之学术也。……所以学术不及三代，又不及汉者，以图谱之学不传，则实学尽化为虚文矣"[1]1827。

以郑樵观点来看，学术中的实学必须要有图谱相佐，没有图谱，实学将转化为虚学，学术也很难传承下去，将会出现一代不如一代的后果。郑樵为强调图谱的重要性有此一说，并非危言耸听。事实上，图像既是学术的重要组成内容，又是学术的主要传载方式。就传载功能而言，图像与文字各有千秋，同等重要；就传载内容而言，图像具有文字无法替代的地位。学术传承不能没有图像，而图像的存在则是学术内容完整传承的根本保证。

3. 图像与中医学术传承

郑樵认为天下之书有16类需要图谱，否则有书无图，不可用也。"今总天下之书，古今之学术，而条其所以为图谱之用者十有六：一曰天文，二曰地理，三曰宫室，四曰器用，五曰车旗，六曰衣裳，七曰坛兆，八曰都邑，九曰城筑，十曰田里，十一曰会计，十二曰法制，十三曰班爵，十四曰古今，十五曰名物，十六曰书。凡此十六类，有书无图，不可用也"[1]1828。

中医药学属于自然科学，具有专门实用的科学技术，其学术毫无疑问属于实学，其发展传承必然离不开图像。在中医药学术传承过程中，图像与文字缺一不可，图文并茂，成效最好。

中医古籍中存有大量图像，是中医文献的重要内容，对中医学术传承有重要作用。例如药物形态图有助于鉴别药物种属及具体植物，便于识别及采集，其作用非单纯文字说明所能替代。正如郑樵所说："要别名物者，不可以不识虫鱼草木，而虫鱼之形，草木之状，非图无以别"[1]1830。又如外科类中医古籍中发现的大佛指甲草图（图1）[2]，为治疗疔疮的圣药，其药名在本草著作中不见记载，《疔疮要书》仅有"此草名大佛指甲草，治疗之圣药也"[2]寥寥十余字，如果没有图像存在，很难确定其科属种类。通过书中保存的药物形态图可以考证其药物本源，初步判定大佛指甲草应是景天科植物佛甲草的全草，弥补了文字记载不详的缺憾。"凡器用之属，非图无以制器"[1]1829。在手工业制造医疗器具的时代，中医古籍中的器具图尤显重要，各种医疗器具的形状及用法都可以通过图像记载下来。如果没有器具图像的传承，许多医疗器具就存在失传的危险。

中医学术传承离不开图像，没有图像的学术传承是不完整的学术传承，将会导致学术内容的缺失及学术水平的不断下降。

4. 图像对中医学术传承的作用

图像在中医学术传承过程中的重要作用有四点：一是具象描绘，例如绘出疾病部位和形状，一目了然，便于疾病诊断和治疗；绘出医疗器具、药物形态等，便于辨别和应用，例如疾病图、药物图等。二是抽象说理，与文字相辅相成，使文字叙述更加容易理解，例如保元济会图（图2）[3]等。三是动作示范，将文字无法表达的动作要点用绘图直观表现，便于实际操作，例如手法复位图（图3）[4]、练功图等。四是保全学术，弥补文字描述缺失之不足，使学术传承内容更加完整，例如24种痔疮图（图4）[5]等。

中医古籍图像承载着中国历代医家临床经验和学术心得，是中医药继承、发展、创新研究的基础，也是当代中医学术继承发展、学术创新的源泉。在中医学术传承过程中，必须重视图像的作用。中医古籍图像研究为当今中医药学术发展提供了借鉴，部分图像的挖掘对中医药创新发展有重要意义，例如外科古籍中收录本草著作未见记载的治疗疮圣药大佛指甲草图等，对提高中医临床疗效有具体指导作用。在科学技术高度发展的今天，借鉴中医古籍图像的传承方法，采用现代影音视频技术，总结记录当代中医学术成就，是中医药学术创新发展的重要体现，也是中医学术传承不可或缺的内容。只有重视图像，才能保证中医学术较好地历代相传，不断发展。

5. 结语

中医古籍图像与学术传承的关系密不可分，是中医学术传承过程中必不可少的重要内容。正如郑樵所说："天下之事，不务行而务说，不用图谱可也。若欲成天下之事业，未有无图谱而可行于世者"[1]1825-1826。古人在千年前得出的结论值得我们中医药工作者高度重视。

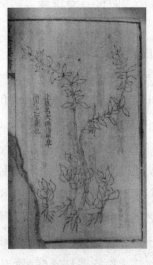

图1

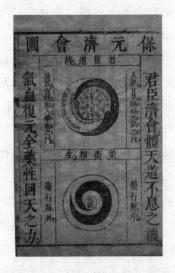

图2

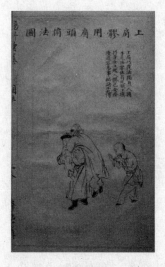

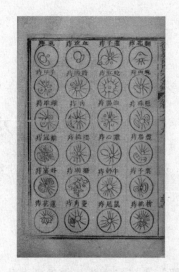

图 3   图 4

参考文献

[1] 宋·郑樵. 通志·二十略 [M]. 北京: 中华书局, 1995: 1825, 1825 – 1826, 1827, 1828, 1829, 1830.

[2] 清·佚名. 疔疮形图附疔疮要书 [M]. 光绪 17 年 (1891) 铅印本.

[3] 明·窦杰. 疮疡经验全书 [M]. 清康熙 56 年 (1717) 重刻本.

[4] 清·胡廷光. 伤科汇纂 [M]. 稿本.

[5] 清·吴谦等. 医宗金鉴·外科心法要诀 [M]. 清光绪 9 年 (1883) 扫叶山房刻本.

中医学术传承环境分析与策略

江西中医学院 严小军 刘路华 薛 晓 刘红宁

【摘要】本研究主要从中医学术传承的环境分析入手，着重分析中医学术传承的平台建设、师徒关系和学术氛围等方面存在的问题，并有针对性地提出策略措施。

【关键字】中医；学术传承；环境分析；策略

中医学术传承是为了让中医学术的各种思想、各个流派、各方经验、各类技术得以保留，避免因名老中医的去世而流失，对于传承创新中医学术发展，促进中医药事业繁荣意义重大。近年来，在政府的高度重视下，中医学术传承在政策扶持、经费投入、项目引导等方面的力度不断加大，评选表彰了 30 名国医大师，启动了全国名老中医药专家学术经验继承工作，开展全国优秀临床人才研修项目，设立了名老中医学术思想传承研究专项课题，建设了名老中医传承工作室，使中医学术传承模式逐步规范化、制度化、系统化。尤其是在全国名老中医专家学术经验传承工作中，通过政策创新，让指导老师与博（硕）士导师聘任挂钩，继承人培养与博（硕）士学位授予相衔接，大大提高了指导老师和继承人的积极性，有力地提升了传承效果。

为进一步优化中医学术传承环境，探索促进中医学术传承与发展的策略，笔者对江西省内 18 家医院的 800 名中医师和来自北京、成都、黑龙江、辽宁、甘肃、江西等 10 所高等中医药院校的 2630 名学生做了广泛的问卷调查，分析研究了中医学术传承环境存在的问题及原因，提出了优化中医学术传承环境的具体策略。

一、中医学术传承环境存在的主要问题

随着政府的高度重视，中医学术传承的环境得到了显著改善，基本实现了传承有政策、研究有项目、经费有保障、工作有场所，有力地促进了中医学术传承工作的开展。但是，通过笔者的调查和分析，由于中医事业发展的现状、中医学术自身的问题在一定程度上仍然影响着中医学术传承的有效开展，传承的实施主体——指导老师和继承人之间的关系还没有进一步理顺，积极性还没有被充分调动，这更是制约中医学术传承的核

心问题。

（一）中医学术传承的平台建设不足

1. 政府的补偿政策不合理，限制了中医院的发展。中医医院作为中医学术传承的主要平台，其发展滞后于整个大卫生的发展，由于其本身生存发展的需要和经济利益的驱动，加上政府对医院的补偿政策是从现代医学角度出发制订的，"以偏纠偏"的补偿机制不合理，投入政策不到位等，使得现有的多数中医医院在很大程度上都是依赖现代诊断仪器、西药和西医的治疗技术发展起来的，中医医院难以通过发挥中医药特色优势而做大做强。对于以四诊法等诊断方法为基础的中医来讲，由于仪器诊断这一环节的缺失，使得"以偏纠偏"的政策无法给予中医以相应的补偿。中医要想享受这一政策就必须将西医的那一套方法给套用过来，这就又催生弱化中医思维、加重患者负担、发挥不了中医的自己的优势等一系列问题[2]。

2. 政府的经费投入不合理，影响了中医医院的发展。以江西为例，一是中医院争取到的项目数量相对偏少，如县级医院标准化建设项目，由地方政府上报立项的县级中医院只有13所，所占比例不及全省立项总数的15%。二是中医院经费支持相对不足，部分地区和单位资产负债率较高，差额拨款较少，甚至有的中医院没有差额拨款。

中医医院发展的滞后、政府对中西医投入的不平衡，严重影响了青年人从事中医的动力和积极性。根据我们对2630名高年级中医专业学生的问卷调查，高达26.7%的同学明确表示不将中医作为自己的终身职业，这是值得我们深思的问题。

（二）中医学术传承的师徒关系不顺

当前中医学术传承面临名老中医学术思想主动有效的传承与高素质中医学术继承人的培养的两大关键问题。老师与学生传承的主动与否、师徒关系的好与坏决定着中医药传承的兴与衰。

1. 从指导老师来说，影响传承效果的主要有以下四个方面的原因。一是传承动力不足，指导老师的付出与收益不相关，指导老师的知识产权难以得到保护。多数指导老师担心，由于他们的知识产权利益难以得到保障，临床经验和学术思想传承出去以后会对自己形成冲击，损害他们的经济利益，这就使得我们的指导老师丧失了传承的动力与积极性。二是继承缺乏人才，高素质的青年中医人才越来越少，名师难以觅得自己非常满意的继承人才。三是导师理论素养不均衡，部分名老中医临床经验丰富，临床疗效好，但未上升到学术思想和理论层面，难以实现较好传承。四是评价机制不健全，对于传承什么，如何传承，传承多少难以明确，传承效果的评价体系还有待完善。

2. 从继承人来说，影响传承效果的主要有以下四个方面的原因。一是从事中医收入低，根据我们在江西18家中医医院800名中医师的问卷调查发现，64.4%的中医师认为中医从业者收入与西医从业者相比明显偏低是当前制约中医传承和发展的最大因素。西医的诊断需要依靠系列的仪器检查来完成，而中医的诊断主要依靠中医师的临床经验和技能来完成，"中医诊断"的价值没有得到应有的体现。二是学习中医难度大，调查发现，高达66.1%的中医师认为学习中医困难，学习中医困难在中医概念模糊、边界不清、中医经典著作的诠释不统一等，所以一般认为，学习中医需要较高的悟性。三是学习中医周期长，接受调查的800名中医师中，有72%的中医师认为中医师的成长周期为10－20年。四是中医专业院校层次不完备，目前"985院校"中只有华中科技大学和厦门大学开设了中医学本科专业，想学习中医的青年人，只能选择唯一211院校——北京中医药大学和地方中医院校，而没有机会选择985院校。由于上述因素，导致一部分学习刻苦、分数高、悟性好、想学习中医的青年学生没有选择中医专业的机会，中医专业的毕业生有一部分人没有进入中医的技术领域，进入中医技术领域的毕业生有一部分不愿从事传统的中医技术工作，进到传统中医技术领域的有一部分人在找机会离开。而中医的学术传承需要一批有志于中医的高素质青年人加入。

（三）中医学术传承的学术氛围不浓

1. 中医学理论自身存在不足。突出表现在两个方面：一是中医学概念模糊、边界不清。如中医的"阴阳"概念，在"阴胜阳衰"中，"阴"指阴邪，"阳"指阳气，而在"阴虚阳亢"中，阳仍指阳气，而阴则是指阴液了。同样是讲"阴"，它在不同的场合却有不同的概念，这就使得学起中医来特别困难。如目前仍是中医界学术争鸣之焦点的"三焦"问题，争论的关键在于"有形与无形"、部位之划分等。再如金元四大家之一的朱丹溪的"阳常有余，阴常不足"论和明代张介宾的"阳非有余，阴常不足"学说也具有争议性。二是中医经典著作诠释不统一。由于中医各种学术流派缺少交流碰撞，造成了对中医经典著作的诠释不统一，让初学者有些无所适从。如对于《内经·汤液醪醴论篇第十四》"…去宛陈莝…"，清代高士宗的诠释是："去宛陈莝"是去其积久之水液腐物；而对于《内经·针解篇第五十四》"…宛陈则除之者，出恶血也…"，唐代王冰的诠释则是：宛陈，言络脉之中血积而久者[3]。

2. 中医思维被现代科学思维方式弱化。主要有两个方面的原因：一是思维方式本身的差异。思维是处理信息的过程，采集信息的方式会影响思维方式。现代科学和医学建立在分析的基础上，因此采集的信息比较明确和具体，形成了现代科学思维方式；中医由于历史的原因，采集的主要是模糊信息，因此中医思维习惯于处理模糊信息。中医人文方法与西医科学方法论的差异愈来愈突出，导致中医模仿西医，使中医药的文化特质被淡化，中医的人本主义思想和服务技艺被淡化，出现"科技长腿，文化短腿"的"去文化的危机"[4]。人们从小接受的是现代科学思维，对于还没形成中医思维习惯的青年中医而言，现代科学的诊断技术使他们在不知不觉中就转向了现代科学思维，从而导致中医思维越来越薄弱，中医技能越来越差。二是中医师自我保护的需要。在医疗纠纷处理中，中医望闻问切等诊断方法还不能作为法律依据。中医从避免医疗纠纷和保护自己角度出发，也不得不对患者进行理化和实验检查。长此以往，大部分中医师就以理化检查代替了望闻问切，抛弃了中医思维，进而导致中医面临着背弃传统而西化的危险局面。一方面是医院生存需要现代仪器诊断，获得经济效益，另一方面是中医师为了保护自己需要现代仪器检查，青年中医师用仪器检查越多，中医思维就越弱。

3. 中医行业内部人员对中医的不信任。多数中医师表示，穷其一生对中医的理解仍不能参透中医其内在的玄妙，所以始终持着怀疑的态度来从事中医。根据我们的调查，有28.8%的中医师表示根本不信任中医，高达43.3%中医专业学生根本不信任中医。如果将对中医持怀疑态度的那部分算进来，那对于中医的不信任程度已经到了一个相当危险的境地。

总之，中医学自身的理论问题、现代科学对中医学的冲击以及中医行业内部有些人不信任中医等诸多问题，使得中医的学术氛围不浓厚，影响了中医学术的传承。

二、优化中医学术传承环境的策略措施

一直以来，中医药以其"简便验廉"的特点和"预防、治疗、康复、保健"一体化的医疗模式，在保障广大民众健康，解决群众"看病难、看病贵"的问题上发挥着不可替代的独特优势。加强中医学术传承，提高传承效果，系统继承中医药的学术思想和宝贵经验，充分挖掘中医药的科学内涵，丰富和完善其理论和技术体系，让古老的传统医学焕发生机活力，是当代中医人肩负的重大使命和责任。针对调查和分析中医学术传承环境中存在的诸多问题，结合中医药事业发展的现状，提出了优化中医传承环境的策略措施。

（一）大力扶持中医院的发展。一要中西医扶持政策一致，政府在扶持西医院和中医院发展时，要做到经费投入一致、医保和新农合定点医院等相关政策一致。二要根据中医特点设立收费标准，增设体现中医技术劳务价值的"中医诊断"收费项目。收费标准根据各地经济发展水平、中医师的专业技术职务与工作年限进行确定和调整。

（二）着力提高名老中医学术传承的积极性。一要加强知识产权保护，通过制定和完善政策法规制度，切实保护名老中医的知识产权、名誉权。二要建立合理的补偿机制，对开展学术传承的名老中医进行合理的经济补偿，激发名老中医传承积极性。三要明确评价标准，进一步明晰名老中医传承的考核评价标准，提高传承效果。

（三）切实加强中医文化普及。加强传统文化教育和普及，积极营造良好的传统中医文化氛围，结合中医药医、教、研、产等业务工作，开展形式多样、内容丰富、群众喜闻乐见的中医药文化宣传教育、科学普及等活动，创新形式、灵活多样、注重效果，真正做到大众化、普及化，使人们从小就开始了解中医、认识中医，从而学习中医、相

信中医、热爱中医。

（四）不断完善中医专业教育层次。高水平大学（如"985高校"）应开设中医药本科专业，为高素质人才提供学习中医的机会，同时发挥高水平大学在人才、科研等方面的优势，推动中医学术发展，为中医学术传承奠定良好的平台基础。

（五）积极推动中医学术发展。一要强化"读经典，跟名师，多临床"三结合的中医学术传承模式，克服现代科学技术对中医思维和临床诊疗手段的冲击，从而培养青年中医养成良好的中医思维习惯，掌握扎实的中医技术，使他们不但能运用现代医学技术诊治疾病，更能运用中医思维和诊疗手段分析、解决问题。二要加强中医学术研究，建议邀请全国名老中医专家以现场研讨和临床验证等多种方式对中医重要经典和基本概念，统一诠释，明确内涵，公开出版，解决学习中医难的问题。

参考文献

［1］李振吉，邹建强，苏刚强.中医药现代化发展战略研究［M］.北京：人民卫生出版社，2009.

［2］刘长林.中医药走出困境的关键和建议［J］.浙江中医药大学学报，(3)．

［3］于卫东.中医理论某些概念需要明确［J］.医学哲学，1983.

［4］白玉金，陈跃来，何星海.中医传承需重视传统文化素质的培养［J］.上海中医药大学学报，(9)．

作者简介：严小军（1974－），男，江西广丰人，副教授，博士，硕士研究生导师，研究方向：中西医结合消化疾病研究。

刘红宁（1957－），男，江西赣县人，教授，博士，博士研究生导师，研究方向：中医药发展战略研究。

满院杏花谁作主

——纪念谢利恒先生诞生 130 周年，逝世 60 周年

上海中医药大学　张如青　毛梦飞

【摘要】谢利恒（1880－1950）是近代中国医学史上一位享有盛名的人物，他生活的年代正值西风东渐，东西方文化剧烈碰撞、交争之际，中医学术遭受前所未有的冲击，甚至几度濒临被废止的困境。在这样一个历史潮流中，谢利恒自觉地肩负起维护和振兴中医的历史使命，他殚精竭虑，奔走呼号，以其超人的毅力与智慧，非凡的组织才干，渊博的文化素养，为中医的生存与发展做出许多富有远见的开创性的贡献：如创办中医学校，培育中医人才；组织中医团体，领导抗争维权；编撰中医辞典论著，传承弘扬中医学术；倡言中医科学化，宣传普及中医药知识。他的精彩纷呈阅历丰富的一生，他的道德文章及精神为今日中医学界留下一笔宝贵的财富，值得我们深思、继承、发扬、光大。

【关键词】谢利恒；中医教育；抗争；论著

"满院杏花谁作主？恼煞东风，依旧红如许！心事白头无可语，兀教俛仰伤今古。散尽当年诸伴侣。贳酒评茶，没箇闲情绪。回首清游江上路，春波千叠斜阳暮。[1]"

这首蝶恋花词是现代名中医秦伯未于 1951 年为悼念其师谢利恒先生并兼怀同门诸子而作。词作凄婉悱恻，追思留恋，表达了作者对一代宗师逝世的无限悲伤与怀念之情。

谢利恒先生乃民国时期中医界之泰斗，德高望重，名震医林。他生活的岁月正值废止中医之声甚嚣尘上，中医命脉悬于一发之际，为中医的生存与振兴，谢利恒殚精竭虑、奔走呼吁，力促医界团结，维权抗争。观其一生，在以下三方面都居功甚伟，一是投身中医教育，培育中医人才；二是组织、领导中医团体，为中医抗争图存；三是编撰医学论著，致力中医革新。

1　家世与求学

谢观（1880－1950），字利恒，晚号澄斋老人。世居江苏武进县（今属常州市）西北孟河之滨罗墅湾镇。曾祖翔，以耕读世代相袭。祖润，字葆初，为孟河名医。父钟英

先生，光绪戊子（公元1888年）举于乡，博涉经史百家，深究古今治乱兴亡之故，精通舆地家言。曾著《三国疆域志补注》二十卷，流行于当世[2]。家学渊源，加以聪颖善悟，谢利恒十二岁已读完四书五经，并熟诵《内经》、《难经》、《伤寒杂病论》、本草、经方，受父亲影响，对舆地之学亦颇有天分，于古今山川形势、郡邑沿革均了如指掌。十五岁出外求学，入读常州致用精舍（原名龙城书院），致力于史学舆地，"精研史汉诸子[3]"。后又进苏州东吴大学深造，因父亲病逝，"以丁外艰[3]"肄业。

2 任教与编辑

父亲亡故，兄长早殇，或为谋生计，谢利恒于1905年应邀南赴广州中学教授地理，不久又被两广优级师范学校请去。此时谢利恒不过25岁，可谓"清才硕学，年少翩翩[1]"，渊博的学识加上卓越的演讲才能，很快就名噪华南，当时广州游学预备科、陆军中学、广东法政学校、初级师范、陆军小学和随宦学堂皆争相延聘。岭南骨伤科名医何竹林早年曾有幸聆听谢观讲课，在所著《诊余医话》"记澄斋老人二三事"中描述当时情景："每闻其演辞，语调抑扬，层次井然，地理学识，充塞胸次，对我国边际绝域、山川形势、河道源流，如数家珍，是时广州地理教席，大有非师不能飨众望[4]"。后因母亲水土不服，而且盛名之下，教务过于繁重，谢利恒在广州任教三年后辞归上海。经常州同乡庄俞介绍，以硕儒受聘于上海商务印书馆任编辑。

商务印书馆是中国第一家现代出版机构，于1897年2月11日始创于上海，秉承"昌明教育，开启民智"的宗旨，为中国现代出版业巨擘，对中国近代文化、教育事业产生巨大而深远的影响。谢利恒于1908年来任后，"坐拥书城，风旋笔端[1]"，初时编纂地理著作，后又编辑医学书籍。谢利恒学识渊博，治学精勤，他注重各门学问之间的融会贯通，因此其学术见解常能高屋建瓴，洞若观火。如在地理方面，他认为各省的郡县图经，对风景古迹论述颇详，而对地形、地质、气候、风俗、物产，则"罕能道其详，失地学真意，阙经世之用[3]"；医学方面，他认为作为医生，服务于社会各类人群，若能洞悉世事人情，更容易把握病情，对症施治。主张攻医者对历史、地理、生物、自然、社会诸科学均需略涉藩篱，方能"会其通而观其变，而得医术之大全[5]"。

1908年，商务印书馆主编陆尔奎在"国无辞书，无文化之可言"的理念下，开始了《辞源》的编纂工作，其中医学及地理的词条，均由谢利恒主持设置并审定。当时，商务印书馆有一批常州籍的学者，如蒋维乔（竹庄）、庄俞（百俞）、陆尔奎（浦生）、谢观（利恒）、孟森（心史）、恽铁樵（树珏）等等，都学有专长，且德高望重，馆里同仁称之为"阳湖耆宿"（谢菊曾《涵芬楼往事》）。

1908年，谢利恒任职商务印书馆不久，即被澄衷学堂聘为校长。澄衷学堂于1900年由宁波籍商人叶澄衷创建于上海，是中国第一所由国人自己创办的班级授课制学校，近代名人胡适、竺可桢、包玉刚等都曾就读此校。当时学堂"办理未善，风潮时起[3]"。谢利恒学养渊深，精于教务管理，洞悉世事而能兼顾全局，任职校长后，"严管理，勤教课[3]"，使澄衷学堂成为当时上海私校之冠。

3 投身中医教育，培育中医人才

武进孟河名医丁甘仁目睹"中国数千年神圣之医学，日就式微[6]"，深感"振兴医学之责，义不容辞[6]"，于是邀集沪上中医名家夏应堂、谢利恒、费访壶等，共同筹资创办上海中医专门学校，冀兴绝学。学校于 1916 年得到北洋政府内务部的批准文书，同年 8 月正式开学，由谢利恒首任校长。上海中医专门学校是近代上海第一所正规的中医高等学府，也是中国最早的正规中医学校之一，其办学时间之长，培养人才之多，声名号召力之大，在国内首屈一指[7]，它立足上海，辐射全国，为中医界培养了一大批优秀人才，如程门雪、黄文东、秦伯未、章次公、严苍山、许半龙、王一仁、张赞臣、陈存仁等，都成为近代中医名家。谢利恒对中医教育投注了极大的热忱，对课程设置、教材编写和师资管理等各方面皆花费大量心血。谢利恒富有教育家的宽广胸襟和远大目光，他在《关于中医改良声中之四大问题》一文中说："要求中医之发达，必先陶铸中医之人才，要陶铸中医之人才，必多设中医学校，使本正源清，而后有良好种子[8]"。"陶铸中医人才，培育良好种子"成了谢利恒毕生的使命与责任，他关爱学生，甘于奉献，循循善诱，诲人不倦。在任职上海中医专门学校校长期间，除主掌校务以外，还亲授修身课与温病课，及门诸子，大多驰誉各地，忆及谢师，无不对其景仰追怀。学生陈存仁回忆当年就读于上海中医专门学校，谢利恒讲授温病课程时的情形：

"谢师以校长而亲任教授，……其讲辞于课本之外，旁徵曲引，往往数千言不绝。洋洋洒洒，如长川之奔流，如大江之横波，无不详为指点。其语调具层次而有弹性，娓娓道出，听者动容。……是时谢师年四十许，已美髯飘拂胸次，风度冲淡文雅，霭然可观。求之同道，无可与匹。而一经接触，即觉如坐春风，使人温馨而感甜美。[1]"

学生何时希于晚年回忆道：

"我毕业于母校已六十年，教师之印象最深者，为谢利恒先生。其时年约花甲，当讲课时，操其朗朗清润之常州口语，字字入耳，妙在时拈清髯，春风如面，丰颐广额，予人以亲切感。[9]"

谢利恒仁爱儒雅，为人师表，注重言传身教，既传道授业解惑，又重视陶冶性情，对学生始终爱惜有加。1937 年左右，陈存仁和秦伯未发起的"经社"文酒之会，常邀尊师谢利恒参加。"谢师居于师长地位，极少师长威仪，每次入座，辄讲笑话[1]"。俨然一位风趣长者，性情中人。经社中，秦伯未、程门雪、严苍山、盛心如、章次公、张赞臣、余鸿孙、陈存仁等人诗文、书法、绘画最具风韵，时称"经社八才子"[10]。1925年，神州医药总会设立神州中医大学，校址在上海闸北通庵西路，聘请谢利恒为校长，旨在培养精深的高等医学人才，"将以研究高深学理，为全国医学升阶[11]"，然而正值时局不靖，又适遇谢利恒太夫人病逝，未及中辍，医校停办后，仍有许多研究医学者私淑景从，每年都有数百人向谢利恒执弟子礼，谢师为他们开班讲学，每逢学期届满，合摄一影，悬挂于家中墙壁，竟有十六帧之多，"桃李济济，芬郁众多，学成而去，各省俱有，远及菲律宾、加拿大等处[1]"

1929 年 7 月，全国中医学界召开教材编辑委员会，谢利恒、程门雪等代表上海中医专门学校参加，当时医药界已充分认识到中医教育的重要性与紧迫性，"处此存亡续绝之秋，自以整理学说广植人才为当务之急。[12]"这次会议是近代中医教育史上的重要事件，在没有政府支持的情况下，民间中医社团组织空前团结，自发召集全国十所中医院校的代表汇集于上海，就课程、教材和学制等问题达成统一意见，这对近代乃至于现代的中医教育均产生深远影响。

4 组织社团活动，振兴中医学术

1921 年 11 月由名医丁甘仁、夏应堂等发起创办上海中医学会，1929 年会员达千余人，由该学会创办的学术刊物《中医杂志》，"以阐发中医学理、普及中医知识为主旨[13]"，主张中医界人士"同声相应，同气相求，道义相孚，无远不届[14]"。在丁甘仁、谢利恒、恽铁樵等医家倡议下，该会组织定期学术研讨会，切磋中医学理，研讨疑难病症。1922–1926 年间先后组织讨论会 52 次，内容涉及天地阴阳之说、科学与病原等理论[15]。讨论时，先有人提问，再由著名医家逐题回答，其他人也可补充。每次讨论几个至十几个不同的专题。讨论记录经整理陆续刊登在《中医杂志》"释辨录"一栏。

鉴于当时上海医学团体众多，而意见不一，人员分散，谢利恒策划将几个协会整合起来。1928 年 12 月，经协商，上海中医学会与神州医药总会、中华医药联合会三团体合并成立了上海市中医协会，丁仲英任理事长，谢利恒为监事长；在 1929 年，该协会成为领导"三·一七"抗争活动的核心组织。1931 年中医协会又改组为上海市国医公会，谢利恒被推为主席暨监察主席。

1936 年，由谢利恒、徐恺等发起，创立了中医科学研究社，社长谢利恒，副社长方公溥、龚醒斋。该社成立是对中医科学化思潮的响应，该社主张切实提倡中西医合作，以"研究医药不分中外古今，冶新旧于一炉，黜虚崇实，去芜存精，促成中医完全科学化，以发挥医药伟大使命，保障人类健康[16]"为宗旨。该社创办的《中医科学》杂志，在全国设立 100 多个分社，成为倡导中医科学化的学术阵地。

5 领导"三·一七"，抗争图存

南京政府统治时期，限制和废除中医的言论甚嚣尘上，中医药学的生存岌岌可危。值此危急存亡之秋，中医药界空前团结，奋起抗争，其中影响较大的全国性抗争请愿活动有十次之多，展现了中医药界顽强的生命力，这背后是中医前辈们强烈的忧患意识、出色的胆识魄力和一片爱国热忱。作为中医界领袖人物的谢利恒两次被推选为医界代表赴南京请愿。

1929 年 2 月，国民党政府在南京召开第一次中央卫生委员会议，通过了余云岫等人提出的"废止旧医以扫除医事卫生之障碍案"，该案一出，立刻函电交驰，抗议四起。据陈存仁回忆，闻讯后，他与张赞臣迅速发难，以医界春秋社名义通电全国，策划召集全国代表到上海举行抗争大会，以上海中医协会作为与政府抗争之中心组织，由丁仲英和谢利恒主持会务，坐镇指挥，又策动薛文元、陆仲安、郭柏良、秦伯未、盛心如等上百位名中医参与筹划，陈存仁与张赞臣等年少才俊者奔走联络，撰稿作文，于是声势日壮，从开始酝酿到组织接待，筹备大会的各项事宜均有条不紊地展开。1929 年 3 月 17 日，全国医药团体代表大会在上海总商会大礼堂举行开幕式，参加会议的有 15 个省，243 个单位，正式代表 281 人，大会推选谢利恒、隋翰英、蒋文芳、陈存仁、张梅庵五人为请愿代表，谢利恒年高德劭，无形中成为首席代表，最后，请愿团终于功成而返。谢利恒在《三一七之回忆》一文中追忆当时情形说："（请愿团）奔走多日，得达主席蒋公之听，陈述国医国药，关系国际民生之极大理由，蒋公以为然，遂手令撤销此禁，社会人士，大为欢愉，……而定每年三月十七日为国医纪念节[17]"。

1929 年 4 月，政府当局又颁布一系列压制中医的法令，如教育部颁布公告要求中医学校一律改为传习所，8 月下令取缔中医学校，禁止各校招生。卫生部也发出通令，禁止中医采用西法西药西械，并令中医院校改为医室。事态陡然严峻，引起中医界更大的哗然与激愤。12 月，全国医药联合总会又在上海召开了"临时代表大会"，会议推选了谢利恒、祝味菊、陆渊雷等 23 位代表再次赴南京请愿，由于中医药界的团结和强大舆论的压力，南京政府终于撤销教卫两部的命令，而后 1930 年有中央国医馆之设。

6 编撰辞典论著，弘扬中医学术

民国初年，商务印书馆将编写《中国医学大辞典》的重任委托谢利恒，谢氏欣然允诺，担任主编，同时辅助工作者，有十二人。该书网罗宏富，囊括古今，旁及朝鲜、日本。谢利恒带领大家焚膏继晷，汰芜取精，条分缕析，博采兼收，历时八载，书乃告成，其间"积劳而殁者二人，撄病而治愈者四人，足见此书之成就不易也。[5]"该书设词目 37000 余条，字数 350 万言，包括中医基础理论、生理、病理、诊断、临床各科、各种治法、中药、方剂、针灸、历代著名医药学家和古今医籍等内容。该书自 1921 年初版，至 1951 年已先后印刷 32 版。解放后，为了配合党中央的中医政策，又于 1954年、1955 年两次重印发行，至 1988 年北京中国书店再次影印出版。此后仍不断再版。韩国高文社影印此书，改名为《东洋医学大辞典》，至 1993 年已发行第六版。该书使大量中医文献得以完善保存，为整理、推广和传播中医药文化做出了杰出的贡献，并对中医药学术研究起到了承上启下的重要作用。

谢利恒认为"举要删繁，莫如辞典[18]"，为中医学术的系统化做了非常有益可贵的尝试。"集名家于一堂，合全书而互证，……为研求中医者挈其纲领，为沟通西医者导彼先河[18]"，其心愿之诚，用力之勤，全无个人私利之计较。此书如此浩博，难免间有错讹，并有一些读者撰文指出，谢氏当年亦曾想年年修编，不断正讹纠谬，但受当时条件限制，全书排刊工程浩大，书商无法修订，故常引以为憾！今日看来，此书纵有不足之处，亦瑕不掩瑜，仍不失为一部具有生命力的研究中医的重要工具书，足以嘉惠医林，启迪后学。

1926年丁甘仁先生病逝后，谢利恒因病半辍在家，拟作《中国医学源流论》的撰写准备，他说：

"曩长中医专校，垂近十年，比来衰病侵寻，不问外事，而毕业诸同志仍以学行相切磋，又因潮流之变迁，慨然有革新之义，非不详中医之本来面目，则革新将无从着手。爰述四千年来中国医学系统之变迁，以供各同志诸君之采择焉。[19]"

在西学的冲击下，中医界的有识之士一面深刻反思，一面积极探索，并一致认识到，相对于西医的重实验和有条理，中医则显得"漫无统系"，严重影响了中医学术的研习和传承。因此，谢利恒身体力行，在编写辞典的基础更上层楼，考察历代医派史、疾病史与医学专科技术史，而成《中国医学源流论》（简称《源流》）一书。初稿曾在《国医公报》、《医界春秋》连载，历十载而书成，于一九三五年六月由澄斋医社印行，《医界春秋》第102期首页整版介绍，秦伯未赞曰：中国医学自黄帝纪元始，已流传有四千六百多年历史，然其中之沿革及学说之变迁，尚无一贯有系统之记载，《源流》一书取数千年来各家学说，"上起炎黄，下至近世，考其源流，别其枝派，原原本本，若网若纲，而为一贯之记载，建树医林之楷范，……海内医家，叹为绝作[5]"。书中先总论医学大纲、医学流变，对中国医学的分期、变迁、医书、医方、学派、医学各科、疗法、疾病，以及有关中西医汇通等都作了专题论述，介绍了从上古至民国几千年间中医学的发展演进，对于历代各家学说均有较严谨的考证和客观的评价，穷源竟委，分门别类，有别于传统医史著作。台湾学者李建民称其为"割断传统的脐带而有新体例之创新[20]"，"为新医史之开篇[20]"。

7 倡言中医改革，致力中医科学化

上海自开埠以来，得风气之先，在多元文化的交流与碰撞中，以其特殊的地域和社会文化背景，形成海纳百川、兼收并蓄的特质。当西医传入中国之时，上海中医界反应尤其迅速。有主动学习借鉴西医理论，"结团体以资研究，设黉舍以宏造就，刊杂志以资鼓吹[21]"者；有高揭新中医之旗帜，希望以科学方法整理中医中药者；有"摭采西医皮毛，诽诋先哲实效[21]"，认为中医大部分内容应毁弃者。众口哓哓，莫衷一是，实则皆偏执一端。谢利恒认为：世界学术无时不在前进，以供新时代之需要。虽然西方挟科学万能，箝制一切，但是，与其辩论中医是否科学倒不如观察中医是否还适用于社会需要。从国内来看，西医不能治疗之疾病而中医可以治疗者，不胜枚举，可谓成绩卓著；从国外来看，德美之赞美中药，日本之复兴汉医，南洋朝鲜等处之竭力提倡，显出中医比西医更切合社会需要。如果中医被讥为落伍，并非中医学术本身有问题，而在于中医缺少时代精神。因此，中医为实用之学，应使其固有特长保持勿失，种种缺陷设法弥补，而不在议论之动人新奇、炫人耳目。"今日治西国医学者，动以今日之学术绳古

人，而深于中医旧学者，又一味深闭固拒，均无当也[22]"，谢氏之论多弃两端而允执厥中，避免过与不及。他提倡治学要明于进化之理，不必存主奴之见，如此方能持平公允，立于不败之地。

民国时期中医界对于如何融汇中西医学做了很多探讨和努力，谢利恒富有远见地预见："中西汇通，自为今后医家之大业[22]"。谢利恒看到，随着科学日益昌明，欧美医术不断发达，日新月异，势力之大，几遍全球。中医累积四千年经验，经过千百名家的研究，人民未因灾病灭绝反而人数日增，中医之价值不证自明。中医所不足者，是固步自封，不求精进，药物器械又失之笨陋，因此，谢氏认为振兴中医需急图改良，而中医改良当从医校之提倡、药品之改革、国粹之发扬、西法之采取等四方面着手[23]。

谢利恒认为中医存亡所系，必趋于改造之一途，"精固有之专长，采新法之优点，但以疗病尽善为指归，不拘古今新旧之成见，则无谓之纷争自少，真理之发明自多[23]"

8 提携褒扬，寄望后学

谢利恒对晚辈后学满腔热忱，悉心指点提携，在他的推荐引导下，陈存仁开始编纂《中国药学大辞典》，在编纂过程中，不断得到谢师的指点与帮助。陈存仁回忆：谢利恒在得知他着手编纂《中国药学大辞典》后，慷慨赠让1000余种私藏的医药书籍，助其编书之用，其中许多是已经绝版的珍本。在编纂过程中，又时常予以嘉勉。书成之后，又特作跋语以褒扬之[1]。谢利恒晚年对医林后辈寄望尤深，在《三·一七回忆》一文中，自述目睹遭受战争摧残，人民贫病困厄，西药隔绝难至，而中药却价廉效大，深感其重要性等同于布帛菽粟。他殷切期望后学者传承中医学术并发扬光大，他说："利恒则老境日臻，不复能为医界服务，所望后之君子，继武前徽，发扬光大。[17]"

此外，每遇弟子或同仁有佳作问世，莫不欣然为之作序，在弟子严苍山的《疫痉家庭自疗集》序中，谢利恒写道："仆老矣，不复能事笔墨，而门生故旧之以著述见示者，未尝不掀髯色喜也。[24]""严子苍山，……静穆冲远，好学不倦，许其有成，今果誉满医林矣[24]"，"苍山独能别具手眼，就目前之时疫，纂为专书，正其名曰疫痉，议论法则，罗列无遗，以视古人，殆无多让，……仆于垂老之年，获睹此书，曷胜欣快，爰书数语，以彰良著[24]"，其爱才重才之情溢于言表。盛心如博览群书，好古文诗词，曾题述怀一联云："救人自有回生术，医国真无起死方[25]"，谢利恒欣赏其胸中之蕴藉，赞之曰："貌似书生，品类狂狷，富于热忱，对于公众事务，肩负重任，而不少轻却，……下笔则纵横奔放，发为文章，郁勃而有奇气[25]"。盛氏任教中国医学院时曾编撰《方剂学讲义》教材，谢利恒为之作序，称其"采撷新知，阐发深奥，语无空泛，旨归实用[25]"，推崇盛心如所编写的讲义不仅编制独具心裁，逻辑亦是别创规程。

当代历史学家吕思勉回忆说，谢利恒前四十年潜心医学，积极从事各种医事活动，后二十年则多与门下弟子切磋学问，也多有慕名"治书与君相讨论者[3]"，其学说传布之广，遍及华人足迹所至。凡跟谢氏请益学问者，经由指点迷津，多会茅塞顿开，取用谢氏学说治病，也多验之有效。

陈存仁赞谢利恒："自束发受书，过目不忘，数十年治学功夫超人一等。[1]"吕思勉亦称赞他："遇儒医、世医、若草泽铃医，有一技之长者，必殷勤询访讨论，未曾一日废也。[3]"如此虚怀若谷，求知若渴，"以能问于不能，以多问于寡，……君所就之远，固有由矣[3]"。可知谢氏学养精深，渊源有自，而以医学、舆地及古文辞名闻于世亦不能概括其全，以至于吕思勉一再感叹："君真振奇人哉！[3]"

谢利恒一生为中医事业的传承与光大殚精竭虑，其学问人品均堪称杏林之典范，医界之楷模，谢利恒无疑是近代中医界举足轻重不可或缺的领军人物，他的名字常常跟维护中医和领导抗争等字眼相连而密不可分，同时他又是一代名医，一代鸿儒，是现代中医教育的先行者、开创者，是众多杏林学子的良师益友，从今日成功学的角度来看，他的一生是十分丰富精彩而有意义的，留给后人的启示也很多。

就今日所能看到的资料，谢利恒在投身中医教育、编纂医学工具书、组织中医团体、领导抗争活动等方面所作出的杰出贡献只是露出水面的冰山一角，而深层之处则是其深厚的文化素养、学术底蕴和视维护中医命运为己任的强烈的历史使命感。纵观他的知识结构，涵盖了经史、舆地、医学，而且门门皆臻专精，此外更重视道德修养，追求至善的人生境界。他曾说："医者固以艺术为职志，然昔人常以为应与修养道德共同砥砺，……吾人业医者应如何惩忿窒欲以养肝肾之阴，行矩言规以固荣卫之气，宁静淡泊以葆固有之灵明，勤动四肢以和周身之血脉，合修身养性为一图，成己利人为一事。[5]"可见，谢利恒对从事医学者的要求是非常高的，此言对于今日学术界普遍存在的"虚火上炎、浮夸躁动"之风不啻为一剂清心降火的良药。

谢利恒的言传身教直接影响并造就了当年受教于其门下的一批中医学人，这些人后来都成为一代名医大家。当谢利恒离世的消息传来，他们个个如丧考妣：追随谢利恒三十余年，与师情同父子的张赞臣"伤心洒尽思亲泪，哭到师门倍黯然[1]"，盛心如"一朝庭前惊赋鹤，故旧门生泪盈掬。……我为天下苍生哭[1]"，远在香港的陈存仁，惊闻谢师去世噩耗，"悲抑数日，不知何以自处[1]"，"思前想后，总是在想我们师生的情谊[1]"，对恩师深切的追思缅怀之情，实难以笔墨形容。当年受到谢利恒青睐的严苍山，晚年因文革遭受迫害，被拘于斗室，受尽折磨，身体失去了自由，思想却穿越时空，与早年同气相求的师友们遨游神往，写下大量感人肺腑的诗篇，其中有一首《谢利恒校长》[26]：

> 皇皇伟著大辞典，翊赞医林有巨功。
>
> 长髯慈容人敬爱，至今我道有遗风。

这是受劫难的弟子临终前对自己心目中敬爱的校长的追思与怀念。

弟子秦伯未这样写道："（谢利恒）先生丰颐广颡，美须髯，衣大布之衣，真率敦朴，精神朗静。其立言也，不阿世，不立异，不掩同体之善，不忘异派之美，精微广大，兼而有之。[5]"

如此传神的文字，洵为谢利恒先生形貌品行的真实写照。

美哉！谢利恒；

伟哉！谢夫子。

参考文献

[1] 陈存仁. 银元时代生活史［M］. 上海：上海科技出版社，2000：321 – 334.

[2] 陈重威. 清故奉政大夫发往湖南知县谢君墓志［M］. 常州文史资料·第七辑，1987：190.

[3] 吕思勉. 谢利恒先生传. 谢利恒先生全书［M］. 澄斋医社，1935：

[4] 何应华，李主江. 何竹林正骨医粹［M］. 广州：广东科技出版社，2003：133.

[5] 秦伯未.《中国医学源流论》序言［M］. 澄斋医社，1935：1 – 2.

[6] 丁泽周. 为筹建上海中医专门学校呈大总统文.∥邓铁涛，程之范. 中国医学通史近代卷［M］. 人民卫生出版社，2000：209.

[7]《名医摇篮》编审委员会. 名医摇篮：上海中医学院（上海中医专门学校）校史. 上海：上海中医药大学出版社，1998：3.

[8] 谢利恒. 关于中医改良声中之四大问题［J］. 医界春秋，1937：5 – 6.

[9] 何时希. 近代医林轶事［M］. 上海：上海中医药大学出版社，1997：72.

[10] 孟庆云. 谢利恒与经社八才子［C］. 家庭中医药. 2005，10：6 – 7.

[11] 邓铁涛，程之范. 中国医学通史 – 近代卷［M］. 北京：人民卫生出版社，2000.

[12]《召集会议公函》.∥邓铁涛，程之范. 中国医学通史 – 近代卷［M］. 北京：人民卫生出版社，2000：213.

[13] 邓铁涛，程之范. 中国医学通史 – 近代卷［M］. 北京：人民卫生出版社，2000.

[14] 凡例. 医学杂志，1921.

[15] 丁仲英. 发刊词［J］. 中医杂志，1921，12（1）：1 – 2.

[16] 徐恺. 卷头语［J］. 中医科学，1936，(1).

[17] 谢利恒. 三一七之回忆［N］. 南汇医报，1947，复刊第九号.

[18] 谢利恒.《中国医学大辞典》序［M］. 上海：商务印书馆，1921.

[19] 谢利恒述，王林芳录. 中国医学源流论（连载）［J］. 医界春秋，1927，13：6.

[20] 李建民. 评《中国医学源流论》［J］. 史原，1999，(21)：161.

[21] 谢利恒. 中国医学源流论·民国医学［M］. 澄斋医社，1935.

[22] 谢利恒. 中国医学源流论·中西汇通［M］. 澄斋医社，1935：55 – 56.

[23] 谢利恒. 关于中医改良声中之四大问题［J］. 医界春秋，1937.

[24] 谢利恒.《疫痉家庭自疗集》序［A］. 见：严苍山.《疫痉家庭自疗集》［M］. 上海：1932.

[25] 谢利恒. 盛心如先生方剂学序［J］. 光华医药杂志. 1937，2（7）：52 – 53.

[26] 上海市卢湾区卫生局. 苍山劫.（内部付印）1978：19.

注：上海市重点学科建设项目资助 项目编号 S0301

《黄帝内经》与黄老道家之渊源考

中国中医科学院中国医史文献研究所　顾　漫

【摘要】中医经典《黄帝内经》"依托"于黄帝而传世，以往研究者因受"疑古"思潮之影响，往往将"依托"认作"造伪"。本文从古籍体例与学术传承的角度，结合"黄老之学"的范畴与源流，分析了《黄帝内经》与齐楚地域的关系，指出《内经》中不少文句在语言风格与精神内涵方面均与道家相近，从而论证了《黄帝内经》托名黄帝是对其学术传统的一种追溯，与战国时流行于齐楚、西汉初年曾一度占据思想界主流的"黄老道家"之学颇有渊源。

【关键词】《黄帝内经》黄老道家　思想史

中国人自称"炎黄子孙"，而中医学则被称为"岐黄之术"。讲起中医学术的渊源，一般都会上溯到《黄帝内经》；《黄帝内经》作为中医学最重要的经典，其结集成书创立了中医学的传统。然而，《黄帝内经》一书的形成过程，至今仍笼罩在重重迷雾之中。

《黄帝内经》为何要"依托"于黄帝？这其中反映出一种如何的传统与心态？以往论者因受"疑古"思潮之影响，多引《淮南子·修务》"世俗之人，多尊古而贱今，故为道者必托之于神农、黄帝而后能入说"之论以立说，将其斥之为"造伪"，不免失于对古人"理解之同情"。余嘉锡先生曾指出："即百家之言数术、方伎，亦皆自以为真黄、农……推之其他学术，凡有宗派者，莫不皆然。"① 余嘉锡先生此论，源于其对古书体例与学术源流的深湛把握。今天，我们来重新认识"依托"这一特殊的体例，也应从学术传承的角度着眼。

一、《黄帝内经》托始于"黄帝"的原因

《史记·五帝本纪》："学者多称五帝，尚矣。然尚书独载尧以来；而百家言黄帝，

---

① 余嘉锡. 古书通例. 见: 余嘉锡说文献学 [M]. 上海: 上海古籍出版社, 2001: 228.

其文不雅驯，荐绅先生难言之。"可见，当史迁之时，便已是"百家言黄帝"，各家学术皆然，不独中医学术如此。

百家言黄帝，是因为认黄帝为文明历史的开端、文化学术的根源。黄帝作为传说中中华民族的共同始祖，不独上古帝王、三代贵胄皆属黄帝子孙，即便华夏万民、四方夷狄亦为黄帝苗裔；黄帝又是中华文明的缔造者与文化的奠基人，举凡重要的发明制作，几乎无不归于黄帝君臣的始创之功。因此，黄帝乃是中国民族融合的象征，文化交汇的代表。早期中医学作为当时华夏四方各族不同医学体系的总结与融合，托始于岐黄，亦是传统与风气使然。

李零先生已指出，"依托"是战国秦汉时期各种实用书籍追溯其职业传统的一种特殊表达，后世辨伪学家视之为"伪造"，实是不明古人"心法"①。如李零先生所论，"依托"其实是古代数术、方技书所习用的一种特殊体例。而这一体例的用处，"除了说明医学技术授受有本以外，还进一步有建立学派谱系的功能"②。换言之，"依托"之风与学术传承有着甚为密切的联系，是应学术传承的内在要求而产生的，体现了对学术"世系"的追溯与承继。

中医学依托于黄帝，另一方面则似与道家方术有关。《素问·上古天真论》言黄帝"成而登天"，为飞升成仙之第一人，故黄帝亦成为仙道的祖师，而中医学术也确实多有得于道家方术。陈寅恪先生尝言："今所传《黄帝内经素问》，虽出后人伪造，实为中国医术古籍，而与天师道有关。……故其文中托为黄帝与天师问答之语，是其明证。"又云："观陶翊（陶弘景从子）之所述（见《云笈七签》一百七《华阳隐居先生本起录》），则天师道世家皆通医药之术，尤有确证。中国儒家虽称格物致知，然其所殚精致意者，实仅人与人之关系。而道家则研究人与物之关系。故吾国之医药学术之发达出于道教之贡献为多。"③

二、"黄老之学"的范畴与源流

黄老之学，是以黄帝和老子之名而传播的一种学说。黄、老本非一家，黄帝之学起于齐国，老子之学起于楚国。齐楚两国在今山东江苏之间交界，地理上的接触为两派学术的汇合提供了有利条件④；而黄、老之学在知识系统上彼此接近且能互为补充——黄、老皆推崇"无为而治"、向往"长生久视"，两者主张相近、声气相通；黄帝书重技术而老子书重思想，两者又可相得益彰、合则共荣——因此，黄老之学的产生体现了

① 李零. 数术方技与古代思想的再认识. 见：中国方术考［M］. 北京：东方出版社，2000：29－31.

② 李建民主编. 台湾学者中国史研究论丛——生命与医疗［M］. 北京：中国大百科全书出版社，2005：5.

③ 陈寅恪. 天师道与滨海地域之关系. 见：陈寅恪集——金明馆丛稿初编［M］. 北京：三联书店，2001：31，36.

④ 王树民. 黄老学派的起源和形成. 见：王树民. 曙庵文史杂著［M］. 北京：中华书局，1997：97.

战国时代南北学术的交融。

《史记》载老子为楚国苦县人，按《史记索隐》：苦县本属陈，春秋时楚灭陈，而苦又属楚。巧合的是，齐国田氏的先祖陈完是在齐桓公时从陈国避难逃到了齐国。自战国初年田氏家族取代姜氏篡夺齐国政权后，追溯黄帝为先祖，以黄帝苗裔的旗号来宣扬其正统地位。齐威王即位前所铸之《陈侯因【次上冏下】镦》铭文云："其惟因【次上冏下】扬皇考，绍緟高祖黄帝。"黄帝（姬姓）取代炎帝（姜姓）成为天下"共主"的传说，亦不能排除也许是为配合田氏代齐的政治图谋而造作出来并加以宣传利用的。

威王改制使齐国强盛，兴建了稷下学宫，广纳贤士，自由讲学，开启了百家争鸣和融合的一个高潮。由于稷下学宫依托于齐国，其学说自然附于始祖黄帝名下；而燕齐滨海地区本有神仙信仰之传统，黄帝乃是传说中飞升成仙的第一人，因此也是种种方术所依托的榜样。稷下学者托始于黄帝，亦犹如儒家"祖述尧舜"、墨家尊奉大禹，也是当时的风气和传统使然。

黄老之学始于战国末年，成于秦汉之际，大盛于文景之时，于武帝后转衰。黄老之学本有刑名法术和养生神仙两大系统。西汉初年，黄老之学由于与张良、陈平等上层人士的渊源，以及曹参、窦太后等掌权人物的信从与推行，在政治上极为得势，其讲刑名法术的一面较多得到重视，并吸纳诸家思想之长，成为一套系统完备的"经世治国之学"或"君人南面之术"。汉武帝"罢黜百家，独尊儒术"之后，黄老之学在政治上的地位遭到沉重打击，日渐与现实政治脱钩，转而开始偏重于修身养生方面，加强了与神仙方术的合流，并逐渐发展为一种具有宗教性质的"黄老道"（《后汉书·皇甫嵩传》），对后世道教的形成发挥了重要作用。

以《汉书·艺文志》的著录来看，以黄帝及其臣子名义所著之书数量可观且包罗甚广，涉及诸子（其中有道家、阴阳家、杂家和小说家）、兵书、数术、方技各门类，尤以数术和方技类文献为其大宗（在其他类中的也多与阴阳数术相关），然遗憾的是，完整保存至今却只有一部《黄帝内经》。

《汉书·艺文志》以刘歆所作《七略》为蓝本，体现了西汉末年刘向、刘歆父子校理群书的成果。据《汉书·楚元王传》记载，刘向之父德"修黄老术"，曾于武帝时治淮南狱得《枕中鸿宝苑秘书》，刘向幼诵其书而迷恋"炼金术"，因此下狱险死[1]。可见，刘向家族浸习于黄老之学，渊源颇深。据《汉书·王莽传》，王莽篡汉时，以王氏乃黄帝、虞舜之后为标榜，大造"尧舜禅让"的舆论（以刘氏为尧后），又掀起了一场尊黄复古的风潮。而且王莽还曾大力支持学术研究："奏起明堂、辟雍、灵台，为学者筑舍万区，……网罗天下异能之士，至者前后千数，皆令记说廷中，将令正乖廖，壹异说云"；有目的地进行人体解剖研究："翟义党王孙庆捕得，莽使太医、尚方与巧屠共

---

① ［汉］班固. 汉书（第七册）［M］. 北京：中华书局，1962：1928－1929.

刳剥之，量度五藏，以竹筳导其脉，知所终始，云可以治病"①；"兴神仙事，以方士苏乐言，起八风台于宫中。台成万金，作乐其上，顺风作液汤"（《汉书·郊祀志下》）②，"液汤"注云"《艺文志》有《液汤经》"，注者想必以为是指《汤液经法》一书，为《汉书·艺文志》所录"经方"之代表著作。王莽作为当权者，对医学方术如此感兴趣并扶助，应能较大推动当时医学的发展。《黄帝内经》之成编，与刘向父子及李柱国的校书活动关系甚切，其托名黄帝恐也和整理者及编集时代之风气背景不无关联。

三、《黄帝内经》与齐楚方域的关系

古代的思想学术往往也受到地域性的影响。蒙文通先生在所著《古学甄微》中便已论及。李学勤先生亦指出："古代学术思想的流派，常有强烈的地域性，忽略这一点，即难考镜其源流。……由于（先秦）各国的历史文化传统互有差异，为不同思想流派的产生准备了条件。"并引侯外庐先生主编的《中国思想史纲》之说："各个学派的流传分布，往往也有其地域的特点，大略的形势可以描绘如下：儒、墨以鲁国为中心，而儒家传播于晋、卫、齐，墨家则向楚、秦发展。道家起源于南方原不发达的楚、陈、宋。后来可能是随着陈国一些逃亡贵族而流入齐国。楚人还保留着比较原始的'巫鬼'宗教，同样在北方偏于保守的燕国和附近的齐国，方士也很盛行，后来阴阳家就在齐国发展起来。法家主要源于三晋。周、卫位于各国之间的交通孔道，是商业兴盛之区，先后产生了不少专作政治交易的纵横家。"③

《素问·异法方宜论》讲述了各种中医疗法在不同地域的起源："砭石者，亦从东方来"；"毒药者，亦从西方来"；"灸焫者，亦从北方来"；"九针者，亦从南方来"；"导引按蹻者，亦从中央出也"。④ 以中医学术的源流衍变看，东方之"砭"与南方之"针"确实也像同出一源，都是以经脉理论为指导。据《内经》所记，"微针"显然较砭石、毒药晚出。如《灵枢·九针十二原》："黄帝问于岐伯曰：余子万民，养百姓而收其租税；余哀其不给，而属有疾病。余欲勿使被毒药，无用砭石，欲以微针通其经脉，调其血气，荣其逆顺出入之会。"是欲以"微针"来取代以前的砭石、毒药等治疗方法。《南史》载王僧孺所述"古人当以石为针，必不用铁。……季世无复佳石，故以铁代之"的历史，也从另一个侧面反映出从砭石到微针的发展变化。

《素问·异法方宜论》又云："故圣人杂合以治，各得其所宜"。据此，中医学在其创始形成的过程中吸收、融合了天下四方的治疗实践，从而充实、完善了自己的学术体

---

① ［汉］班固．汉书（第十二册）［M］．北京：中华书局，1962：4069，4105，4145－4146.
② ［汉］班固．汉书（第四册）［M］．北京：中华书局，1962：1270.
③ 李学勤．中国古代文明十讲［M］．上海：复旦大学出版社，2005：195.
　　侯外庐．中国思想史论［M］．北京：中国青年出版社，1980：59.
④ 黄帝内经素问（影印本）［M］．北京：人民卫生出版社，1956：31.

系。然而，以今传本《黄帝内经》的内容观之，其于治疗方法详于针而略于药，更多体现出古代齐楚医学的特征和传统。可见，《黄帝内经》既托名黄帝，其与流行于齐楚的"黄老之学"的关系显非偶然。

《史记·乐毅传》载黄老之学初期诸大师的世系："乐臣公学黄帝、老子，其本师号曰河上丈人，不知其所出。河上丈人教安期生，安期生教毛翕公，毛翕公教乐瑕公，乐瑕公教乐臣公，乐臣公教盖公。盖公教于齐高密、胶西，为曹相国师"。① 可见，战国晚期以至汉初黄老道家诸大师多是齐人，诚如胡适先生所云："道家即是战国晚年新起来的黄老之学的别名。这个大混合的学派的活动中心是在齐国的高密、胶西一带，是道地的齐学。"胡适先生还同时独具慧眼地指出："……医经中的《黄帝内、外经》，虽不知是何人所作，但《史记·仓公传》说《黄帝扁鹊之脉书》是临菑元里公乘阳庆所传授，而仓公'不知庆所师受'。扁鹊、阳庆、仓公都是齐人，故此种书也是齐学。"② 陈直先生也认为："医学分两大派。最初的是秦派，加秦医和见左昭元年传，秦医缓见左成十年传等皆是。代替的为齐派，如阳庆及淳于意等皆是。"③ 在"齐派医学"问题上与胡适先生所见略同。由此可知，黄老道家与中医学同与"齐学"有着不可忽视的联系。

《黄帝内经》一书的理论框架是阴阳五行学说，正是理论体系的统摄贯通才使得整部《内经》显得连贯呼应、浑然一体。如果没有这类承载了复杂理论思维的"医经"文献作为经典依据，中医学也很难超越单纯经验、技术的层面而成为知识体系。阴阳五行的观念虽起源甚早，其学说的形成也相当复杂，但齐国的邹衍一直以来被史家视为这一学说构造过程中的关键人物。而最堪代表稷下之学的《管子》一书，其中《幼官》《水地》《四时》《五行》诸篇较多论及五行与人体五脏的对应，虽与今本《内经》颇有出入，然其涉及医学之深，于先秦诸子书中为特出。由此亦可证得《内经》一书与"齐学"之渊源。

《内经》中也较多体现出与南方楚地的联系：首先，《内经》重视个体生命的"贵生"思想，以及在这种理念指导下探索养生、治病方法以促进医学发展的努力，应当是受到战国时期南方道家杨朱、庄子及导引养形之士的影响；其次，《素问·异法方宜论》"中央者，其地平以湿"的描述不似指中原地域，而更像是南方楚地的地域特征，结合导引术起源并盛行于楚文化圈范围之内④，显示出《异法方宜论》作者的"楚地中心观"，其成篇很可能是在楚地；再者，《内经》中可见楚地方言，如清代学者于鬯在

---

① ［汉］司马迁．史记（第七册）［M］．北京：中华书局，1982：2436.

② 胡适．中国中古思想史长编（附《中国中古思想小史》）［M］．上海：华东师范大学出版社，1996：276.

③ 陈直．玺印木简中发现的古代医学史料．见．陈直．文史考古论丛［M］．天津：天津古籍出版社，1988：298－299.

④ 高大伦．张家山汉简《引书》研究［M］．成都：巴蜀书社，1995：24－26.

《香草续校书·内经素问》中，指出《脏气法时论》中的"慧"与《刺疟论》中的"知"表示病愈，均是楚地方言①。

四、《黄帝内经》中多道家语

《黄帝内经》中部分文句与先秦子书相类，想必多为古时之常言谚语，然其中近于道家者尤多，今略举较为典型者数例，以见其同：

恬淡虚无，清静内守

《素问·上古天真论》："今时之人不然也……不知持满，不时御神。"王冰注引《老子》"持而盈之，不知其已"作释；同篇又云："恬淡虚无，真气从之；精神内守，病安从来。"《老子·三十一章》："恬淡为上，胜而不美。"《庄子·刻意》："夫恬淡寂寞，虚无无为，此天地之平而道德之质也。……平易恬淡，则忧患不能入，邪气不能袭，故其德全而神不亏。"同篇又云："故美其食，任其服，乐其俗，高下不相慕，其民故曰朴。"《老子·八十章》："甘其食，美其服，安其居，乐其俗。"《老子·五十七章》："我无欲而民自朴。"

《素问·阴阳应象大论》："是以圣人为无为之事，乐恬淡之能。"《老子·二章》："是以圣人处无为之事，行不言之教。"

《素问·生气通天论》："阳气者，精则养神，柔则养筋。"《素问·阴阳别论》："阴气者，静则神藏，躁则消亡。"《管子·内业》："彼道自来，可藉与谋，静则得之，躁则失之。……所以失之，以躁为害，心能执静，道将自定。"

调和阴阳，顺应四时

《素问·阴阳应象大论》："阴阳者，天地之道也，万物之纲纪，变化之父母，生杀之本始，神明之府也。"《素问·四气调神大论》："夫四时阴阳者，万物之根本也。所以圣人春夏养阳，秋冬养阴，以从其根。"《管子·四时第四十》："阴阳者，天地之大理也；四时者，阴阳之大经也。"《道原》："恒无之初，迥同太虚"，"剖为两，分为阴阳，离为四时"。《经法·论约》："四时有度，天地之李（理）也。"《淮南子·精神训》："是故圣人法天顺情，不拘于俗，不诱于人，以天为父，以地为母，阴阳为纲，四时为纪。"《史记·太史公自序》："夫春生夏长，秋收冬藏，此天道之大经也，弗顺则无以为天下纲纪，故曰'四时之大顺，不可失也'。"

小则无内，大则无外，恍惚无穷

《素问·灵兰秘典论》："恍惚之数，生于毫厘，毫厘之数，起于度量。"《老子·二十一章》："道之为物，惟恍惟惚。"《灵枢·外揣》："夫九针者，小之则无内，大之则无外，深不可为下，高不可为盖，恍惚无穷，流溢无极。"《管子·心术》："道在天地

---

① 〔清〕于鬯著．张华民点校．香草续校书〔M〕．北京：中华书局，1963：488，497．

之间也，其大无外，其小无内。"《管子·内业》："灵气在心，一来一逝，其细无内，其大无外。"《庄子·天下》："（惠子）曰：至大无外，谓之大一；至小无内，谓之小一。"《淮南子·俶真训》："深闳广大，不可为外；析豪剖芒，不可为内。"《淮南子·精神训》："无外之外，至大也；无内之内，至贵。能知大贵，何往而不遂。"

天地合气，道无鬼神

《素问·宝命全形论》："人生于地，悬命于天，天地合气，命之曰人。"《管子·内业》："凡人之生也，天出其精，地出其形，合此以为人。"同篇又云："若夫法天则地，随应而动，合之者若响，随之者若影，道无鬼神，独往独来。"《老子·六十章》："以道莅天下，其鬼不神。"《老子·二十五章》："有物混成，先天地生，寂兮寥兮，独立而不改，周行而不殆，可以为天地母。吾不知其名，强字之曰道。"

上知天文，下知地利，中知人事

《素问·气交变大论》引《上经》："夫道者，上知天文，下知地利，中知人事，可以长久。"马王堆帛书《十大经·前道》："治国固有前道：上知天文，下知地利，中知人事。"《十大经·立命》："吾受命于天，定位于地，成名于人。"《吕氏春秋·序意》："上揆之天，下验之地，中审之人，若此，则是非无不可，无所遁矣。"

对于"一"的崇拜

《素问·移精变气论》："治之极于一。"《素问·玉版论要》"揆度奇恒，道在于一。"《素问·脉要精微论篇》："得一之情，以知死生。"《灵枢·病传》："此乃所谓守一勿失，万物毕者也。"《老子·二十二章》："是以圣人抱一为天下式。"《老子·三十九章》："昔之得一者，天得一以清，地得一以宁，神得一以灵，谷得一以盈，万物得一以生，侯王得一以为天下正。"《十大经·成法》："一者，道其本也，……凡有所失，莫能守一。一之解，察于天地；一之理，施于四海。"《庄子·在宥》："我守其一，以处其和。"《庄子·天地》："《记》曰：通于一而万事毕，无心得而鬼神服。"《庄子·刻意》："纯素之道，唯神是守；守而勿失，与神为一；一之精通，合于天伦。"

以上所举，不仅语言风格相近，精神内涵也极为一致，可见《黄帝内经》思想于先秦诸子中恐受道家之影响最著。

小结

上古之时文字未立，《黄帝内经》之成书显然不可能早至传说中的五帝时代。《内经》书中即对依托之例有所透露，如《灵枢·阴阳二十五人》云："土形之人，比于上宫，似于上古黄帝"[①]，实则已承认其书之作者并非上古黄帝。综上所述，《黄帝内经》托名黄帝是对其学术传统的一种追溯，与战国时流行于齐楚、西汉初年曾一度占据思想

---

① 灵枢经（影印本）[M]．北京：人民卫生出版社，1956：102．

界主流的"黄老道家"之学颇有渊源。

A Research on the Relation of *Huang di Nei jing* and Huang – Lao Taoism

Gu Man

Post doctorate of Chinese Language and Literature, Fudan University

Assistant Researcher of China Institute of History and Literature of Chinese Medicine, China Academy of Chinese Medical Sciences

Abstract: The Chinese medical classic *Huang di Nei jing* (*Yellow Emperor's Inner Classic*) is named in Yellow Emperor and handed down. In the past, due to the effect of " Doubting the Ancient" thought, researchers tend to recognize " named in" as " create false" . According to the style of ancient books and the feature of ancient academic heritage, combined with the category and origin of " Huang – Lao Taoism", This paper analyzes the relation between *Huang di Nei jing* and the region of Qi and Chu, and points out that much of text in *Huang di Nei jing* is similar with Taoism not only in the language style, but also in spiritual essence. Therefore, this paper demonstrates that the *Huang di Nei jing* named in Yellow Emperor is back to its academic tradition, and affected by " Huang – Lao Taoism", which was popular in Qi and Chu during the Warring States Period, and had once occupied the mainstream of ideological sphere in the early years of the Western Han Dynasty.

Key words: *Huang di Nei jing* (*Yellow Emperor's Inner Classic*); Huang – Lao Taoism, Intellectual History

敦煌佛家医药文化特色概要①

甘肃中医学院敦煌医学研究所　李应存

中国中医科学院中国医史文献研究所　柳长华

【摘要】世界文化遗产敦煌医学内容丰富，源远流长，其中的佛家医药文化亦颇具特色，本文从"拯道贵速，仁慈济世"、"咒药结合，安治并举"、"中印名医，相提并论"、"四大五荫，失调论病"、"五辛文书，疗心身疾"五个方面对敦煌佛家医药文化特色进行了概要。

【关键词】敦煌医学；佛家医药；文化特色；概要

珍贵的世界文化遗产敦煌医学内容丰富，其中的佛家医药文化也颇具特色，其治病理念，用方特点，都体现了自身深厚的文化内涵，敦煌佛家医药文化与佛教在中国的传播关系密切，佛教自汉代由古印度传入中国后，为了适应具有深厚传统文化的这块土壤，就必须不断的与中国的各种文化相适应，为了体现佛法的威力，使其深入民众之心，除用其宗教手段来教化民众外，另外就是借治病救人的医学来增加民众的信仰，这就随之而出现了既能传播佛教，又能疗病利人的僧医，这样老百姓对佛的理解和信仰便更深了，到了隋唐时期，由于丝绸之路的繁荣，东西文化的交流更加频繁，许多内地的著名医家都充满了对佛教文化的信仰，并将其思想作为医德规范写入自己的医学著作当中。如唐代著名医学家孙思邈在其《备急千金要方·卷第一序例》大医精诚第二中明

① 基金项目：2010 年第 48 批中国博士后科学基金项目（资助编号：20100480430）

作者简介：李应存，男，生于 1966 年 11 月，博士，教授，中国中医科学院中医学博士后，甘肃中医学院敦煌医学研究所副所长，硕士研究生导师，甘肃中医学院中医医史文献学科带头人，中华中医药学会医史文献分会常委，中华中医药学会名医学术思想研究分会常委。临床以内、妇、儿科见长，发表与交流论文 100 余篇，主要著作有《癌症治验录》、《刘一明医书释要》、《实用敦煌医学》、《敦煌佛儒道相关医书释要》、《俄罗斯藏敦煌医药文献释要》等；主持过国家社科基金项目及国家十一五科技支撑项目子课题；2007 年获"全国首届中医药传承高徒奖"；主持的"敦煌医学教学改革的探索与实践"2010 年获甘肃省教学成果二等奖；"俄罗斯藏敦煌医药文献研究"2010 年获甘肃省高校科技进步二等奖；2010 年 12 月获第 48 批中国博士后科学基金资助。2011 年 5 月获甘肃中医学院十佳科技工作者荣誉称号。

确指出："凡大医治病，必当安神定志，无欲无求，先发大慈恻隐之心，誓愿普救含灵之苦。"其中之"慈"乃佛教用语，佛、菩萨爱护众生，给予欢乐称为慈，如：慈光（菩萨大慈大悲的光辉）、慈悲、慈航（佛、菩萨以慈悲之心度人，如航船之济众，使脱离生死苦海）等等。因此，隋唐时期佛家思想已深入渗透到医学之中，在以佛书为主的敦煌遗书中，医学卷子有一百余种，其中佛书本身就含有不少医学内容的卷子，如 P.2665 佛书陀罗尼杂集四天王所说大神咒略抄中之眼、耳、腰病方，S.5598《毗沙门天王奉宣和尚神妙补心丸方》，P.3230 金光明最胜王经中之香药洗浴方，S.3417《救诸众生苦难经》、《新菩萨经》中的十种死病，P.3036《劝善经》中的七种死病，S.5379《佛说痔病经》中的痔病等等，这些医学内容亦对佛教医药文化的传播起到了重要作用。本文对敦煌佛家医药文化特色做以概要，不足之处敬请老师及各位专家批评指正。

1. 拯道贵速，仁慈济世

拯道贵速，仁慈济世是祖国医学高尚医德与精湛医术结合的体现，也是佛家医药文化的重要组成部分，在敦煌壁画中也充分体现了出来，"药王菩萨本事品"是法华经变之一，敦煌第 217 窟中的"得医图"是法华经变"药王菩萨本事品"中的内容之一，对这幅画中医学内容的研究，周大成在 1956 年在《中医杂志》第二期封 4 中莫高窟第 217 窟的盛唐"得医图的说明"。我们从画面中可以看出，一位贵妇人坐在床上，旁边有一妇人，抱着一个患病的小儿，表示"如子见母"。而室外台阶下，一位侍女正引着一位手拄拐仗的郎中快步入堂，后面还紧跟着一位手捧医具的青年女子，表示"如病得医"。在这幅画中反映了盛唐时期一个经济富裕家庭的场面，在豪宅庭院内垂柳翠竹，郁郁葱葱；假山芳草，交相辉映；屏风美画，浑然一体；精美地砖，明暗一体；衣冠服饰，华贵得体；从画的整体来看，是一幅精美的名画。从手拄拐仗的郎中快步入堂可领悟到"拯道贵速"的思想。但这是一个医生为富裕家庭患儿诊病的情景（图为段兼善先生摹写之得医图）。作为医生，无论患者贫贱贵富，都应一视同仁。段兼善先生为甘肃中医学院敦煌医学馆仿写敦煌 296 窟北周时期福田经变中的治病救人图则反映医生一心救治一位家庭贫寒者的情况，该患者骨瘦如柴，面容极度痛苦，虽然病已十分严重，但只要有一线生机，都应积极救治。

从这两幅图中我们可以看出，这两位治疗疾病的医生来源于现实生活，他们可以说是南北朝到唐代敦煌地区著名医家的形象代表。我们通过敦煌僧俗文书中的有关医史资料可以看到晚唐五代的敦煌医学教育及医家，兰州大学敦煌学研究所的郑炳林教授根据有关文书，认为吐蕃占领敦煌前期，唐代在敦煌（沙州）置有医学、设有博士，吐蕃占领敦煌后，正常的学校制度遭到破坏，学术文化从官府转向寺院，因此在吐蕃时期和归义军前期出现了一批行医治病的高僧，如翟法荣、索崇恩、索法律、索智岳等。其次通过对 S.4363 号文书《天福七年史再盈改补节度使押衙牒》的校注，进一步探讨了医家史再盈及归义军时期的官府医事，郑教授认为，在归义军时期，对战争从未间断，而外部回鹘、南山、温末、龙家对其的骚扰也没有停止过，战争时大时小，必然会有伤亡。因此归义军必定需要相当数量的医家，史再盈只是这些医家中的一个。关于敦煌医家史再盈，党新玲撰文认为，敦煌文书中发现的唐五代医家十余人，其中出身粟特人的只有史再盈一人。史再盈是敦煌州医学培养出来的学生，除医学知识外，还受到儒家的正统教育，是位能言善变，文武双全的人才。学成之后，被指派到归义军公衙长期从事行医治病，因而名显于当时。他在医学上造诣很深，既继承了印度耆婆的神方，又掌握了中医之妙术，其学贯中西，在中外医学交流上起到了重要的作用。

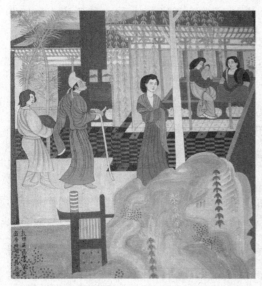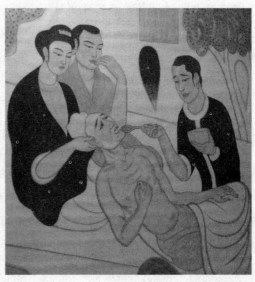

敦煌壁画中的医疗活动既是佛经中有关内容的体现，也是画家结合了当时敦煌医家的医疗活动场面的展示，从医生治病救人的神态与行动看出这些医生既是医德高尚，又是深得病家信赖的高明医生，我们也从中体会到了不管是佛家还是民间大众都渴望德艺双馨的好医生来解除患者的疾苦。社会发展到今天，加强医患之间配合、促进医患关系融洽，避免医患纠纷仍然是医疗改革中的一件大事，我们应该学习借鉴古代医家一心救治病人的高贵品质，想患者所想，急患者所急，尽量避免医患纠纷，使看病难得以更好地解决。

2. 咒药结合，安治并举

佛家咒语与药物结合是敦煌医学文化的一大特色，反映了佛家心理疗法与药物治疗的特点，也是借医弘教的体现。

2.1 佛教咒语配合药物用治妇产科疾病

妇女在难产时，往往精神紧张，这时对于佛教信仰者，在使用药物治疗的同时，若借助佛家的咒语就可以使紧张的精神得以放松，有助于难产的缓解。如敦煌卷子P. 3930 原文中有"治女人难产方：上吞皂荚子七枚，验。又方：水银如大豆许，二枚，服之即差。又方：酥、蜜各二两，暖酒一升相和，服之三两，服甚效。又方：有咒法，'南无干施婆，天使我广说此咒偈，邪唎邪唎邪婆忄呈他邪婆怛他莎诃。'上此咒于华皮上抄之，净嗽口，含净水，烧香佛前，一气抄之，但觉欲产时。

治女人产后得热疾方：取柳脉捣作末，兼大黄涂脐下已，更与布手巾一、二与冷水渍之包之，即差。柳脉者柳根也，即急于瓷碗中烧作灰，令尽，研灰和清水面向东服之即差，令人腹不痛便即平安，此咒唯须虔诚，不得轻之。"

此处治女人难产方及治女人产后得热疾方中就是药物加咒语的佛家治病方法，关于咒语治病，在《敦煌学大辞典》所引《药师七佛本愿功德经》中就有要求人们念咒可以消灾招福的经文。在《医心方卷第二十六·延年部相爱方第五》中就有大量类似敦煌卷子佛教咒语治病的方法，如：《千手观音治病合药经》曰："若有夫妇不和如水火者，取鸳鸯尾，于大悲像前咒一千八十遍，身上带彼，是终身欢喜相爱敬。"

2.1　佛教咒语配合药物用治五官科疾病

在敦煌佛书 P. 2665V 陀罗尼杂集四天王所说大神咒略抄中就有佛教咒语配合药物用治眼、耳等五官科疾病之方，如治目咒语与药物方原文"蔽生目鬼名，支富罗，支富破，支富破，浮奴支富罗，破吒罗支富破，莎阿，咒水七遍孙（？）目。眼上白皖（？）鬼名，阿富罗，破多奴，阿富罗，毗摩破多奴，阿富罗浮婆阿富罗，莎阿，咒三、七遍，咒郁金、青黛水，常使病生（人）向东方日匣（月）净明德佛忏悔洗目至七日。"上述有两种眼病，其一为"蔽生目"；其二为"眼上白皖"。"蔽生目"指眼目所生翳障，蔽：《广雅》："蔽，障也，隐也。"含有遮住，遮掩之意。"眼上白皖"指白内障之类的疾病，皖，读"huàn"，含有白净［的障膜］之意。用"郁金、青黛"水洗，可起到"解郁明目，清毒退翳"的作用。

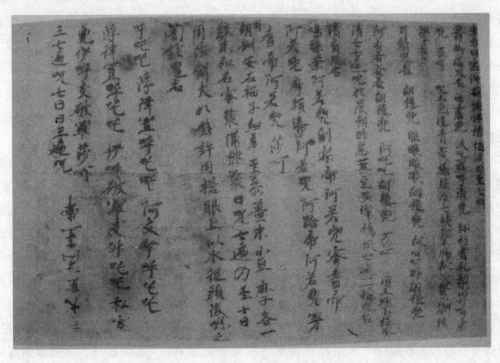

对于清盲，P. 2665V 陀罗尼杂集四天王所说大神咒略抄中云："清盲，鬼名。鸠睬（？）茶阿若儿，别梨（？）帝阿若儿，蜜耆帝阿若儿，摩赖帝阿若儿，阿路帝阿若儿，旁（？）耆帝阿若儿，莎呵用胡椒、安石榴子、细辛、茊（人）参、姜末、小豆、麻子各一铢、末，和石蜜浆、葡萄浆、日咒七遍，乃至七日，用作饼，大如钱许，用搭眼上，以水从头后孙（？）之。"清盲即青盲，眼病，指眼外观无异常而逐渐失明者。《诸病源候论》卷四十八有"青盲者，谓眼本无异，瞳子黑白分明，直不见物耳"。多因气血不足，肝肾亏虚，精血虚损，目窍萎闭所致。相当于现代医学所说的"视神经萎缩"。

此处用治青盲，除咒语外，另用胡椒、安石榴子、细辛、茊（人）参、姜末、小豆、麻子各一铢、末，和石蜜浆、葡萄浆作饼治疗，诸药合用，具有益气明目、温阳通络之效，本方适用于气血不足，寒气阻络之青盲。

对于耳聋，P. 2665V 陀罗尼杂集四天王所说大神咒略抄中云："耳聋，鬼名，胡搂儿，睢（suī 仰视）睢睢睢胡搂儿，阿呵呵那胡搂儿，阿若若若若胡搂儿，阿吒吒胡搂儿，莎呵，须三升小接取，清，七七遍咒，于晨朝时，葱、箕豆安绵，捣取七遍，一一称鬼名。"此处用治耳聋，除咒语外，另外于晨朝时捣取葱、箕豆七遍来治疗，葱具有发表通阳解毒之效，对外感风寒，耳窍失聪之耳聋有效。

2.3 佛教咒语配合药物用治心神疾病

心神不安的疾病，用佛家咒语加药物宜最为适宜，S. 5598V "毗沙门天王奉宣和尚神妙补心丸方"就是典型的例子，其原文为"佛说加句灵验，尊胜陁（陀）罗尸（尼）神妙章句，真言曰：毗沙门天王奉宣和尚神妙补心丸方：乹（干）薯蓣 乹（干）地黄 杜仲 百节（部） 方（防）风 茊（人）参 丹参 茯苓 茯神 贝母 乳糖 五味子 石菖蒲 麦门冬去心 甘草炮过 远志 柏子仁（仁）右件药十七味细剉洗去尘乹（干）焙为末练白粉蜜为丸，如弹（弹）子大每日空心含一丸徐徐呷（咽）津，去滓细爵呷（咽）下，服十日二十日支（肢）清雅，三十日骨健身安不惊疑，开心益智补髓，久食驻颜，功力广大不可述。"

该方前面为佛语，具有显示该方疗效的神秘，从该方组成看，组方严谨，条理分明，实出于深暗医理的高僧，方中用干地黄、麦冬滋补肾阴，清降虚火。人参、茯苓、茯神、五味子、干薯蓣、杜仲补益心气，健脾补肾安神。丹参、柏子仁、远志养血安神，祛瘀通络。石菖蒲开心窍而涤痰。贝母、百部润肺止咳，兼解郁除烦。防风和补药配合使用，可使补中有散。甘草调和诸药。诸药合用，共奏益气养阴、补心安神、开窍涤痰、润肺止咳之效。对于气阴两虚、脾肾不足、肺虚痰滞之证尤为适宜，长期服用亦佳，该方阴阳兼顾，于阴中求阳，在滋肾阴中妙用杜仲一味，以鼓动肾阳，使滋而不腻，茯苓、茯神并用，既健脾，又安神，双管齐下，延年益寿，加之人参、远志同用，可达开心益智，敦煌卷子 P. 2115 张仲景《五脏论》就有："泰山茯苓，发阴阳而延年益寿。……远志、人参，巧含开心益智"之语。

2.4 佛教咒语配合药物用治山蛊毒

P.2637 佛家辟谷诸方甲本有咒语配合药物治疗山蛊毒的医方，其原文为："山蛊毒方：荳（豆）豉七粒，黄龙恼（脑）一分，乌龙肝一分。右（上）件药细研为末，都为一服，空腹下。若是先吃着药，服药时诵咒即吐出。咒曰：父是蜣蜋虫，母是耶阇鬼，眷属百千万，吾今悉识你。真言：奄迦吒，同吒萨婆诃。佛说咒蛊毒真言：唵支婆卓，毗尼淫卓，呜苏摩卓，菩提萨诃贺。"方中荳（豆）豉性味苦、寒、无毒，具有解毒除烦之功，《本草纲目·谷部第二十五卷》淡豉条引《别录》谓其主治："伤寒头痛，瘴气恶毒，烦躁满闷。"黄龙恼（脑）疑指龙脑香的一种，性味苦、辛、微寒、无毒，具有解毒通窍之功。乌龙肝疑指伏龙肝，又名灶心土，性味辛、微温、无毒，具有温中止血、解毒通窍之功，《本草纲目·土部第七卷》伏龙肝条谓其："治心痛狂颠，风邪蛊毒，妊娠护胎，小儿脐疮重舌，风禁反胃，中恶卒魇，诸疮。"又引《千金方》谓其治："卒中恶气，伏龙肝末，一鸡子大，水服取吐。"

2.5 佛教咒语配合香药洗浴洁身净体

香药洗浴具有洁身净体、疏通经脉等作用，配合佛教咒语渲染了其神秘性，敦煌卷子 P.3230 金光明最胜王经中之香药洗浴方记载了 32 味药物，每味药味均附记梵文译音。这些药物均具有芳香气味，多能芳香开窍，辟秽化浊，化瘀解毒，除恶杀虫。煎汤洗浴，取其气而舍其味轻清宣散，芳香透表，通络疏窍。其原文为："说其呪药洗浴之法。彼人所有恶星灾变与初生时星属相违。疫病之苦，闻（斗）净战阵。恶梦鬼神、蛊毒、厌魅、呪术起尸。如是诸恶为障难者。悉令除灭。诸有智者。应作如是洗浴之法。当取香药三十二味。所谓昌（菖）蒲（跋者）　牛黄（瞿虚折娜）　苜蓿香（塞毕力迦）　麝香（莫诃婆伽）　雄黄末（搽跢罗）　合昏树（尸利洒）　白芨（因达罗喝悉哆）　芎藭（阇莫迦）　枸杞根（苦弥）　松脂（室利薛瑟得迦）　桂皮（咄者）　香附子（目率哆）　沉香（恶揭噜）　旃檀（旃 zhān 檀 tán 娜）　零陵香（多揭罗）　丁子（索瞿者）　郁金（茶矩幺）　婆律膏（曷罗婆）　萎香（搽刺拖）　竹黄（鹗 hú 嚼 lù 战娜）　细豆蔻（苏泣迷罗）　甘松（苦 shān 弭 mǐ 哆）　藿香（钵 bō 坦罗）　茅根香（啰□⊏　叱脂（萨洛计）　艾纳（世黎也）　安息香（jù⊏　芥子（萨利教跛）　马芹（叶婆你）　龙花鬃（那咖罗⊏　白胶（萨折罗婆）　青木（矩瑟佗）皆等分以布洒星日。一处捣筛。取其香末。当⊏呪一百八遍。呪曰：怛侄他　苏讫栗帝　讫栗帝⊏劫摩怛里　缮怒羯⊏　郝羯⊏（后缺）"

佛教咒语在南北朝至隋唐时期已深深渗透到医学当中，我们认为佛教在当时能够盛行，其中之一就在于佛教咒语配合药物治愈疾病后，赢得了患者对佛教的进一步信仰，因而达到了借医弘教的目的。另一方面，佛教咒语的心理安慰对身心疾病的治疗也不容忽视。

3. 中印名医，相提并论

将中医始祖与古印度名医相提并论是体现中印医药文化交流的一大特征，在P. 2115《张仲景五脏论》卷首云"普名之部，出本于医王。皇帝而造《针灸经》，历有一千余卷。耆婆童子，妙闲（娴）药性，况公厶等凡夫，何能备矣。"其中"皇帝"应为"黄帝"，"皇"为"黄"之误。黄帝，据《史记卷一·五帝本纪第一》载："黄帝者，少典之子，姓公孙，名轩辕，生而神灵，弱而能言，幼而徇齐，长而敦敏，成而聪明"。在《黄帝内经素问·上古天真论》中云："昔在黄帝，生而神灵，弱而能言，幼而徇齐，长而敦敏，成而登天。"两者均说明黄帝天资聪颖，有经国治世之才，黄帝乃中华民族的始祖，也是祖国医学的开创者与发扬者，此处《针灸经》系指《灵枢》，又名《针经》《九卷》，此处一千余卷非具体内容的卷数，可能系当时抄写的卷子数目，耆婆乃是古印度时期的著名医家，精通药性，姓阿提梨，字宾迦罗，著有《耆婆五脏论》、《耆婆脉经》、《耆婆六十四问》等，其中《耆婆五脏论》在见于敦煌医学卷子，耆婆在我国的影响与佛教的传入有密切的关系，耆婆在唐代颇负盛名，甚至有些以中医为主的医方也冠以其名，《备急千金要方卷第十二》中的"耆婆万病丸（牛黄、麝香、犀角、朱砂、雄黄、黄连、禹余粮、大戟、芫花、芫青、人参、石蜥蜴、茯苓、干姜、桂心、当归、芎藭、芍药、甘遂、黄芩、桑白皮、蜀椒等三十一味）"就是典型的代表，据《备急千金要》记载，此方所治疾病极其广泛，内、妇、儿科等病有对症者均治，以三丸为一剂，服药不过三剂，万病悉除，故名万病丸，牛黄为主药，故名牛黄丸，因为创制此方的耆婆是名医，故又名耆婆丸，该方中大部分药物产于我国，说明至迟在唐初佛教文化圣地的印度已经大量使用我国的药材了，并且得到我国医学家孙思邈的认可，收入到《备急千金要方》中，在《张仲景五脏论》将其与我国远古时期精通医药的黄帝相提并论，说明当时耆婆在我国医学界影响很大，毫无疑问，佛教文化的传播也促进了医药文化的交流。首句"普名之部，出本于医王"之"普"笔者认为含有佛教用语"普度"之意，喻指广施法力，超度众生的医术。另 S. 5614 张仲景《五脏论》亦作"普"。孙思邈《千金要方·大医精诚第二》中亦有"誓愿普救含灵之苦"之句。

4. 四大五荫，失调论病

以佛家"四大五荫"之失调论百病，在 P. 2115《张仲景五脏论》中有"四大五荫，假合成身，一大不调，百病俱起"之句，此处四大为佛教名词，梵文意译。亦称"四界"，全称是"四大种"，是指构成一切色法（相当于物质现象）的四种基本元素，即地、水、火、风，一其能造作一切"色法"，称"能造四大"，即地大、水大、火大、风大；被造作之诸色法，称"四大所造"。据《具舍论》卷一，四大之作用分别为持（保持）、摄（摄集）、熟（成熟）、长（生长）。佛教认为，人身也是由此"四大"而成，故以"四大"作为人身的代称，《金光明最胜王经》卷五："地、水、火、风共成身，随彼因缘招异果，同在一处相违害，如四毒蛇居一箧（qiè 小箱子）。"四大各百一病，合成四百四病，故后文称"一大不调，百病俱起"。古印度医学中亦采纳了这种学说。此处五荫亦为佛教名词，是梵文意译。荫者荫覆、覆蔽之意，现译成"蕴"，五蕴即色蕴（组成身体的物质）、受蕴（随感官升起的苦、乐、忧、喜等感情）、想蕴（意想作用）、行蕴（意志、活动等）、识蕴（指意志），佛教认为，人身无一个自我实体，只是由这五种东西集合而成。一般认为五蕴有狭义与广义之分，狭义为现实人的代称，广义指物质世界（色蕴）和精神世界（其余四蕴）的总和。此处四大五荫均为合成人体物质的代称，假合成身系佛教名词，亦称"假合之身"谓人之身，为众缘之假和合物也。此说明佛家思想在被印度医学所融汇后，在向我国传播的过程中，随着僧医对医学的传播，也融入到中医学当中，故处在佛教盛行南北朝至隋唐时期的医家也顺应这一潮流，将其观点充实到《张仲景五脏论》中。

5. 五辛文书，疗心身疾

敦煌卷子中的佛书《五辛文书》包括了法国编号 P.3244 及 P.3777，作者均不详，系中国佛教禅宗文献，历代大藏经均未收录，对研究佛教禅宗修身养生方法价值重大。

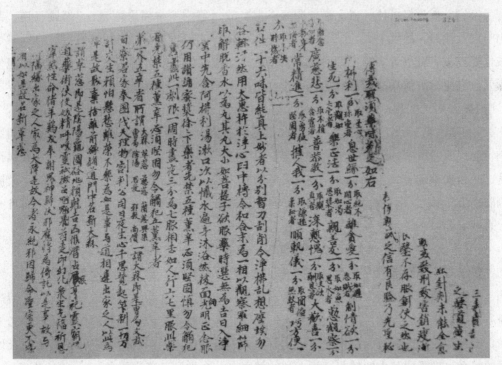

《五辛文书》中16味纯真上妙之药皆由佛教义理组成，服用这些药物前，必须先禁五种熏辛，其目的在于告戒人们要健康长寿，百病不生，就得抛弃心中的利、贪、欲等杂念，不胡思乱想，应远离世俗，专心修炼。此方对于一切药物无效的身心疾病有一定的帮助。《五辛文书》中云："第一外五辛者，所谓大蒜、曹局，草葱、阴阳，慈葱、恩爱，兰葱、邪教，兴渠、商价。一谓大蒜即是曹局………二谓草葱即阴阳……三谓慈葱即是恩爱……四谓兰葱即是一切外道邪法……五谓兴渠即是商价……第二中五辛所谓眼、色，耳、声，鼻、香，舌、味，身、触。一谓眼者代之五色……二谓耳者代之五音……三谓鼻者代之于香……四谓舌者代之五味……五谓身者代之五阴……第三内五辛所谓贪爱、毒恶，嗔恨、迷或（惑），愚痴、卒暴，姪（淫）欲、妻妾，努（帑）财、宝。一谓贪者广求万物积罪……二谓嗔者毒心炽盛……三谓痴者心昏性或（惑）不识正邪……四谓淫者随心欲变性逐爱移恋……五谓努（帑）者纵情发恶与大毒……"根据《五辛文书》中所论，文书中五种熏辛包括外五辛，中五辛，内五辛，外五辛中以大蒜指代曹局，草葱指代阴阳，慈葱指代恩爱，兰葱指代邪教，兴渠指代商价；中五辛中以眼指代色，耳指代声，鼻指代香，舌指代味，身指代触；内五辛中以贪爱指代毒恶，嗔恨指代迷惑，愚痴指代卒暴，淫欲指代妻妾，帑财指代财宝。

《五辛文书》中"制情欲"在中医学上亦十分重视，实质上身心疾病与人的"七情六欲"均有密切的关系，中医学认为：人体情志活动是以五脏精气作为物质基础，《素问·阴阳应象大论》云："人有五脏化五气，以生喜、怒、悲、忧、恐。""七情"乃喜、怒、忧、思、悲、恐、惊，七情过激均可导致人体气机紊乱，脏腑阴阳气血失调而产生疾病，如过怒可使气血上逆，阳气升泄，故《素问·举痛论》云："怒则气逆，甚则呕血及飧泄，故气上矣。""六欲"乃佛教用语，指人的六种欲望，即色欲、形貌欲、威仪姿态欲、言语音声欲、细滑欲和人想欲、泛指欲望。中医学认为：欲望过多亦能使人气血过耗，脏腑功能受损，如色欲过度，房室不节，可伤肾。所以五辛文书中倡导的"制情欲"对于控制情志过激、节欲保精及避免脏腑功能的紊乱均有重要的作用。

《五辛文书》中"广慈悲一分，取不损含灵者"对中医学医德的准则有重要的影响，唐代著名医家孙思邈的《大医精诚》中就充分体现了这一精神，其云："凡大医治病，必当安神定志，无欲无求，先发大慈恻隐之心，誓愿普救含灵之苦。"这种"大慈恻隐之心"就是"广慈悲"，"誓愿普救含灵之苦"不但体现了"不损含灵"，而且充分表现了要一心救治含灵疾苦的可贵精神。

《五辛文书》中将佛教义理如息世缘、离贪爱、制情欲、乐正法、亲友善、广慈悲、普恭敬、深惭愧、大欢喜、常精进、摧人我、顺轨仪、巧方便等作为药物来疗人疾病，反映了佛家利用药方的形式来传播佛教义理的情况，这些义理在今天不仅对于治疗身心疾病有重要的意义，而且对于从人们的内心深处制止贪欲，培养遵纪守法、尊老爱幼、密亲善友、虔诚待人、精业上进均有重要的引导作用。但我们也应看到其中消极处世的一面，应吸取其中的精华，为人类的健康、社会的和谐稳定服务。

以上仅是对敦煌佛教医药文化特色的概要，要全面揭示其内涵，还得进一步深入挖掘。

参考文献

［1］中国社会科学院，中国敦煌吐鲁番学会，英国国家图书馆等编《英藏敦煌文献（汉文佛经以外部分）》（第八册）［M］．成都：四川人民出版社，1992：118—119.

［2］上海古籍出版社，法国国家图书馆编．《法藏敦煌西域文献》（第22册）［M］．上海：上海古籍出版社，2002：291.

［3］上海古籍出版社，法国国家图书馆编．《法藏敦煌西域文献》（第28册）［M］．上海：上海古籍出版社，2004：17.

［4］季羡林主编．《敦煌学大辞典》［M］．上海：上海辞书出版社，1999：729.

［5］敦煌研究院编，施萍婷主撰稿．《敦煌遗书总目索引新编》［M］．北京：中华书局，2000：274，298.

［6］马继兴主编．《敦煌古医籍考释》［M］．南昌：江西科学技术出版社，1988：506—507.

［7］李应存，史正刚著．《敦煌佛儒道相关释要》［M］．北京：民族出版社，2006.

［8］李应存主编．《实用敦煌医学》［M］．兰州：甘肃科学技术出版社，2006.

［9］李应存，史正刚．敦煌遗书中佛家咒语与药物疗法探析［C］．第十一届全国中医医史文献会议论文，广西南宁，2008年11月.

［10］李应存，史正刚，魏迎春．敦煌佛书P.3777《五辛文书》中之修身养生方录释［J］．甘肃中医，2007（7）：28－29.

［11］李应存，史正刚，魏迎春．敦煌佛书S.5598V中毗沙门天王奉宣和尚神妙补心丸方浅探［J］．甘肃中医，2006（7）：12－14.

［12］李应存，史正刚，魏迎春．敦煌本张仲景《五脏论》中佛家思想初探［C］．第十二届全国中医药文化学术研讨会论文集，福建福州，2009年10月.

《太平经》的"人神"观

北京中医药大学中医药文化研究与传播中心　周晓菲

【摘要】《太平经》是东汉时期中国道教的一部原始经典，其内容以天师与真人对话的形式，阐述了天道自然的规律，其目的是内以修身，外以治国，以达到天下太平的和谐气象。《天平经》是神道书，神道是其在哲学上的理论基础，通过对《太平经》"人神"的思想的研究，对我们从人类医学和生命的角度认识"神"及其对健康的作用会有新的启示和发现。

【关键词】人神；神道；太平经；身中神；五藏神

A Tentative Analysis of the Conception of Shen in Taiping Jing

Zhou Xiaofei

（Beijing University of Chinese Medicine）

Abstract：Taiping jing is a very important classic work about taoism in east han，which expounds the law of naturalistic ideology in form of conversation between cosmos shen and human，aiming to cultivate one's moral character，govern our country and achieve the situation of harmonious society. Taiping Jing is a book on Shendao，Shendao is the theory foundation of philosophy，by researching the thoughts of Shen in Taiping Jing，we can have new discovery and enlightenment from the point of view of human medical science，life and its influence on people's health.

Key words：**shen**；**shendao**；**Taiping Jing**；**Taoism psychology**；**life**

一、"人神"来源于天地万物之元气

《太平经》认为，人身中的神来自于太阳天气，属阳，主生，"凡事人神者，皆受之于天气，天气者受之于元气"[1]（96 页。以下引文出自王明《太平经合校》的部分将只标注页数）元气是太阳天气、太阴地气、中和之气合一的混沌形态，"元气有三名，太阳、太阴、中和；形体有三名，天、地、人。"（19 页）所以，天地人是同质的，精气神本于天地人三气，三者合一"乃成一神器。"（27 页）

神器就是指人的生命体，从生命体的来源上讲，《太平经》认为，万事万物的本原和起点是元气，"元气惚恍自然，共凝成一，名为天也；分而生阴而成地，名为二也；因为上天下地阴阳相合施生人，名为三也。"（305 页）因为神与元气是同质同体的，"神乃与元气并同身并行"（96 页），所以"人本生受命之时，与天地分身，抱元气于自然。"（43 页），在这同时，神也与元气一道成为人的生命体的来源，因而《太平经》认为"人本生时乃名神也，乃与天地分权分体分神分精分气分事分业分居，故为三处，一气为天，一气为地，一气为人，余气散备万物。（726 页）"，天、地、人"三气共一，为神根也"（728 页）

所以，《太平经》认为，人初生时就是神，当与天地分别后，神便分居三处，为天、为地、为人及万物，这也是"天人合一"思想的理论来源，是人与天地万物的信息能量沟通感应的基础，生命的精气神合一状态，就可以实现内在信息与外在世界的信息交换，当三气共为一体，相互交织在一道时，就是通神的境界。所以说神无处不在，万物皆有神。越趋近于自然本真的状态，越易达到神的境界。

二、天地万物运行的机枢为"九神"

"神不过大道与天地之性"（699 页），四时五行就是天地万物之性，就是宇宙间的大道，"道者，乃天所案行也"（32 页），"天地之道，四时五行"（268 页），天地虽然不会说话却能长存，是其春夏秋冬四时生长收藏、木火土金水五行生克制化的自然法则给与天地神气。经文说："夫皇天乃以四时为枝，厚地以五行为体，枝主衰盛，体主规矩，部此九神，周氵不（流）天下，上下洞极，变化难睹，为天地重宝，为众神门户。"（262 页）"故天地不语而长存，其治独神"（26 页）。九神周流天下，无所不至，通透至极，变化难查，是天地万物的重要宝器。

元气因道而化生万物，道的九个基本法则就是四时五行。元气之神按照四时五行的法则分为九神主宰天地万物，并且天地万物的九神是同质的，是相通的。当元气依道化生万物的时候，神就依四时五行之道进入天地万物，天地万物就具备了元气之神，并按四时五行之神春生、夏长、秋收、冬藏，生长壮老已来完成生命的自然过程。

三、四时五行之精神入人身中为"五藏神"

《太平经》认为，要使人间太平气到、阴阳调和的关键在于"神灵"的完全协和。"太平气垂到，调和阴阳者，一在和神灵"（291 页）。四时五行就是天地神明的宝器，它有使人通神而心灵明澈之光，使人随着五行着色，即"青赤黄白黑"，随着春夏秋冬四时之气兴衰。四时五行就是天地的使者，来生成人民和万物，天地阴阳间没有不被其德而化生的。

四时五行之气随着天地元气进入人体，就成为人身的五藏神，为内神，即肝神、心神、脾神、肺神、肾神；出为四时五行神，为外神，即阳神，与人身较近的为五德之神，即仁、义、礼、智、信；较远的名为"阳历"，字为四时兵马，可以驱使邪气，也随着四时之气的盛衰而兴亡。"此四时五行精神，入为人五藏神，出为四时五行神精。其近人者，名为五德之神。与人藏神相似；其远人者，名为阳历，字为四时兵马，可以拱邪，亦随四时气衰盛而行。"（292 页）

四、身中神随年寿盛衰

人身中神可随着年龄成倍提升，这是五藏之精神在人体内发生作用的征兆："年十岁，二十年神。年二十，四十年神。年三十，六十年神。年四十，八十年神。年五十，百年神。年六十，百二十年神。年七十，百四十年神。年八十到百二十，神尽矣。少年神加，年衰即神灭，谓五藏精神也，中内之候也。（722 页）"。

罗炽在《太平经注译》中解释道：人身中"总共有一千二百二十个体内神供人来驱遣，对人的意念进行监控，万神都服从于人，随人盛衰而盛衰。这是天地间永恒不变的常理"[2]，如果能用神来筑起防邪壁垒，并且善于驾驭神，静身存神，就可以防止疾病，年寿增长，得到神明护佑。

《太平经》主张人要经过精神修炼而达到度世登仙的目的，"度世"一词，在《太平经》中指超过一百二十岁的寿命，这是天地的界极之数，而活不到六十岁就死亡的就是夭亡。并把人的寿命分为三个等级，经文指出："凡人有三寿，应三气太阳、太阴、中和之命也。上寿一百二十，中寿八十、下寿六十。百二十者，应天大历一岁，竟终天地界也；八十者，应阴阳分别八隅等应地，分别应地，分别万物，死者去，生者留；六十者应中和气，得六月《遁》卦。遁者，逃亡也，故主死生之会也。如行善不止，过此寿谓之度世；行恶不止，不及三者，皆夭也。"（23 页）可见，人的行为善恶也关系着人的寿命长短，这是《太平经》生命观的主要论点之一。

五、身中神与疾病寿命的关系

为什么会有人活不到六十岁就夭折了呢？《太平经》认为，一方面"胞胎及未成人而死者，谓之无辜承负先人之过。"另一方面是身中神游离于身体之外，而疾病攻击身体之内所造成的。"此盖神游于外，病攻其内也。"（723 页）

胞胎及未成年就死亡是"承负先人之过"，这是《太平经》的一种系统的善恶报应理论，指先辈的善恶给后人带来的祸福，此不在本文论述之列。此外的夭亡多指人体神、精、形分裂不能合一而失神，五藏神游离在形体之外，不能按时回到人腹中，不能滋养身体而得病造成的。《三洞珠囊》卷一《救导品》引《太平经》第三十三云："故肝神去，出游不时还，目无明也；心神去不在，其唇青白也；肺神去不在，其鼻不通也；肾神去不在，其耳聋也；脾神去不在，令人口不知甘也；头神去不在，令人目旬冥也；腹神去不在，令人腹中央甚不调，无所能化也；四肢神去，令人不能自移也。"（27 页）

神在人体的去留是由心思意念来决定的，"夫阳精为神，属天，属赤，主心。心神，乃天之神也"（696 页）"心则五藏之王，神之本根，一身之至也。"所以要使神明精气不离人身，就要自亲自爱，在自身内部多用心意，"夫神明精气者，随意念而行，不离身形，神明常在，则不病不老，行不遇邪恶；若神明亡，病者立死，行逢凶恶，是大效也。"（698 页）

六、"人神"境界有九个等级

"人乃道之根柄，神之长也"（12 页），四时五行的规律是万物生长变化之道，万物与道相应的程度，就可判断其通神的程度。《太平经》按照"凡事各以类相理"的原则，将人分为九个等级，九等人职责分工明确："夫人者，乃理万物之长也。其无形委气之神人，职在理元气；大神人职在理天；真人职在理地；仙人职在理四时；大道人职在理五行；圣人职在理阴阳；贤人职在理文书，皆授语；凡民职在理草木五谷；奴婢职在理财货。"（88 页）。

可以看出，这九等人所理的正是"神"从元气无为到天地、四时五行、人间万物化生过程的各个阶段和层级。越是与元气相近的级别越高，也就是越能与神相通，与道相合；而与元气越远则反之。经文进一步解释了九等人各司其职的原因：最高级的"委气神人"是无形的，"乃与元气合形并力，与四时五行共生。"（96 页），因为与元气相似，故理元气；"大神人"是有形的，"德君桉行，是名为大神人，悉坐知天下之心、凡变异之动静也。"（360 页）大神与天相似，故理天；"真人专又信，与地相似，故理地；仙人变化与四时相似，故理四时也；大道人长于占知吉凶，与五行相似，故理五行；圣人主和气，与阴阳相似，故理阴阳；贤人治文便言，与文相似，故理文书；凡民乱愦，无知，与万物相似，故理万物；奴婢致财，与财货相似，富则有，贫则无，可通往来，故理财货也。"（88 页）

这九等人所理的元气、天气、地气、四时气、五行气、和气、真气、顺气、财气，如果能"九气合和，九人共心"就能达到太平。这九种气是次第更迭地生成，而现在的人都不能洞察了解，过去的圣贤也没有陈述，所以其真道已经在世间封闭很久了。"此九事乃迭相生成也，但人不得深知之耳，先圣贤未陈之也，故久闭绝乎！"（89 页）。

九等人的通神境界表

九等人	形态	特点	与道相似	职责	应九气
委气神人	无形	与元气合形并力与四时五行共生	元气	理元气	元气
大神人	有形	悉坐知天下之心凡变异之动静	天	理天	天气
真人	有形	专又信	地	理地	地气
仙人	有形	变化与四时相似	四时	理四时	四时气
大道人	有形	长于占知吉凶，	五行	理五行	五行气
圣人	有形	调和阴阳	阴阳	理阴阳	和气
贤人	有形	治文便言	文	理文书	真气
凡民	有形	乱愦无知	万物	理草木五谷	顺气
奴婢	有形	致财。富则有 贫则无，可通往来	财货	理财货也。	财气

七、身中神的修炼方法有九等

如果人要达到由奴婢到圣贤神人的等级，就要按照神道的次第进行修炼。"故上士修道先当食气，是欲与元气和合，当茅室斋戒，不睹邪恶，日錬其形，无夺其欲，能出入无间。"（91 页）。《太平经》将汉代流行的修炼术进行归纳，按照由高到低把修炼的道术分成上中下三个层次，一共九种修炼方法，九个等级，每一个等级里又有九种道术，一共是八十一种方法，这些方法虽异，但都是有共同根源和目的，都是以"神"为驱使对象，以服务于人为出发点。

在《太平经·真道九首得失文诀》中，天师对真人说"其欲闻洞极，知神灵进退邪？"并明示"道有九度……一事名为元气无为，二为凝靖虚元，三为数度分别可见，四为神游出去而还反，五为大道神与四时五行相类，六为刺喜，七为社谋，八为洋神，九为家先。一事者各分为九，九九八十一首，殊端异文密用之，则共为一大根；以神为使，以人为户门。"（282 页）

在这九度中，上三种为度世登仙术，是最接近于道的术；中三种可以利用真道、驱使神真；下三种是一些不能精修道术之人常容易走火入魔的驱神术。经文说"其上三九二十七者，可以度世；其中央三九二十七者，可使真神吏；其下三九二十七者，其道多耶，其神精不可常使也，令人惚惚忄兄忄兄，其中时有不精之人，多失妄语，若失气者也。

经文对这九种道术的具体修炼方法也进行了阐释：

"其上第一，元气为者，念其身也，无一为也，但思其身洞白，若委气而无形，常以是为法，已成，则无不为，无不知也。故人无道之时，但人耳，得道则变易成神仙，而神上天，随天变化，即是其无不为也。

其二为虚无自然者，守形洞虚自然，无有奇也，身中照白，上下若玉，无有瑕也。为之积久久，亦度世之术也，此次元气无为象也。

三为数度者，积精还自视也，数头发下至足五指分别形容身外内，莫不毕数。知其意，当常以是为念，不失铢分，此亦小度世之术也，次虚无也。

四为神游出去者，思念五藏之神，昼出入，见其行游，可与语言也。念随神往来，亦洞见身耳，此者知其吉凶，次数度也。

五为大道神者，人神出，乃与五行四时相类，青赤白黄黑，俱同藏神。出入往来，四时五行神吏为人使，名为具道，可降诸邪也。

六为刺喜者，以刺击地，道神各亦自有典，以其家法，祠神来游，半以类真，半似邪，颇使人好巧，不可常使也。久久愁人。

七为社谋者，天地四时、社稷山川祭祀神下人也。使人恍惚，欲妄言。其神暴仇狂邪，不可妄为也。

八为洋神者，言神洋洋，其道无可系属，天下精气下人也，使人妄言，半类真，半类邪。

九为家先，家先者，纯见鬼，无有真道也。其有召呼者，纯死人之鬼来也。此最道之下极也，名为下士也。得其上道者，能并使下；得其下道者，不能使其上也。"

"仔细推敲，便可发现《太平经》在排列这九度修炼法时，遵循着一定的规则，这就是以证道度世为标准来评判各种方术的优劣"。[3]《太平经》指出，道术的高低与人的行为有关，持守根本，践行真道的人可以修得上等道术，喜欢身中神出入游荡的得中等道术，愚人损本守末，招徕身外之神，得下等道术。掌握前三种道术的，便能驾驭后六种道术，只会后三种道术则无法达到前六种道术。这九种道术有的可使人度世登仙，有的舍本逐末，易被迷惑而失误，招徕凶邪，"故凡学者，乃须得明师；不得明师，失路矣。故师师相传，乃坚于金石；不以师传之，名为妄作，则致凶邪矣。真人慎之慎之！"

总之，《太平经》中神的概念是其宇宙观的重要组成部分，也是汉代天人合一，天人感应的理论基石，其身中神与天地万物的联结构建起等级分明的人神系统，使其将"道"进行宗教化改造成为可能。

参考文献

[1] 王明.《太平经合校》[M].北京：中华书局，1960.

[2] 罗炽主编.《太平经注译》[M]，重庆：西南师范大学出版社，1996：1235.

[3] 张广保.《太平经》——内丹道的成立 [A] 见：陈鼓应，道家文化研究 [M].上海：生活·读书·新知三联书店，2009：123.

作者简介：

周晓菲：女，1968 年 9 月生人，北京中医药大学中医药文化研究与传播中心副研究员。联系电话：010-64287499，邮箱：cctvzxf@126.com

项目简介：

北京中医药文化研究基地建设项目；北京市重点学科中医人文学研究项目（项目编号：521/0101187）；北京中医药大学中医药文化研究创新团队项目（2011-CXTD-18）.

金世元中药炮制技术与思想研究

中国中医科学院中国医史文献研究所　　李　楠　万　芳　侯如艳
杨　莉　林　岚

【摘要】金世元教授为第一批国家级非物质文化遗产"中药炮制技术"项目代表性传承人，谙熟中药炮制发展历史，熟悉各种中药炮制技术，在中药炮制领域具有深刻的眼光与独到见解。他善于从浩瀚的医学文献中，发现标志着学科发展的细微线索；注重中药炮制技术的规范性；更兼通中医理论与临床，故能从整体上把握中药炮制与中医临床的关系，形成从临床角度谈中药炮制的独特视角。

【关键词】非物质文化遗产；金世元；中药炮制

金世元教授为第一批国家级非物质文化遗产"中药炮制技术"项目代表性传承人，自14岁入"北京复有药庄"学徒，至今已从事中药事业七十余年，被学界誉为"国药大师"、"药学泰斗"，有《中药炮制学》等专著。金老谙熟中药炮制技术的发展历史，熟知各项炮制技术的操作工艺，更能在理论上将中药炮制技术与中医理论结合，形成独特的学术思想。

1　谙熟中药炮制发展历史

1973年湖南长沙马王堆三号汉墓出土的《五十二病方》中已记载了"㕮咀"等早期中药炮制方法，此后历两千余年，直至今天中药炮制学形成了独立的学科，有一整套的理论与方法，这当中历代医家做出了重大贡献。对中药炮制发展史上的点点滴滴，如某时、某地、某人，有怎样的著作，做出了怎样的贡献，提出了什么样的理论与方法，金老均了如指掌。最难能者，他能从许多细微之处，发现常人注意不到的，具有重要历史意义的信息，下面略举两例以说明。

《伤寒论》为中医临床经典著作，其中亦记载了许多中药炮制方法，这些方法均通过脚注的形式体现，如桂枝汤中"桂枝三两（去皮），芍药三两，甘草二两（炙），生姜三两（切），大枣十二枚（擘）"[1]括号中为炮制方法，最初通过小号字体，写在相应药物的左下角，这种方式为许多方书沿用。唐代孙思邈的《千金方》却改变了这种书写方式，孙氏将这些脚注均用大字，置于药名之前，如仲景的"甘草（炙）"改为"炙甘草"。这样的改动在许多人眼中并无实质性意义，但金老认为，这种调整，说明唐代中药炮制工艺已经十分成熟，炮制方法与药物本身成为一个整体，至今我们依然沿用如炙甘草、熟地黄、炮附子、炒山栀等这样的将炮制方法与药物名称融为一体的书写方法。这样一个细微的调整，却实在是中药炮制史上的大事，反映出医家思想上对"中药炮制"重视程度的提升。

宋代王怀隐编修的《太平圣惠方·论合和》中记载："凡合和汤药，务在精专，甄别新陈，辨明州土，修制合度，分量无差，用得其宜，病无不愈。"金老认为，这段话是对整个中医药临床过程的高度概括，其中"甄别新陈，辨明州土"讲的是药材鉴别问题；而"修制和度"谈的就是中药炮制问题；"分量无差"是临床用量；"用得其宜"是辨证用药准确。据此可见，宋代人对药物真伪优劣，药材炮制问题的重视程度，不亚于临床辨证选药，拿捏剂量，也体现出医药一体的整体观念。

由此可见，金老不仅关注历史上的炮制方法的记载，更能从浩瀚的医学文献中，发现不同时期标志着学科发展的细微线索。这些文本虽非专讲中药炮制学，却反映出不同时代医家对中药炮制学的普遍认识与定位，因而较具体的炮制方法，更能体现学科发展过程的社会与思想的大背景。

2　注重中药炮制技术规范

金老十分重视中药炮制技术的规范，注重传统炮制工艺，他常说："炮制工艺虽然繁琐，却有其意义，因而不能随意改变。"人们常用偷工减料来概括商人为了牟取暴利而暗中降低产品质量的不良行为，金老在讲炮制工艺时强调："减料固当杜绝，偷工亦绝对不可。"偷工便是减少炮制必要程序，如煅赭石，需砸成小块，煅至红透，立即倒入醋液淬制，如此反复煅淬至质地酥脆，淬液用尽为度。若煅制次数不足则很难煎出药内的有效成分，影响临床疗效。在此前提下，还要注意炮制的火候，《本草蒙筌》："凡药制造，贵在适中，不及则功效难求，太过则气味反失。"这段记载，重点在谈中药炮制的火候，"贵在适中"是其标准，不论太过或不及，都不能达到药物的最佳功效，甚至产生相反的作用。这些均需在实践当中反复摸索，金老回忆在药庄学习炼蜜的过程时："炼蜜的火候最为重要，然师傅并不讲解，而全凭自己观察、实践。蜜一开锅，上面起泡，如果起白泡，水分没出尽；如果起黄泡，蜜老了。"

更难能者，金老能在领会炮制技术精髓之后予以改进。如植物类药材在采收后，除部分品种如石斛、生地、芦根、茅根等少数鲜用外，大多数都须在产地立即进行初步加工，如去芦、去须、去皮、洗刷、揉搓、切片、晾晒等。以茯苓的产地加工为例，除白苓片外，其余均为正方形和扁方形坚硬块状，大小不等，最大每块可重达15克。而实践证明，茯苓水煎30分钟，破开后，内部仍呈白色硬块。这种切制品不仅影响有效成分溶出，而且造成大量浪费，因而金老建议改进茯苓产地加工规格，以多生产不同药用部分片状规格为宜[2]。

又如北京各药厂加工连翘均是除拣净杂质及枝梗外，再将"连翘（果皮）"与"连翘心（种子）"经棒、搓、簸、筛、挑工序严格分开，分别入药。但根据历代本草记述，均未提及连翘去心使用，而且连翘与连翘心的疗效无甚区别。北京地区连翘使用量大，但单用连翘心者仅占0.1%，而各药厂连翘出心率为35-40%，产生了大量的浪费。金老提出不论新、老连翘，拣净杂质、枝叶及果柄后，再筛取部分已自行脱落的种子供连翘心应用，其余果实无需去心，以整个果实应用即可。这样既符合"尊古炮炙"，又能充分发挥药效，节约中药资源[3]。

3　强调中药炮制临床意义

金老认为，中药炮制理论主要来源于中医，是在治病过程中，为适应临床需要，对药物进行炮制，其根本目的是为了医疗服务，其理论是由历代医家长期临床，根据治病需要不断探索总结而成。因而金老每切合临床实际应用而谈炮制，多有独到见解。

如《伤寒论》为中医临床经典著作，但其中有关中药炮制的内容，往往被人忽略。有研究[4]提出《伤寒杂病论》中的药物炮制方法主要可分为5类：即修治、水制、火制、水火共制及其他制法，较为全面的总结了经方的炮制方法，却未能就其炮制的意义进行深入探讨。金老在讲《伤寒论》的炮制发展时，深入剖析炮制工艺。如《伤寒论·辨少阴病脉证并治》304条"少阴病，得之一二日，口中和，其背恶寒者，当灸之，附子汤主之。附子汤方：附子二枚（炮，去皮，破八片），茯苓三两，人参二两，白术四两，芍药三两，上五味，以水八升，煮取三升，去滓，温服一升，日三服。"[1]其中附子提出了三种炮制方法"去皮"、"破八片"、"炮"。"去皮"的工艺今天仍然沿用，白附片的炮制过程中就要求去皮；"破八片"是要将附子切开；最重要的是"炮"，就是在炭火上烧，目的在于减轻附子的毒性，今天采用水煮、蒸法来破坏乌头碱，其重点都在加热。附子有毒，但同时也有特效，能够温中散寒，回阳救逆。因而通过炮制，减轻附子的毒性，是临床用药安全的重要保障。进一步结合305条"少阴病，身体痛，手足寒，骨节痛，脉沉着，附子汤主之。"[1]来看，附子汤治疗的背恶寒、身体痛、手足寒、骨节痛等疾病，多为久积而来，且非亡阳暴脱，能够致命的急症，多需要长期服药，临床用药的安全性便凸显出来，因此需要通过"炮"来减轻附子的毒副作用。

又如肉豆蔻，传统炮制方法为面裹煨。先制做面皮，后将肉豆蔻逐个包裹，晒至半干，投入已炒热的滑石粉锅内，至面皮呈焦黄色时取出，筛去滑石粉，放凉，剥去面皮，用时捣碎[5]。金老在讲本品的炮制时提出，本药是肉豆蔻科植物肉豆蔻的干燥种仁，主产自印度尼西亚，内含有大量的油脂。生品表面有大理石样花纹，如用石碾压碎，可渗出大量油脂，当中既有脂肪油也有挥发油，需将油脂煨去。如"四神丸"，临床当中常用于治疗"五更泻"，方中即含有肉豆蔻。该方本用于止泻，若不将肉豆蔻中油脂煨去，则反成滑肠之品。

4 小结

金世元教授作为第一批国家级非物质文化遗产"中药炮制技术"项目代表性传承人，谙熟中药炮制的发展历史，熟悉各种传统炮制技术，更于中医学有深刻的认识，故能将中医中药作为一个整体来探讨中药炮制的目的与意义，因而每有高屋建瓴的见解。研究金老的技术与经验，应注意其在中药炮制史方面犀利的目光；在中药炮制中恪守操作规范的严谨态度与注重改进工艺的创新精神；最值得我们思考与学习的，是金老医药一体的整体思想，以及在这种思想指导下形成的中药炮制理论。

参考文献

［1］李培生．伤寒论讲义［M］．上海：上海科学技术出版社，1985：15，171，170．

［2］金世元．浅谈药材的产地加工与改进建议［J］．中药材，1991，14（8）：29-30．

［3］金世元．关于连翘应用与加工方法的探讨［J］．药学通报，1963，9（1）：47．

［4］林大勇，张丽艳，李斌．经方药物炮制法举隅［J］．辽宁中医药大学学报，2007，9（5）：158
－159．

［5］裘千锋．中药炮制学［M］．北京：中国中医药出版社，2003：356．

项目简介：中国中医科学院中国医史文献研究所2010年度自主选题研究项目，编号：ZZ040501-10。

作者简介：李楠（1980.4），男，汉族，医师，硕士，从事近现代文献研究，E-mail：tyss-6
@163.com。

万芳，女，汉族，研究员，博士研究生导师，从事近现代文献研究，E-mail：wanfanghm@hot-mail.com。

医籍序文——中医药文化研究的"阑珊处"

山东中医药大学　李绍林　鲍燕

【摘要】与中医相关的一切，都属于中医文化。中医典籍序文内容丰富，文字优美，语言流畅。仔细研读，妙趣横生，或能了解作者作书之由，或能考证一书之版本，或能探后世之评价，或能挖掘一段鲜为人知的曲折故事。序文研究是中医文化研究的新视野，然目前尚缺乏系统的总结与更深层次的探讨，使之处于"阑珊处"。全面挖掘解读序文，是一个重要的尚待拓展的研究领域。

文化是一个极抽象而又有丰富内涵的概念，凡是人类有意识地作用于自然界和社会的一切活动及其结果，几乎与人相关的一切，都属于文化。同样，与中医相关的一切，都属于中医文化。中医文化，体现在临床诊治和文献典籍等各个方面。诊治方面，那一望一切，一针一石，一根一草，一汤一剂，无不散发着中医简便效验的本色。文献方面，那一简一帛，一书一画，一版一面，一序一跋，无不凝聚着医者德艺双馨的智慧与情感。在文化大发展大繁荣的今天，中医药文化亦成为中医药界研究的重点，但研究中医文化，切不可忽视中医典籍序文。

序文是作者对作品的引言，或是请别人撰写对作品的介绍或对本书内容的评论。通过序文，通常可以获悉作者的写作主题、范围、宗旨和经过等。就医籍序文而言，不仅能了解以上基本内容，还可以探究医家的社会地位、治学精神及医学源流、学术所宗、个人门户倾向等。元代王构《修辞鉴衡》："序者，绪而陈者也。"陈绎曾《文说》："序宜疏通圆美，而随所序之人变化。"又有清人王之绩认为"自古迄今，文章用世，惟序为大，更无先于此者"，可见序文的重要地位。

一、叙作者之主旨

南宋王应麟《玉海·辞学指南》："序者，序典籍所以作也。"清程应旄曰："古人作书，大旨多从序中提出。"如张仲景《伤寒论·自序》，先是批判士人"曾不留神医药，精究方术"，而是"竞逐荣势，企踵权豪，孜孜汲汲唯名利是务"，及致祸至，则求诸巫祝，整个社会风气如此，"举世昏迷，莫能觉悟"。又说家族因伤寒死者甚多，"感往昔之沦丧，伤横夭之莫救"，于是"勤求古训，博采众方"，而成《伤寒杂病论》一书。希望后世医家能见病知源，思过半矣。仔细读来，不仅了解到仲景作书的缘由，更能体会到他对医学现状的痛心疾首。程郊倩曰："余读《伤寒论》仲景之自序，竟是一篇悲天悯人文字。"张利明[1]等通过此序的研读，认为张仲景是"一位不能顺从和迎奉腐败政局的官员"，不能从政治上解救民众，只好留心医药，解除民众的疾病之苦。又如曹颖甫的弟子姜佐景在自序中叹世人疾苦"世之医者曾莫能识"，且"因中西医论战之亟，而中医学之真髓，竟莫能道之，不禁心怀悲愤，作《经方实验录》"。

二、考一书之版本

序文是书籍的重要组成部分，也是每个版本最明显的特征。通过不同版本序文的对比，还能了解版本的流传及辨别版本的异同，也是区别版本最方便的手段。如王勇[2]对通行《注解伤寒论》序文研究，发现汪济川刻本有郑佐《新刻伤寒论序》、江瓘《刻伤寒论序》、严器之《注解伤寒论序》；1955年商务印刷馆在此基础上补充了张仲景《伤寒卒病论集》、林亿等《伤寒论序》、宋刻《伤寒论》的敕文；1963年人卫出版社与上同；1972年人卫再版删去郑序、江序及敕文；2004年则全部收录。赵开美刻本仅有严序，近代影印本亦有增补调整。通过不同版本的序文比较，可以较为快捷的区别版本。另外也有些书籍因流传过程序文缺失，致后世版本多不清楚，如《涵芬楼烬余书录》："《新刊袖珍方》四卷。明洪武刊本，十六册。前后无序跋，亦无撰人名氏。首总目，以仁义礼智为序，次分目，又次文行忠信为序。半叶十六行，行二十六字，高标准尺十二寸五分弱，广十九寸七分，行密字小，镌刻未精，时见讹字。……至书名增'大全'二字，必后来建阳书肆所为，此则犹洪武原名初版耳。"

三、看后世之评价

中国学问常讲究学有所宗，后起之辈常在序里提到自己的学术渊源。而从这些序文里，亦能看出某医家对后世的影响。如笔者曾对孙思邈在后世书序的影响情况做过初步统计，发现有60余篇书序提到孙思邈，涉及本草、方书、诊法、针灸、临床各科，还包括医案、养生食疗、医经、伤寒金匮类及综合性医书。从一定程度上，反映了孙思邈对后世的影响范围之广。如《脉确·赠医师贾某序》："思邈以绝人之识，操慈仁恻厚之心，其列《千金方》《翼》，及工害人之祸，至为愤切。"又如黄元御《素问悬解·自序》："玉楸子盛壮之年，雍正甲寅，时年三十。误服庸工毒药，幸而未死。遂抱杜钦、褚炤之痛，愤检汉后医书，恨其不通。通者，思邈真人《千金》一书而已。"

四、观学术之发展

有些序文在提到学术渊源时，常把医学发展脉络梳理一番，从一定意义上说，医籍序文在古代又充当了医学史研究的角色。如皇甫谧《甲乙经·序》就是一个代表，他从"夫医道所兴，其来久矣，夫上古神农始尝草木"写起，一直谈到周秦和汉晋，涉及医史人物 15 家（神农、皇帝、岐伯、伯高、少俞、雷公、伊尹、俞跗、医缓、扁鹊、医和、仓公、华佗、张仲景、王叔和），医学著作 7 部（《神农本草》、《黄帝内经》、《素问》、《针经》、《明堂孔穴针灸治要》），旁及社会人事现象以及与医学有关连的轶闻故事。皇甫谧的序，为研究晋代和晋以前整个中医史概况提供了重要依据。

五、探他序之故事

通过序文字词的解读，常能发现序文的真伪，作序者何人，与作者关系如何以及序文背后的曲折故事等等。如罗炳良[3]对尤袤《遂初堂书目》序跋考辨，认为"杨万里之序名为《益斋藏书目序》，而非《遂初堂书目序》。至于陆友在该书跋尾所载李焘之言，乃是误植杨万里的序文。"又如李小湖先生为费伯雄《医醇賸义》题辞，通过查阅资料发现李小湖字连琇，临川人，在咸丰年间督学江苏，曾因无嗣求医于费氏。又如王世贞《本草纲目·原序》以流畅的文笔、生动的修辞及信手拈来的运用典故而被称为医籍序文中的佳作。陈晓林[4]认为其运用用典、比喻、排比、借代、对偶、倒装、委婉、设问、兼格等多种修辞手法以增添文采，凸显文章主旨。然也有学者[5]却从"谒"、"窥"等字词及过分的赞美、假大空的文风，看到了李时珍的艰辛、谦卑和王世贞的傲慢、虚伪。

总之，医籍序文内容丰富，文字优美，语言流畅。仔细研读，妙趣横生，或能了解作者作书之由，或能挖掘一段鲜为人知的故事。故研究中医文化切不可忽视医籍序文的研究。然通过查阅文献发现，中医领域对此研究甚为不足，使之处于"灯火阑珊处"。更有出版社在书籍的再版过程中，因各种原因删减序跋，如陈存仁在《银元时代生活史》中提到其《中国药学大辞典》再版时被删掉自序及章太炎、肖龙友、焦易堂等序，使后世读者难以探其幽微，颇为可惜！多关注一下医籍序文吧！或许正是在这"阑珊处"，就隐含着你苦苦追寻的答案。

参考文献

[1] 张利明，王华忠，周兴海.《伤寒论》原序的内涵探讨［A］. 见：全国张仲景学术思想及医方应用研讨会论文集［C］. 全国张仲景学术思想及医方应用研讨会，南阳，2001：100－102.

[2] 王勇. 通行《注解伤寒论》序文研究［J］. 浙江中医杂志，2005.（10）：415－417.

[3] 罗炳良. 尤袤《遂初堂书目》序跋考辨［J］. 廊坊师范学院学报，2007.23（4）：28－30.

[4] 陈晓林，李美仙.《本草纲目·原序》修辞方法分析［J］. 时珍国医医药，2011.22（1）：262－264.

[5] 王旭，刘国利.《本草纲目·原序》异评 [J]. 医古文知识，1994. 11 (4)：15 – 17.

作者信息：

李绍林，女，1985 年 5 月出生，山东中医药大学中医医史文献 2011 级研究生。

Email：shaolin_ happy@ 163. com

鲍燕，女，1982 年 5 月出生，山东中医药大学中医医史文献 2010 级研究生。

Email：by_ baoyan@ 163. com

中医养生文化研究

从道学文化看疾病和医药学

中国社会科学院　胡孚琛

【摘要】 本文从什么是疾病，人为什么会生病这样的发问入手探讨疾病的来源。认为人是由躯体结构、生命结构、心理结构三个层次相互交通、相互联系、相互转化的统一体，将内丹学的理论和方迪的微精神分析学结合起来，就会使道学文化的新科学观达到人类智慧的最高峰，从而剖析出人类生命和心灵的奥秘，包括对人的生、老、病、死提出崭新的解释。在中华医学看来，世界上最高明的医师是大自然，生命的根本活力是以"肾气"为主的性能量，最好的医疗条件是将患者放归山明水秀、生机勃勃的自然界去汲取生命之气。中国的道学文化是源于母系氏族公社时期最古老的文化，是人类文明发轫的原点。中华民族的传统医药学是神农尝百草开创的原始社会的医药学，因而也是全世界医药学最古老的出发点。21世纪人类的医药学革命，也必须到人类遗存的最古老的中华医药学母体中汲取营养，走"西医中医化"、"中医现代化"之路，才能开拓出人类医学的新天地。

近些年来，北京各大医院的病房里，住院病人有人满之患。各种高科技的医疗检查设备不停地运转，化验室、药房等窗口的患者排着长队。在病房里，我们看到学到原因不明的病、难以治疗的病，包括癌症、艾滋病、白血症、晚期肝硬变、糖尿病、皮肤多发性硬化、严重的风湿性关节炎等一大批病，医生采取的实际上是"支持疗法"，这类垂危病人往往需要最好的医生和高超的技术才能维持下去。这类病人住院时间长，需要的是大量的"护理"，占了国家医疗费用的主要部分，但从本质上讲这只不过是用医疗干预疾病的自然进程和最终结果的努力，算不上真正意义上的"治疗"。还有一些可以令医院感到自豪的高科技大手术，如心脏、肾脏、肝脏等人体器官的移植及人工心脏的研制，以及一些大型癌症手术切除和放射、化学疗法等，这不但要招聘高度专业化的医生，而且无休止地耗费大量金钱。实际上我们并没搞清这些人体器官发生病变的机理，更没能有效阻止这些病变并使人体在手术前康复，这些大型手术只不过是费力补偿疾病造成的后果或稍微延长了患者的生命。百年以前，人们对肺结核、伤寒热、白喉、百日咳、小儿病毒性骨髓炎、梅毒等也像今天这样又耗钱又危险，现在弄清了这些病的机理仅需要免疫疗法和抗生素等即可轻易治愈。肺结核、伤寒热再不需要实行肺或治疗肠穿孔的手术，更不要长期住院进行细致麻烦的护理，总之这类病已不被医院看做重大医疗项目了，然而这却是真正意义上的"治疗"！这就是说，我们做梦也不敢相信的事实是，全国天文数字的医药费用实际并没有花在"治疗"疾病上，医药费用膨胀的指数彰显着医疗水平的低能，真正高明的一生治病恰恰应是最给患者省钱的！

什么是疾病？人为何会生病？

首先，人是大自然长期演化，特别是生物进化和自然选择的结果，因之人体的某些疾病实际上也是生物进化和自然选择的结果。痛风、焦虑、心力衰竭、近视、癌症等实际上是基因性疾病，它们在人类的漫长进化中曾经对物种繁殖有利，才被自然选择保存下来。风湿热、关节炎、糖尿病、红斑狼疮、多发性硬化等是自身免疫病，青年人需要增强自身免疫系统，却使免疫病威胁人们特别是老年人的生命。例如焦虑症、抑郁症、恐惧症实际上是一种人体防御机制，这种防御机制显然在人种的进化中可使人类逃避危险有利于生存，故其遗传基因被自然选择保留下来。人的情绪低落可能源自远古时残留的冬眠反应，因为人类很可能在漫长的进化史上曾经拥有过冬眠的机制，丹道的胎息术只不过是唤醒了人类这种冬眠机制而已。人的精神和情绪无疑也是人体生命进化和自然选择的结果，精神分裂症的易感基因或许在人体进化中有某种益处，因为它能增加人的创造力和直觉，并能免除某些疾病或痛苦，疯子很少患肉体上的感染、感冒、风湿和情绪上的焦虑、悲痛、苦恼。艺术天才、发明家和精神病患者这两类人身体内都蕴藏着巨大的性能量和过激冲动，但前者的心灵无有巨大创伤印痕，后者心灵埋藏着创伤和分裂的印痕；前者心灵与自然整合出现灵感，后者心灵脱离现实出现幻觉。人类深层潜意识的"本我"产生"象"，从而发展出"象思惟"（感性思维）。当"本我"的"象"达到一定"阀阈"，转化为"自我"，"自我"可以用概念、语言进行逻辑推理，发展出"言思维"（理性思维）。如果"本我"向"自我"转化的通路受阻，深层潜意识没有通过前意识的筛选、伪装、合理化便透过常意识层次直接表现，"本我"的"象"没等达到阈值便被过激冲动激发出来，就会造成程度不等的精神疾患。在这方面，心理层面的精神分裂症和生理层面的癌症十分相似。精神分裂症和癌症是"本我"的"象"在心理或生理两条途径分别失控的结果，而人体的心理层面和生理层面显然也是可以相互转化的，许多癌症是因为心理上的极度绝望、感情破裂、巨大压抑和难以承受的心灵刺激在生理上的反映。因为人体是从原生动物进化来的，而原生动物的每个细胞都可以独立地自由分裂繁殖。人体细胞则受高层次的激素信息指令控制，不能自由繁殖，为整个物种的延续牺牲个体细胞的裂变功能。如果人体受到某种自然生态因子、人文生态因子、心理环境因子的巨大刺激，激活了个体细胞自由繁殖的功能，人体某些器官或部位的个体细胞又不受监督地任意繁殖起来，这就是癌症。癌症是一种遗传性疾病，人的生命几乎都处于癌前状态。人体内都有多种抑制癌细胞生长的机制和消除癌细胞的免疫功能，但随着年龄增长，抵抗癌变的遗传因素失去作用，免疫功能减弱，癌症发病率也提高。癌症是人体细胞的叛逆行为，它们脱离开人体高层激素指令的控制，危害人体生命，但宿主被迫死亡也必然导致癌细胞最后的死亡，癌症本身也无法靠年迈的癌症患者遗传下去。

美国学者尼斯（Randolph M·Nesse）和威廉斯（George C·Williams）在 1994 年推出《我们为什么生病—达尔文医学的新科学》（中文版由易凡、禹宽平译，湖南科学技术出版社 1997 年出版），介绍了进化论的医学观点。他们将人类的疾病从病因上分为两类原因，即近因和进化史原因，近因解释疾病的构造和机制，进化史原因从疾病的起源和功能上解释为什么会生这种病？例如妇女在妊娠早期的恶心、呕吐及厌食，是为了防止胎儿受毒素的伤害以致畸形而在进化中选择出来的机制，咳嗽则是人体为从呼吸道排除异物而进化出来的复杂防御机制，甚至发热和腹泻也是人体针对感染的防御性适应。

其次，人是由躯体结构、生命结构、心理结构三个层次相互交通、相互联系、相互转化的统一体。我发现将内丹学的理论和方迪的微精神分析学结合起来，就会使道学文化的新科学观达到人类智慧的最高峰，从而剖析出人类生命和心灵的奥秘，包括对人的生、老、病、死提出崭新的解释。人体的躯体结构（形）、生命结构（气）、心理结构（神）和组成宇宙的物质、能量、信息三大基本元素是相互对应的，这对人类疾病的病因、病理、治则提供了新的思路。我曾说过，中国的哲学元典《道德经》、医学元典《黄帝内经》、丹道性命学元典《周易参同契》是人类智慧的高峰，目前全世界的现代科学和现代哲学都还无法达到它们的水平，蕴藏在这三部经典中的智慧也远远没被人们破译出来。《黄帝内经》认为人体"阴平阳秘"的中和态是身体无病的最佳状态，就躯体结构而言，则包括四肢五官的协调和五脏六腑的和谐运行。人体的生命结构，是靠内分泌器官产生的激素通过化学递质和神经系统的电位差传导来调节的，在临床医学上表现为气血的运行。内丹家把人的心理结构分成元意识、潜意识、常意识三个层次；元意识即元神或禅密的"灵明性体"和"无垢识"，属于人的"真我"；潜意识是以弗洛伊德的"本我"为根基，相当佛法转世轮回的"业识"，在心理上体现为"表象"和情绪；常意识即丹家之"识神"和佛法之第六意识，对应着弗洛伊德的"自我"和"超我"（道德化的"自我"）。在心理结构中，"本我"以"象"和情绪、欲望等介入思维，称作"感性思维"，其中的"象"包括穴居野处的原始人时代的心灵遗存、母亲子宫中胎儿期间的心灵遗存和幼童、青年至以后巨大精神刺激遗留的心灵印痕，以及长期压抑的欲望和未曾释放的性能量、过激冲动等，这就是说潜意识是个很复杂的心理层次，也是对人体疾病影响最大的心理层次。"自我"以抽象的概念、范畴、逻辑推理介入思维，"超我"则对应着人类社会的道德伦理规范，二者都是用语言来思维的，称作"理性思维"。"真我"可以和宇宙合一，与万物合一，可以即心即道，以自己的灵性直接契入事物的"意义"，故是以"意义"来思维的，称作"灵性思维"。丹家修炼到元神主事，百病全消，因之"真我"不会患疾病，人体的疾病是由"本我"、"自我"、"超我"之间的关系滞塞、错位、阻压等原因造成的。人的"超我"监察、压抑着"自我"，人的"自我"又监察、压抑着"本我"，而"本我"的潜意识却总会顽强地表现出来。当人的"自我"在社会生活中遭遇失败、乃至受到打击或长期压抑时，这些心灵信息变为恶劣情绪、燃烧的欲火储存到"本我"的"象"中，当"本我"的能量冲动长期得不到释放而超过一定阈值，潜意识中病态的"象"便会"投射"到人的心理层次或生理层次上，分别造成心理疾病或生理疾病。这样以来，人体的许多疾病可以通过精神分析揭示人的潜意识得到解释和治疗，当然这些潜意识不仅仅包含着近期的精神挫折，还包括胎儿、童年乃至遗传心灵之"象"的密码。因之，精神分析可以在临床上治疗某些精神疾病或生理疾病是有科学根据的，不少肉体疾病也确实可以在人的潜意识中找到病因。

再次，人本身是多种生物的集合，是和微生物、细菌乃至病毒的共生体。同时，人体又和其所处的自然生态环境及人文生态环境共融共存，由于近世人类对原始森林的滥采滥伐；对野生动物的滥捕滥吃，使许多源自野生动物的病毒、细菌、寄生虫、真菌等散布到人间，出现了疯牛病、艾滋病、禽流感等多种原来没有的疾病。

人体中共生细菌的数目远远超过人体细胞的数目，共生病毒的数目就更多。然而人体中的细菌和病毒平常并不不致人疾病，因为它们靠人体而生存，一旦人体死亡，它们也就无法赖以生存。疾病的发生，往往是共生的双方中的一方越过了自己的界限，违犯了相互共生的协议造成的。细菌大多是分泌外毒素时才对人体有害，而这种分泌毒素侵袭人体的行为往往是细菌自身出了毛病，或人类用药物危及了它们的活动。在对付人体共生细菌和病毒上，西医采取用抗生素聚而歼之的方法，中医采取以中药抑制促使双方共存共赢的方法，而全部杀灭人体的寄生物同样也会危及人的生命。

人决非一种独立自足的存在物，人是由有活力、有思想、可以相互联系的细胞、器官组成的生命系统，同时又是国家、社会、城市等生态系统的细胞。人不仅是上亿个生命的共生体，又是其上亿个祖先和后代的集合体。总而言之，人的生命是道的展开。

最后还要说明，人体的疾病还源于整个人类、整个民族、整个国家的共业和个人所造的业力。且看如今人们外出办事，就会陷入滔滔奔流的车河之中，全国每月因车祸撞死撞伤的人数以万计。各地矿山、矿井为捞取暴利总有人不惜违规作业，矿难死伤时有发生。此外还有不时发生的空难，因气候异常出现暴雨、龙卷风、泥石流、炎热、干旱、瘟疫死伤的人，皆是社会的共业所致。现代社会把每个人都驱向了战场，人和人之间相互拼杀，不少著名专家学者、政府官员、企业家、影视明星、科研人员长期处于临近"过劳死"的"亚健康"状态，英年早逝者所在多有，这是个人的业力所致。当今全球的自然生态是病态的，人类社会是病态的，当今之人内则伤于七情（喜、怒、忧、思、悲、惊、恐），外则伤于六淫（风、寒、暑、湿、燥、火），意外变故频出而五神（心、魂、意、魄、志）动摇，故每个人的心灵也是病态的。疾病本质上则是自然环境、社会环境、心灵状态在人们身体上的映象，在这种病态的周边环境下人们的身体怎能不生疾病呢！

实际上，疾病也是生命存在的正常形式，人类要全部消灭疾病是徒劳无益的，也是违反自然规律的。如果有一天真的全部消灭了疾病，每个人都无灾无病，但人仍要衰老，仍旧要死亡。人类的疾病，既是地球上自然生态的映像，又是社会上人文生态的映像，还是每个人心灵状态和行为模式的映像。尤其出人意料的是，现代社会里人们的疾病直接反映着世界各国占主导地位的医药学及其有关行业，是医疗机构和制药企业本身制造出并掌控着人们的疾病。不仅是医药业，现代社会各行各业都在争相制造疾病。丹家在修炼的过程中，发现每过一段时间仍有感冒、咳痰、全身酸痛、腹泻、发热等疾病来侵，丹家可以利用疾病对身体作一次调整，使之不断迈向新的台阶。其实人的多数疾病是可以自愈的，现代人大肆用药用手术对疾病的治愈率、死亡率并不一定比古人靠自然疗法的治愈率、死亡率有多大改善。在中华医学看来，世界上最高明的医师是大自然，生命的根本活力是以"肾气"为主的性能量，最好的医疗条件是将患者放归山明水秀、生机勃勃的自然界去汲取生命之气。另外，和谐的人际关系和友好的周边环境也是疾病自愈的必要条件。《汉书·艺文志·方技略》云："有病不治，常得中医。"钱大昭《汉书辩疑》注云："今吴人犹云不服药为中医"。由此可知，中医每将非药物、非手术的自然疗法放在首位，强调"消未起之患，治未病之疾"，充分保护和调动患者的自愈能力。

西方医药学和道学生成论的文化底蕴不同，它是以还原论思想为根基的，西方医学在学科分类上先将健身术、养生学排除出去，仅以治疗疾病为医学范畴，且又分为脑科、心血管科、消化科、眼科、耳科等过细的学科。其诊断方法，先将人体分不同器官解剖之，观察之；检查化验出不同细菌，再分别以不同化学药品灭杀之。凡治疗有效的天然药物，必分析出其有效成分，再以化学方法人工合成之，服用之；进而以现代医学对人体器官、细胞乃至人类基因进行人工改变，由此发展成克隆人的技术。然而，学科分类过细，会丧失医学的整体观。器官被解剖离开人体，则不具有人体器官的整体功能。现代医学既然无法克隆人的心灵，也就不能真正克隆人，克隆的其他动物也会退化，因为这些都违反道学自然界生态平衡的思想。人工合成的化学药物包括营养品，不但难以被人体吸收和分解，且大多含有毒害人体的副作用。用化学药品杀死细菌和病毒，也会增加细菌和病毒的抗药性，乃至出现新的菌种。过去抗生素每20年更新换代一次仍有杀菌效果，后来缩短到10年、5年、2年，现在一些病毒未待研制出新药就在短短的一个月时间变异出新的毒种。相比之下，中国传统医药学则是一种集健身、医药、养生为一体的学说，其特点是健身养生为主，防病治病为辅；预防为主，治疗为辅；治未病为主，治已病为辅；自我疗养为主，请医用药为辅；社会心理疗法为主，手术用药为辅；非药物治疗为主，药物治疗为辅。要之，中国医药学是一种文化医学、社会医学、心身医学，是自然生态医学，是自我康复医学，是有机整体医学，是周天全息医学。在中医药学看来，导致疾病的细菌和病毒也是一种生命体，中医药学的治疗原则是寻找一种药物配方来改变人体的内环境，从而克制此类病毒使之不危害人类生命，而不是尽数杀灭它们。这样，中医药学是人类和病毒"双赢"的生态医药学。中药是全部来自自然界的天然物品，和宇宙周天全息对应，而且宇宙间万物又都符合"一物降一物"的五行生克制化的道学规律。因之，原则上人类每出现一种新的疾病或病毒，自然界中必有一种药方或生态环境能克制它。例如白蚁能咬断木头，但不敢接触红木。细菌可以使水果发霉，但不能侵蚀白术。多种中药对细菌、病毒有抑制作用，从而创造出人体和细菌双赢的内环境，以保持人的身心健康。现代人的疾病大多与饮食、生活习惯、生态、环境、心理等因素有关，由心理紧张和贪吃纵欲造成疾病而服用化学药品，结果化学药品又导致新的疾病使人心情沮丧加重病情。这样以西医反复用药治病的死亡率，反而高于有病不治自然痊愈的死亡率。某些恶性肿瘤患者采用西医开刀、放射化疗，复发后再开刀再放射化疗的治疗程序，反而不如中医采用中草药、导引、行气等疗法的存活时间和生存质量。我相信人类终有一天会认清化学药品的危害性，会像现在限制化学农药那样限制使用化学药品，至少对老年人和幼童要限制使用化学药品。何况西医的医疗费用恶性膨胀，也是我们 13 亿人口的中国无法承受的。20 世纪 80 年代，美国医疗费用占国民生产总值（GNP）的 1.2%，1990 年占 GNP 的 11.5%，1993 年占 14%，按此速度增长，预计 2020 年将高达 GNP 的 28%。经济学家估算如果一个国家的医疗费用达到 GNP 的 25%，便引起整个社会医疗体制的崩溃，因此美国近 10 年来大力引进我国的气功健身术、养生术和各种自然疗法，并由医生作为处方指导病人的康复。我国由于医疗制度不健全，有的医生为捞利给患者治感冒竟开数千元的药品，各种仪器检查不厌其烦，现在不少人每年的医疗费用远远超过自己的工资总额。我国的国民经济总产值比美国低得多，人口比美国多得多，却追随西方科学主义肢解中医否定气功健身和传统养生学，岂非咄咄怪事！据悉，目前美国用气功、针灸、推拿、导引、中药、心理治疗等"替代医学"疗法的消费总额已超过西医的消费总额，神经免疫学、心身医学等新兴学科也迅猛发展，这都昭示了 21 世纪世界医学发展的方向。

中国的道学文化是源于母系氏族公社时期最古老的文化，是人类文明发轫的原点。中华民族的传统医药学是神农尝百草开创的原始社会的医药学，因而也是全世界医药学最古老的出发点。历史经验证明，新文化运动的巨大创造力往往蕴藏在它起始的源头之中，而孕育人类文化的母体就是氏族公社时期遗存的道学文化。真正的文化复兴和启蒙运动，如同欧洲 16 世纪的文化复兴那样，都要到历史深处的母体中汲取力量。世界新文化的复兴在于新道学的创建，世界新医学的创建却在于中国传统医药养生学的复兴。

21世纪人类的医药学革命，也必须到人类遗存的最古老的中华医药学母体中汲取营养，走"西医中医化"、"中医现代化"之路，才能开拓出人类医学的新天地。现代西方医药学是一种科学主义的医药学，又是一种高度商业化的医药学，医院和制药厂成了不断翻新扩建高楼大厦的企业，病人成了被包装促销的客户，这同现代西方工业社会的发展方向是一致的。相比之下，中华医药学是一种人文主义和自然主义的医药学，是一种人性化的社会关怀医药学，可惜近世以来一方面被"中医科学化"的屠刀阉割而奄奄待毙，另一方面为商业化的高额利润驱动弄虚造假，正在走向绝路。因之改革西医，回归中医，创建21实际人类的新医药学，是全世界医药学发展的方向。我们发现，中国的先民留下的《黄帝内经》早已为人类未来的新医学奠定了根本理论基础，并且和内丹学的理论相统一，我们应当重铸中华医药学之魂，把新道学和中华医药学推向全人类。

下面，我根据我自己的体会谈谈对中华医药学的看法。我是1972年初到医疗卫生系统工作，1977年底离开，前后共有6年时间和医务人员打交道。当时我发现，学会中医治病并掌握中医正骨的技艺，在那个动荡不安的年月是一种人生极佳的谋生手段。我在"文革"期间下乡的地方，恰是清末、民国期间名医张锡纯的故乡，那地方老中医甚多，可以随时讨教。我初次接触的中医学著作倒不仅是张锡纯的《医学衷中参西录》，当时我首以《黄帝内经》开其端，除了背诵《汤头歌》、《神农本草经》外，却以一本名为《医学传心录》的小册子入了门。北京的人民卫生出版社1973年出版的《新编中医学概要》也帮了大忙，当时按毛主席的指示西医学习中医都用这本书。当地的老中医甚中脉诊，初学时先对已确诊的病人摸脉记住一些常见病的脉象，特别是要分清浮、沉、迟、数、弦、结、滑、涩几种脉，判断其有力、无力。入门时要将脉象和人体素质、季候联系起来，对"春脉如弦，夏脉如钩，秋脉如浮，冬脉如营"和真脏脉、真脏色等说法积累自己的经验。当地老中医将辨证施治的方法编成口诀，如八纲辨证则云："阴阳本是纲中纲，表里分明细端详，再参寒热与虚实，变化运用妙无常。"如此以八纲辨证再参以六经辨证、为营气血辨证、腑脏辨证、精气血津辨证、三津辨证，将脏腑、经络、气血之间的关系打通，将望、闻、问、切的诊断方法会通，使自己的精气神和患者感应，这样自己的身体和心灵就变成了一架精密的诊断仪器，能以灵性思维判断其病情和用药，此之谓"以我知彼，以表知里"。中医治病，按"审其阴阳，以别刚柔，阳病治阴，阴病治阳，定其气血，各守其乡，血实宜决之，气虚以引之"、"寒则热之，热则寒之"、"实则泻之，虚则补之"的原则，用针用药，重在调理其气血。神、气、血是人体的三个层次，调神以针灸最直接，"凡刺之真，必先治神"，而神又和五脏六腑之气血相联系，"气为血之帅，血为气之母"，"正气内存，邪不可干"，"邪之所凑，其气必虚"，凡人体之虚实、寒热、湿燥、郁滞之不调不和，必在神、气、血三个层次上发病。中医用药如用兵，药有解表（辛温、辛凉）、清热（泻火、解毒、凉血、燥湿、解暑、清虚热）、祛风、祛寒、祛湿、润燥、和解、涌吐、泻下、消导、除痰、理气、理血、宣窍、安神、补益、收涩、杀虫、外治等方剂，记住中草药的辛、酸、甘、苦、咸之五味及其通经，其治则为"通而和之"，"以平为期"，可用汗、吐、下、和、温、消、清、补等法。《黄帝内经·至真要大论》云："湿淫所胜，平以苦热，佐以酸辛，以苦燥之，以淡泄之；湿上甚而热，治以苦温，佐以甘辛，以汗为故而止。""诸风掉眩，皆属于肝。诸寒收引，皆属于肾。""诸湿肿满，皆属于脾。""诸颈项强，皆属于湿。""知标与本，用之不殆。明知顺逆，正行无问。""上淫于下，所胜平之；外淫于内，所胜治之。""谨察阴阳所在而调之，以平为期，正者正治，反者反治"。吾"文革"期间下乡之地正地处沿海，且当年全民"农业学大寨"运动，耗尽农村的人力以掠夺大自然的地力，长年挖河动土不休，民多患风湿之症，故以调理肝风脾湿多能见效。吾有行医诀云："先通后和，以平为期。得神得气，疏肝活血。精兵猛将，善为补泻。察机审时，出奇制胜。"医家对某些通经药如葛根、丹参、黄芪、柴胡、大黄、石膏、当归、冰片、金银花、地黄、藿香、芒硝、厚朴、土鳖虫、云母、牛膝、苏合香、硫磺、僵蚕、天麻、乳香、没药、蜈蚣、杜仲、黄精、豆蔻、槟榔、白花蛇舌草、七叶一枝花等必须亲自服用体验其药性，敢于用某些有毒性、药性猛烈的虎狼之剂克治顽疾，要将草木药、金石药、动物药并用，针灸、食疗、汤液并用，才能"精兵猛将，出奇制胜"。盖"神农尝百草，一日而遇七十毒"，《内经》将疗效显著的重要谓之"毒药"，所谓"十二霸药"，皆见效迅速者也。实际上，生命体分泌毒素是为保护自己繁殖的自我防御机制。番茄和马铃薯受伤后即凝集毒素，产生蛋白质抑制剂以保护自己。草酸、硫氰酸盐等也是植物分泌的防御性毒素，苦杏仁、苹果和李子等水果种子皆有毒。凡是有毒的不为，也是生物重点防护的要害不为，必有特别的药理作用。道医有服食毒品祛病养生者故，故高明的中医必善用毒品。

而今30年匆匆过去，我对中国医药学的兴趣丝毫未减。这些年我又对《难经》《伤寒论》《金匮要略》《温病条辨》用心揣摩，特别对龚廷贤、叶天士的著作颇多感悟。龚廷贤兼通丹道，而研习丹道应先学中医，先师知非子和匡常修道长，皆号称丹道、武术、医学三绝，可见歧黄医术为内丹家所必修。内丹学和中医学皆以"提挈天地，把握阴阳"为要诀，实际上皆是老子道学文化的应用。中华医药学，实际上是中国术数学在人体养生和医疗中的具体应用，"法于阴阳，合于术数"为养生学之本，"阴平阳秘"是人体健康的标准，也是调理气血、扶正祛邪的目标。《黄帝内经·上古天真论》云："食饮有节，起居有常，不妄劳作，形与神俱。""虚邪贼风，避之有时；恬淡虚无，真气从之；精神内守，病安从来？"《黄帝内经·四气调神大论》云："夫四时阴阳者，万物之根本也。所以圣人春夏养阳，秋冬养阴。"《黄帝内经·生气通天论》云："凡阴阳之药，阳密乃固。""阴平阳秘，精神乃治；阴阳离决，精气乃绝。""专精神，服天气，通神明。"以上所论，皆为中医养生学的基本原则，而"形不足者，温之以气；精不足者，补之以味。"（《阴阳应象大论》）一句，则为龙虎丹法要诀。据我的体会，中国养生学和医药学，大略分为验方、推理、调神三个层次。"验方"属中医学的经验层次，行医者必须有足够的经验积累，故俗有"医不三世，不服其药"的说法，马王堆出土《五十二病方》、葛洪《肘后备急方》等就是这种验方的经验积累。有经验的中医师正骨接肢，其巧如神，决非西医可望其项背。"推理"属中医学的理论层次，医家必对中医四诊八纲、五运六气、辩证施治的理论熟烂于胸，且有相当的道家文化学养，才能运用之妙，存乎一心。"调神"是中医学的道学境界，医家经多年医疗经验积累和理论探索，已悟出中医药学的精髓，能引医入道，直接通患者及其周围环境心灵荀能，便可以调神疗病。《内经·灵枢》每言"得神者生，失神者死"，中医治病，贵在用神，医家施治于外，患者神应于内，以天地正气却患者之邪气，能随精神升降往来，用药用针，手到病除。古医家源于巫史，并无现代体制的中医教育系统，丹能通过修道正心诚意，从而神与道合，随手用药，巧夺天工，《史记·扁鹊列传》就有这种神医施治的兵力。眼下一些奇病顽疾使西医束手，只好求治于中医。有些病求中医也治不好，又到山林中寻求道医来诊治。道医多能"见证施治"，随手用药皆可愈病，是灵性思维的层次；至于"辩证施治"则落入理性思维，就稍逊一筹了。由此可知，中医和修道本来是相通的，修道就能知医，可惜现在能诊病施治的中医已经很少，道医则几近绝迹了。得道之人，恬淡虚无，形与神俱，精神内守，故可以不病。偶得疾病者，邪亦不能深入，仅能移精变气、祭祀祝由等调神之法，即可治愈。顺此而下，病渐入理，则用"按摩导引"、"灸蒸毒熨"，乃至"砭石针刺"，非不得已才服用"汤液醪醴"等药剂，及施行外科手术。我们知道，人体分形（躯体结构）、气（生命结构）、神（心理结构）三个层次，故可利用输入或输出能量和信息，调整内分泌和激素，发泄和疏解患者的情绪和心理障碍等方法进行治疗，具体到中医学用针用药，无非是在这三个层次上采用"补"和"泻"两种方式而已。中医"滋阴派"多用"补"法，实际上"泻"比"补"还重要，因患者有病即有邪气，宜先泻掉邪气，排除内毒，正气自复。丹道修炼也要先排泄体中积毒，出现腹泻、生疮、排脓、吐痰等方式净化身体，医家对顽疾亦多用寒凉、攻下之剂。"补"和"泻"在英文中没有对应的词，因之外国人很难了解中华医药学的真正含义。因之西方欧美国家的学者要想学习中华医药学，首先需要从学习老子的道学入手，从根本上转变自己的思维方式，才能汲取中华文明的精华法器西方医学的革命。在美国，巫师、精神分析师、律师、工程师、会计师收入稳定，社会地位较高，精神分析是一门科学，近些年亦传到中国。在美国行医多年的张绪通教授回国讲学，揭露了西方现代医学的许多弊端，他嘲笑作精神分析的"精神医生比病人更神经。"中华医药学没有精神分析，却能以中药疏肝理气的方剂调节五脏，从而疏导人的精神和情绪，治愈心身疾患。因为中医认为人的精神状态、情绪和心、肝、脾、肺、肾密切相关，治疗心理障碍以疏肝为主。中国医药学和丹道养生学皆以经络学说为基础，美国学者非要在身体上将经络解剖出来，否则就怀疑中医不"科学"。其实丹道和中医所发现的经络，是无形无质的神气运行的通道，是生命能量和信息连结的网络，在承认身体上是无形无质的，丹再胚胎生长期间却曾经是有形有质的。人是由二胚层、三胚层发育而来的，经络本来是这些胚层在整合期间各自曾经有过的通道和相互间的接缝，它们相互整合发育为人体后才从有形隐于无形的，因之在成人体中仍呈现电位差、电传导异常诸明显特征。

20实际初年，中华民族受日本和西方列强欺凌，于是国术大兴，在全国办了不少国术院，一些大学也开国术课。所谓国术，当时主要指武术和健身术，兼有医术。近些年全国一些著名大学又办国学院，主要教授训诂学、考据学、诗词学及棋、琴、书、画和戏曲。我建议将内丹学、中医药学、拳学等中华武学也纳入国学院的课程，兼以新道学与新儒学来培养中华民族的栋梁之材。《丹道法诀十二讲》和《新道学引论》是我在学术界"金盆洗手"的封笔之作，伺候不准备再呕心沥血地写个人学术专著了。我想回复青年时代的梦想，一面实修丹道，一面研习医学，凭自己的智慧攻克那些给青年一代带来厄运的绝症顽疾，为那些年轻人改变命运。我在四处求师访道中，得到不少健身秘术和治病药方。盼望能邀集一批资金建立起道学文化的产业结构，集国内外有关专家和道学文化的奇人异士，将这些珍贵的文化资源开发出来为人类造福。道学文化中的丹道、养生、医药、术数、武术、健身术等都是可供开发的文化资源，建立一个集教学、科研、修炼、养生、制药、食疗、健体、休闲为一体的文化产业是可行的。我在多年的学道和悟道中，越来越相信年轻人的疾病都是可以治愈的，在道学面前世界上将会只剩下一种疾病，那就是"衰老"。

"服食"新诠

厦门大学　黄永锋

【摘要】 服食是道教养生术之一,一般认为服食指道教徒服药求长生。本文耙梳大量一手文献,借鉴语言学、逻辑学方法,重新界定服食,认为道教服食之外延可以指药物,也包括气、符、日常膳食及特殊饮食等方面。

【关键词】 道教;养生;服食

服食是道教的一类养生技术。一般认为,服食是道教中人通过食用药物以求长生的法门。通过细致的考察,我们发现,服食是道教养生中一类十分常见的现象,其外延可以是药物,还可以包括日常膳食、特殊饮食、气、符[1]等。

对同一个概念有不同的定义这是正常的认识现象。逻辑学告诉我们,定义只能揭示事物某些方面的规定性,不可能揭示事物全部的、丰富的内容。事物本身不断发展变化以及人们认识的局限性、片面性往往使准确定义的工作变得十分不易。给概念下定义的方法很多,常见的有外延定义和内涵定义,也可以将概念的外延定义和内涵定义合起来。外延定义是通过列举一个概念的外延,是人们获得对该概念的某种理解和认识,从而明确该概念的意义和适用范围。明确概念的外延有助于明确概念的内涵。鉴于学术界对道教服食技术外延认识有个变迁的过程,梳理一下前贤对道教服食的认识,重新准确界定道教服食技术的外延,是十分有益的学术工作。

"服食"一词早在约成书于公元前三百年的《尚书》中就已出现。《尚书·旅獒》称:"无有远迩,毕献方物,惟服食器用。"这里的"服食"是指服用饮食之物。道教使用"服食"这一概念,大多与养生联系在一起。道门内外对"服食"的阐释经历了一个发展的历程。1979年台湾巨流图书公司印行李叔还主编的《道教大辞典》"服食"条:"道家养生之一,谓服食丹药也。"[2] 1994年华夏出版社出版发行中国道教协会、苏州道教协会主编的《道教大辞典》"服食"条:"方术名词。泛指一切服用草木、矿石药物等以求长生。也作'服饵'。"1995年中国社会出版社出版发行胡孚琛主编的《中华道教大辞典》"服食"条:"指服食药饵以求长生的一套方法。其中药是指丹药和草木药，包括膏丹、丸、散、汤剂、酒方。饵是指糕饼一类，泛指各种营养品，其材料大概可分为血肉品、草木品、菜蔬品、灵芝品、香料品、金玉品六大类，其做法大致包括糕点、酥酪、膏露、清蒸、红烩、粉蒸、烤炸、溜炒、腌熏、闷炖十大项目，这是一套丰富多彩、价值颇高的营养学和烹饪术。"由上述解释，我们注意到，道教服食的外延发生了一个由简单到复杂的变化。最早人们把服食的对象界定丹药，即后来道教所讲的外丹；接着服食的对象范围有所发展，除了金石药，还包括草木药；在《中华道教大辞典》中服食的外延有更大的扩充，它包括药物和膳食。近来我们发现，单单药物和膳食还不足以表达服食的内容。人们使用服食这个概念时，往往还指服气和服符，并与辟谷有关。总起来说，服食的外延非常广泛。

本文所谓的服食是广义上的服食，其外延由一般道教辞书所指药物、膳食增衍到气、符，即服食包括服药、服气、服符、饮食等方面，其中服气、服药、服符与辟谷[3]往往紧密不分，辟谷是一种不食五谷杂粮以求长生的方法，古代道人认为食用谷物产生的渣滓使人不得长寿，所以探索通过调整呼吸和食用含有丰富植物油的松子仁、柏子仁、火麻仁等以及含有多种糖、淀粉、维生素等成分的麦门冬、地黄、茯苓、山药、黄芪、人参等根茎或菌核甚至是符水、石子等以代替五谷，在实践中形成道教养生辟谷派。本文将服食的外延扩大，是有诸多根据的：

首先，服食外延的扩大是古今人们语言习惯的总结。虽然道教辞书仍在服药、服饵意义上阐释服食，实际上道教界、学术界过去现在都在更广泛意义在使用服食，只要留意翻阅古代道教文献或者检索当今医学网页，我们就可以发现诸如"服食精气"、"服食元气"、"服食玄气"、"服食灵符"、"服食神符"、"服食仙符""大剂量服食维生素有害"、"有八种人不宜服食蜂王浆"、"服食蒜头有助预防结肠癌和胃癌"等等内容。关于服食的对象为气的用法，比如，《云笈七签》卷五十七《诸家气法部》"五牙论第一"论食气："服食精气，饮以醴泉。祝毕，舌料上玄，应取玉水舐唇漱口，满而咽之三。……都漱毕，以鼻内气极而徐徐放之，令五过以上，真道毕。"又如《云笈七签》卷十九《三洞经教部·经十》之《老子中经下》第三十《神仙》云："天道天道，愿得不老，寿比中黄，升天常早，愿延某命，与道长久。因瞑目念脾中黄气来上至口中，上念天精黄气来在目前，入口中咽之，三五而止。思行黄气周遍一身中，百五十息止。呼其神曰：玄光玉女、养子赤子、真人子丹、服食元气，饮宴醴泉。"再如，《太上黄庭玉景经》下所云"恬淡无欲养华根，服食玄炁可遂生。还返七门饮太渊，通我喉咙过清灵"[4]。还有，《太上黄庭外景经注·中部经》"服天顺地合藏精"下文注释有"服食天气"之说法，该注云，"头为天，足为地。服食天气，灌溉身形，合人丹田，藏之脑户。天露云雨，何草不茂？"[5]关于服食道符，《灵宝无量度人上经大法》卷六《灵宝符命品》"灵风聚烟"符下注文曰："佩镇服食，治五方五蛊炁。"[6]"千和万合"符下注文曰："佩镇和合万事财物，服食和合五脏，学道得成。"[7]同上书卷七"仙道濟濟"

符下注文曰："治学道失心服食"。[8]道教经文中诸如此类的用法很多，我们兹举三例以说明。台湾著名道教学者萧登福在[9]《道教符箓咒印对佛教密宗之影响》中对道教符箓的用法作精到的论析，其中屡屡用到"服食"一词，"道教神符的使用方法，有服食（或书符于纸，以井花水吞食；或书符于竹膜而后以水吞食；或烧符于碗水而服食），有佩戴，有沈水、埋土，有将符书画于身体器物上，有将符贴挂于门墙、室内、庭院者，有烧符于水，再用以点涂洗拭者"。[10]由上可见，服食使用的范围十分广泛，不只局限在服食药饵。

其次，从字义上理解，服食可以包含服气、服符等。据《说文解字》"服，用也"，"服"的最早字义是使用，后来才发展为食用，如《易·系辞》下"服牛乘马，引重致远"；《礼记·曲礼下》"医不三世，不服其药"。"食"的早期字义是聚集的米，《说文解字》云："食，一米也。"钱桂森《段注抄案》："一字疑当作壹。""壹"就是"聚"，此处谓聚米为食。随着时代的变迁，"食"的含义有较大的发展，《左传》中有一则例子概括了"食"的后世语义，"初，宣子田于首山，舍于翳桑。见灵辄饿，问其病，曰：'不食（吃）三日矣。'食（与人以食）之，舍其半。问之，曰：'宦三年矣，未知母之存否。今近焉，请以遗之。'使尽之，而为之箪食（食物）与肉，置诸橐以与之。既而与为公介，倒戟以御公徒，而免之。问何故，对曰：'翳桑之饿人也。'问其名居，不告而退。－－遂自亡也"[11]。在这里"食"有吃、与人以食、食物三层意思。基于"服"、"食"字源上的多义性，"服食"的解释力就比较强，它可以涵盖服用药物、日常饮食、吞服道符、呼吸吐纳等，而不必拘泥于服食药饵。

再次，道教类书"服食品"的内容涵盖服药、服气、辟谷、饮食、服符五方面。类书是我国的一种传统的工具书，它是把古代书籍中的史实典故，名物制度、诗词文章、俪词骈语等资料按句或按段有选择地摘录下来，然后分门别类再结合一起，以便检索和征引。现存正续《道藏》中收录了许多道教类书。大唐陆海羽客王悬河所修的《三洞珠囊》，摘录各种道书，分品编集，是一本重要的综合性道教类书。该书《服食品》记述道教服食养生成仙之术，其内容包括服药、服气、辟谷、饮食、服符等方面。下文列表来说明一下《三洞珠囊·服食品》对有关道教服药、服气、辟谷、饮食、服符之经文征引的情况[12]：

表一、唐道教类书《三洞珠囊》卷三《服食品》所引有关道教服药、

服气、辟谷、饮食、服符之经书目录表

服食类型	征引经书目录
服药（包括动植物药、金石丹药）	《登真隐诀第七》《上清消魔经》《三元真一经》《宝剑上经》《玄母八门经》《真诰第五》《真诰第九》《后圣道君列纪》《八素阳歌九章》《道学传第三》《清虚真人王君内传》

续表

服食类型	征引经书目录
服气	《内音玉字上》《大真科下》《九华经》《三皇斋仪》《洞玄五符经》《太平经第一百一十四》《上清消魔经》《登真隐诀第七》《八素经》《三道顺行经》《登真隐诀第四》《金根经》《大有上经》《太一帝君洞真玄经》《大洞经》《真诰第五》《真诰第九》《紫度炎光经》《道基吐纳经》《玉诀经下》《道引三光经》《真诰·甄命第四》《真诰第七》《本行经》《空洞灵章》《奔日月二景隐文》
辟谷	《列仙传下》《天文上经》《大有经》《道学传第七》《灵宝斋戒威仪经诀下》《神仙传第九》《登真隐诀第二》《登真隐诀第四》《金简玉字经》《太一洞玄经》《登真隐诀第七》《上清消魔经》《玄母八门经》《真诰第五》《七星移度经》《道学传第二》《道学传第三》《列仙传上》
饮食	《大真科下》《太上黄素四十方经》《太一洞玄经》《太平经第一百一十四》《登真隐诀第七》《上元宝经》《大洞经》《真诰第五》《真诰》（原文缺篇卷名）
服符	《太平经第一百一十四》、《登真隐诀第七》

由上表观之，道教类书编撰者眼中，道教服食的外延是广阔的，包括道教饮食、道教服药、道教服气、道教服符、道教辟谷等。服食又称服饵，宋李昉所编大型类书《太平御览》道部 11 – 13《服饵》也包括服药、服气、辟谷、饮食、服符五种类型，我们列表举例来说明，表中黑体字者为服药、服气、辟谷、饮食、服符之对象：

表二、宋《太平御览·道部·服饵》所引道书论及服药、
服气、辟谷、饮食、服符一览表

服食类型	引文	出处
服药	《神农经》曰：上药令人身安命延。又云：饵五芝、丹砂、曾青、云母、太一、禹馀粮，各以单服，令人长生。中药养性，下药除病，此上圣之至言，方术之实录也。仙药之上者丹砂，次者黄金、白银、众芝、五玉、五云、明珠也。黄精与术，饵之却粒。或遇凶年，可以绝粒，谓之米脯。	张继禹主编：《中华道藏》第 28 册，华夏出版社，2004 年，第610 页。
服气	《吐纳经》曰：八公有言，食草者力，食肉者勇，食谷者智，食气者神。	同上，第 611 页。
辟谷	《集仙录》曰：夫茂实者，翘春之明珠也；巨胜者，玄秋之沉灵也；丹枣者，盛阳之云芝也；伏苓者，绛神之伏胎也。五华含烟，三气陶精，调安六气，养魄护神。 又曰：南阳文氏说其先祖，汉末大乱，逃壶山中，饥困殆绝。有一人教食术，遂不饥。十年来归乡里，颜色更少。身轻欲飞，履险不倦，行冰雪内，了不知寒。术一名山蓟，一名山精。 又曰：玉姜者，毛女也。居华山，自言秦人。始学食松叶，不饥寒。止岩中，其行如飞。今号其处为毛女峰。	同上，第 616 – 617 页。

服食类型	引文	出处
饮食	《道学传》曰：上清左卿黄观子学道，服金丹，读《太洞经》得道。东府左卿白玉生有煮石方，文德石仙监张叔隐授青精方。太清右公李抱祖，岷山人，授青精饍饵方。	同上，第613页
服符	《真诰》曰：武当山道士戴孟者，本姓燕名济，字仲微，汉明帝时人也。少修道德，不仕，入华山，饵芝术、黄精、云母、丹砂，受法于清灵真人王君，得长生之道。又斐真人授以玉佩金璫经并石精金光符[13]。	同上，第614页

迄今为止，唐代王悬河及宋代李昉对服食（服饵）包括服药、服气、辟谷、饮食、服符五种类型之分类思想，我们未见学术界和道教界提出异议，说明人们是认可这个看法的。

复次，服食外延的合理补充有利于对道教服食养生的整体把握。道教重视来世，也关注今生，它以长生不老为鹄的，在长期的养生追求中，形成了一套厚重富实的理论和实践体系，这其中包括服食、守一、内视、存神、存思、行气、胎息、导引、按摩、辟谷、房中、符箓、外丹、内丹等等方术。这些方术各具特色，同时又紧密联系。长期以来，研究者基本上是从"点"的视角去各个发掘这些养生方术的价值，忽视了从"面"上去考察道教养生术，所以会出现术语外延被局限在某个狭小范围的现象，比如过去谈服食就是谈服食丹药。学术进步的一个方面就是钩沉稽隐，《中华道教大辞典》从药、饵两方面对服食的外延作了详细的阐述，体现了可贵的学术创新精神。但这还不足以概括服食之全貌，实际上，《道藏》中大量"服气"、"食气""、服符"、"辟谷"之记载，都可纳入服食之视域。如此观照不仅字面上讲得通，也有其内在的依据。我们不难发现，服食各个类型之间的密切关系：服药、服气、辟谷、服符、服饵均以强身健体为宗旨，服药往往与调息相伴，辟谷总是离不开服气、服药，符、饵本身就要药效，故有"药符"、"药膳"、"药食同源"之说。我们把服食放在更广阔的视野里探究，有利于对服食养生整体特征的把握，也有利于对道教养生兼容并包精神气质的理解。

最后，服食外延的扩充合乎概念演变的规律。哲学的概念范畴，在历史的发展中，常有内涵和外延发生变化的情况，外国哲学、中国哲学都有这种现象。比如古希腊哲学家对"本原"就有各种各样的理解，唯物主义者曾分别提出："水"（泰勒斯）、"无限者"（阿那克西曼德）、"气"（阿那可西米尼）、"火"（赫拉克里特）、"种子"（阿那克萨哥拉）"四根（火、水、土、气）"（恩培多克勒）、"原子"（留基伯、德谟克里特）等为万物的本原，唯心主义者则主张以"数"（毕达哥拉斯）、"理念"（柏拉图）等为世界万物的本原。王德胜、董春雨、李建会编著的《科技哲学范畴》从客观存在的范畴、认识与研究方法的范畴、科学发展的范畴三个大方面进行展开，则说明了科技哲学领域概念的发展历程。[14]就中国哲学而言，葛荣晋著《中国哲学范畴通论》对气、精气、太极、道、道和器、理和气、有和无、动和静、体和用、心和物、名和实、义和利、中庸等概念范畴的演变作了透彻的论述。[15]道教哲学中的概念范畴也不例外，它们的内涵、外延同样经历历史的变迁，所以道教学者陈国符先生总结其研究经验时提出"穷源流，即考诸仙术之源流兴衰，词义亦随之而演变"。[16]

综上，我们认为重新界定道教服食外延，将其扩展为道教饮食、道教服药、道教服气、道教服符、道教辟谷是必要而且科学的。服食外延扩大将道教养生的许多方面整合成一个整体。不过，应该说明的是，道教服食外延之扩大，不影响相关概念的使用，道教文献中常见之服气、胎息、外丹、符箓、辟谷等术语在许多场合仍然可以沿用。

参考文献

[1] 符的服法多样，有吞服法、服符水法等。

[2] 按，此处"道家"是广义上的道家，包括道教。

[3] 按，辟谷的主旨是慎食与少食，并非不食，辟谷术往往伴随着服气、服药、服符、服石等。

[4] 《道藏》第5册，文物出版社、上海书店、天津古籍出版社，1988年，第914页。按，下引《道藏》版本信息同此，不重复出版社名、出版年。三家版《道藏》未收经典或版本不佳之经典，则引其他道教典籍丛书。

[5] 张继禹．《中华道藏》第23册［M］．北京：华夏出版社，2004：53.

[6] 《道藏》第3册，第654页。

[7] 《道藏》第3册，第654页。

[8] 《道藏》第3册，第656页。

[9] 按，萧登福，台湾省屏东县人，1950年生，现任国立台中技术学院教授，主要著作有《周秦两汉早期道教》、《道教与民俗》、《道教与佛教》等十余部，发表学术论文百余篇。

[10] 萧登福：《道教符箓咒印对佛教密宗之影响》，《台中商专学报》，1992年第24期。

[11] 《左传·宣公二年》。

[12] 《道藏》第25册，第308–317页。

[13] 石精金光符，服食用。《真诰》卷14云："戴乃授行玉佩金璫，而止不死而已，未得神仙，于理为小，难详，后又云：玄真亦其钞要，行之者神仙不死，又与本经不同。及石精金光符，既不为剑用，则止是解化一符，单服者此符，主隐遁，不云健行也。种五品芝，世亦有法。"（出处见张继禹：《中华道藏》第2册，华夏出版社，2004年，第203页）

[14] 王德胜．董春雨．李建会．《科技哲学范畴》［M］．北京：首都师范大学，1993.

[15] 葛荣晋．《中国哲学范畴通论》［M］．北京：首都师范大学出版社，2001.

[16] 陈国符．《道藏研究论文集》［M］．上海：上海古籍出版社，2004：350.

医道同源说医道，别具只眼理万端

——医、道关系之我见

华夏龙门内丹术研修院　席春生　雷向阳

在中国传统文化宝库中，丹道与中医都致力于探讨天人性命之理，深入天人合一文化核心。道度有缘，医济天下，虽各行其道，又互有交叉，其中颇有渊源，实乃中华文明的两朵奇葩。对于医、道同源，大家都有共识，而其中之异同大多又不甚了了。本文谨就此问题，稍作探讨，以就正于方家。

一、中医与丹道根本宗旨：天壤有别

中医与丹道，皆归于黄老一宗，而宗旨则大不相同。丹道要出世俗人寰，远人而近天，追求得道成仙而达天人合一之境；而中医则要入尘世，近人而通天，协调人与自然，以求天人相应而使人免遭疾患之苦。

道家自古就有一种气概和精神，主张"我命由我不由天"，追求革命（革除世俗之宿命）之道，而丹道正是其革命理论和方法体系的落实之处，是道家文化的根柢。道家崇尚自然，要超然物外，跳出生死轮回，解脱束缚而得大逍遥自在；而医家则立足于世俗，治病救人，用针砭方药及推拿诸法来祛除疾病，使患者恢复健康。道家为了修炼成仙必须超越生死，突破凡人的生理极限，此亦即老子"长生久视"之道；而医家则不能超生死，着眼于生死之间，认为"死生有命"屈从造化而非医家所能改，故医用凡而道用仙，医行人道而道行仙道，截然不同。

道家丹道，首先是要解决自己的生死问题，要用在自己身上，必须身体力行，奉身行道，以身证道，故称其为修炼、修真或修仙；而中医医道，则要解决他人的疾病问题，要悬壶济世，治病救人，没有过多关注自身。丹道自古秘传，非人人可习，惟大根器者、有缘之人方可得而闻之，勤而行之，老子所谓"上士"是也；医道虽亦有秘传，但有志者皆可习之，古之书生盛世为官，乱世避身杏林，世俗所谓"贤士"是也。故丹道度人，口口相授，法脉秘传，多不为世人所知；而医道救人，慈悲为怀，简捷之法推广而行世。丹道通天，医道济人，丹道事关身家性命，毫厘之失必致千里之谬，故医道可以普传，丹道不可普传也。

丹道可以超生死而得大智慧，证得五眼六通而神通广大，古称无上妙道，不二法门；医术可以拔病除疴而得健康身，而生老病死规律终难改变，实乃权宜之法，厕身九流之中。丹道为开启天人性命宝库之金钥匙，中医为治病救苦救难之宝筏，层次有别，各有千秋。

二、中医与丹道理论体系：同根异枝

中医与丹道皆源自黄老，其本相通，同根而生。如传统中医经典《黄帝内经》中，以"提挈天地，把握阴阳，呼吸精气，独立守神，肌肉若一，故能寿敝天地，无有终时"之真人为最高之境，与道家合而为一。道家所谓修真，其理相通。另外，道家理论中也多有涉及中医之说，内炼丹道外行医，葫芦里面藏仙丹，自度度人两不误，进退自如道不凡，其说颇有相通之处。然中医立身于地，丹道性命通天，其理论体系亦大不相同，其枝有别，其花各异，其果犹为不同也。

中医有理、法、方、药，理昧而赖法，法轶而方行，方失而药显。今之中医，传统理、法多轶失殆尽，而赖方、药以显其用，故效用难与古之良医相提并论。丹道有道、理、法、用，道贯万理，理法相配，法无定法，以法显用，以实践为落实之处，从古口口相授而一脉相传至今。

中医与丹道，虽然其理论皆用阴阳五行为本，但其用各不相同。中医之理不离阴阳，认为阴阳互根，须臾不可分离，其理以阴阳为限，所谓"理过阴阳限，散漫无定见"是也。而丹道修炼，则追求纯阳之体，"阴阳不测之谓神"，"了却生死方称仙"，认为阴阳可以分离，纯阳为仙，纯阴为鬼，修得纯阳之体，方能超凡入圣而得金刚不坏之体。同样，对于五行的认识、理解和运用，丹道与中医也有很大区别。医家五行常论旺衰生死之理，而丹家五行尤重长生沐浴之机。中医注重五行的动态平衡，注重自身生机；而丹道则要跳出五行，追求长生无生之道。中医顺用五行，丹道逆用五行，顺逆以分凡仙也。邵雍诗云："天心复处是无心，心到无时无处寻。若谓无心便无事，水中何故却生金？"即是明证。中医有心道有为，丹道无心道无为，别有用心而不同寻常也。中医以五脏对应五行，而丹道则于五脏之外别立一脏，与中医貌离而神合，中医用五十大衍之法，而丹道用九六刚柔之数也。其实，丹道以天为中心，而医道以人为中心，故两者立论自有分别。

人体小天地，与天地息息相应，节节相关。天有日月星辰，地有地水火风，人则有精神气血、五脏六腑和四肢百骸。道家丹道宗法于天人合一，而医家医道宗法于天人相应，两者虽同源，其实不同。中医和丹道立论，都离不开人体。而如何认识人体，两者又有区别。丹道把人与天同等对待，中医则认为人受制于天而两者不可并论。如在道家秘传经典《修真图》、《内经图》、《火候图》和《心法图》中，就处处体现出天人合一宗旨；而中医经典《黄帝内经·素问》以《上古天真论》开篇，以天人合一而开其源，下则分流而处处体现天人相应之理。又如，中医注重十二正经，丹道注重八脉奇经，先后天自有区别。对于人体之穴位，中医与丹道都存其用，其名虽同而其实并不尽相同；另，道家于穴位之外犹有秘传关窍，小穴而大窍，穴位实而窍体虚，则更非寻常医家所能知闻。如此等等，不胜枚举。下面，以中医和丹道中重要的理论基础——元气学说为例，稍作展开，以释其中关联。

中医和丹道都认为元气（道家作元炁）为生命之本，而中医之论大多笼统和抽象，道家理论则非常具体，非常完整。如中医经典《黄帝内经·素问》开篇《上古天真论》中，讲到男女生理周期问题，男子周期数为八岁，女子为七岁，只是讲了主要变化现象，其中具体细节则没有涉及。道家则将元炁、生命周期与《易经》中十二消息卦对应起来，数理法理合而为一，构建了一套完整的元炁学说理论体系。在全真千峰派祖师赵避尘祖师的《性命法诀明指》中，就有这套理论对男子生命周期所作的细致阐述，较《黄帝内经》更为深入。道家传统理论认为，人禀父母所赋二十四铢元炁以生，之后，男子"每三十二个月生六十四铢元炁。自一岁起，至两岁零八个月，生乎一阳，长元炁六十四铢，为地雷复卦☷☳，至五岁零四个月，生乎二阳，又长元炁六十四铢，为地泽临☷☱，至八岁，生乎三阳，又长元炁六十四铢，为地天泰☷☰，至十岁零八个月，生乎四阳，又长元炁六十四铢，为雷天大壮☳☰，至十三岁零四个月，生乎五阳，又长元炁六十四铢，为泽天夬☱☰，至十六岁，生乎六阳，又长元炁六十四铢，体变纯阳为乾卦☰☰。天地正气三百六十铢，连同父母祖炁二十四铢，计共三百八十四铢，正合一斤之数，夺得三百八十四铢元炁则生。及至十六岁，以识神主事，知识渐开，而火上炎，性为心役，脑内终日盘旋七情六欲，名绳利锁，机诈日深，钩心斗角，层出不穷，不知实伤天真，内劳其心，外劳其力，心力已经受伤，而其性遂有来有去，其寿暗损，关窍既开，天真已凿，无有不泄之理，而水下流，酒色博荒，复旦旦而伐之，精耗炁亏，故入生死之途，自此而后，阳炁渐消，阴炁渐长，以成人道。由十六岁起，每历九十六个月，则生一阴，至二十四岁，生乎一阴，不知葆真，耗元炁六十四铢，为天风姤☰☴。至三十二岁，生乎二阴，以妄为常，无所避忌，又耗元炁六十四铢，为天山遁☰☶。至四十岁，生乎三阴，全不修省，任意而行，又耗元炁六十四铢，为天地否☰☷。至四十八岁，生乎四阴，仍然恃强好胜，肾炁渐竭，发须苍白，又耗元炁六十四铢，为风地观☴☷。至五十六岁，生乎五阴，心迷色声之场，身堕名利之境，肝气渐衰，眼昏多忘，甚至于筋痿疲倦，仍不醒悟，又耗元炁六十四铢，为山地剥☶☷。至六十四岁，生乎六阴，斯时不悟真常，醉生梦死，发白气短，容槁形枯，又耗元炁六十四铢，复为坤卦☷☷，不能生精保身，将三百八十四铢元炁、正炁耗尽，而无常至矣。"这正是对《黄帝内经》中男子生理周期的完美阐释，顺行而行人道，逆行则成仙道，中医顺行行人道，丹道逆用行仙道。凡人破体之后，惟有通过丹道修炼，补足三百八十四铢元炁，方能夺天地造化之功，返老还童而得乾元之体。其实，一斤三百八十四铢之数，源自《易经》。《易》有八八六十四卦，共计三百八十四爻，正合一斤之数也。

由此可知，中医与丹道理论，其基础理论相同，根源相同，故许多说法相近相似，而因根本宗旨不同，自然理论体系也大相径庭，各有异趣。

三、中医与丹道方法运用：顺逆自分

中医设法，着眼于疾病，一切以祛除疾病为根本目的，三分治而七分养，以达健康之目的；丹道立法，着眼于性命，一切以成就性命为根本目的，三分炼而七分养，以达长生久视之道。中医与丹道在方法运用上，也有很大差别。传统中医认为，古之医家，上工治未病，中工治既病，下工治已病，防患于未然最好，而今之医家多沦为下工，失其道之源本故也。

中医诊病，有望、闻、问、切四诊之术，有阴、阳、表、里、寒、热、虚、实八纲辨证之法，力求全面、准确、深入、细致把握病情，而后设法治病，妙手回春。而丹道修炼，则有关窍、火候、内景三秘之诀，有下手炼精化炁、转手炼炁化神、了手炼神还虚、撒手炼虚合道四手功程次第，力求客观、冷静、完备、准确了解自身状态，而后才能身体力行，循序渐进，成就天人圣功。医道外用，丹道内用，知人者智，自知者明，故医道智而丹道明也。

中医治病，主要是以中草药所制之丸、散、膏、丹、汤剂，配合针灸、推拿、按摩以及其它多种治疗手段，达到祛病健康之目的，为病后之治；而丹道则是以自身元精、元炁、元神为上品药物，充分调动和利用自身调节功能、平衡功能及再生功能，从根本上改善人之生理机制，达到强身健体、延年益寿之目的，为病前之防，偶尔患病亦会配合以中医方法治疗，以达健康目的。

中医之药，多取自身外，或草或木或飞或走，或珠或玉或金或石，取自外而用之于内，从"天地大人体"中取其精华，而用之于"人体小天地"之中，以补偏救弊也。而道家丹道有两脉，一为外丹，一为内丹。外丹之药，亦取自于自然，须经烧炼而成丹，其中有火候玄机，与中医之药有别。而内丹之药，源自身内"人体小天地"中，乃人体内部精华物质，故古之丹家别立一字曰"$\frac{自家}{水}$"，道家经典《玉皇心印妙经》开

篇云："上药（$\frac{自家}{水}$）三品，神与炁精"，即是对内丹之药（$\frac{自家}{水}$）的精确阐述。

丹道道法自然，逆水行舟，超凡入圣，可夺天地造化之机，成就无上妙道；中医则顺用造化，顺其自然，顺水推舟，惟可恢复自然健康之身，临终还得入土为安。丹道改造自身生理机制，中医改善自身生理机制，丹道可超脱生死而中医不能改变生死，丹道革命而中医安命，两者之法用功果自然截然不同也。

四、中医与丹道传承修习：异曲同工

丹道浑圆，中医大方，一出世，一入世，异曲相谐，偶有同工，功用大相径庭。中医成人，丹道成仙，境界自有天壤之别。而医不叩门，道不往送，钟不自鸣，传统中医与丹道，传承修习方式多有相似之处。

丹道传承，师道为先，首须寻师访道，而后求师问道，再而拜师学道，最后身体力行而以身证道。盖丹道之途，多有神妙莫测之机，多有匪夷所思之境，圣真口传心授，秘之又秘而不敢妄泄天机，天道不同于人道，仙道不同于世道，方外之妙境难尽也。紫阳真人诗云："饶君聪慧过颜闵，不遇明师莫强猜。只为金丹无口诀，教君何处结灵胎？"故历代丹经道书，虽浩如烟海，但多藏头露尾，指东道西，满篇隐语，非遇明师得真传者不能读，自然亦难以运用了。故丹道修行，首须寻师，求师问道，以师证道，而后方能身体力行，成就非凡之功。书立半部，以便后学，岂是"以便后用"？

传统中医，亦重师承。一病百医百方，各有所本，而效用各不相同，医术之高下自见。良医治病，庸医杀人，毫厘之差必致千里之谬，因医术事关他人生死，自当慎而行之。医家之术，虽不能夺天地造化之机，而高明者妙手回春，亦能救人于水火疾患之苦，广积阴德而成就自身之大功。而医书亦有门类之分，内外之别，理通而法无定法，方能妙手回春，习医亦当以明理为先，而后随师学医，于实践之中验证修习，广采众长而融为一体，方成大用。

中医、丹道虽分二途，而皆源于道家。中医侧重于治人病、治已病；丹道侧重治己病、治未病。丹道与中医，本一内一中，一体一用，一圆一方，一逆一顺，各有其用。古人有言："知道者必知医"，知逆必知顺也。有道者必识医，道德自度，慈悲度人。而今之中医，与丹道却渐行渐远，医失道之源，又昧理之本，难免成为无源之水、无本之木。欲要光大传统中医，还当重新接通道源，方能使今日之中医再次焕发无穷活力。丹道为根，中医为干枝，互相参用，是为正途。

龟龄集与服食养生[①]

中国中医科学院中国医史文献研究所　程志立　宋　歌　柳长华

山西广誉远国药有限公司　柳惠武

【摘要】龟龄集与服食养生的关系非常密切。一方面，服丹是服食之内容与方法之一，另一方面，龟龄集是以炉鼎升炼技术炼制的"丹药"。无论是历史文献、文物的记载还是商号经营的市场青睐，以及现代科研的结论，都说明龟龄集延年益寿的功效卓著，适宜性人群较为广泛，所以曾是皇宗贵族和达官显贵的服食之品。然而，龟龄集这一近500年历史的服食珍品，在现代医药管理制度下却失去了以往日常养生服食之品的地位，而成为专门攻病疗疾的药品，现实发展与历史落差越来越大，所以应当恢复其服食之品的本来定位，以获得良好发展。

【关键词】养生；服食；龟龄集

A Study of Guilingji and Fushi Regimen

Cheng Zhili Song Ge Liu Changhua

China Academy of Chinese Medical Sciences

Liu Huiwu

Shanxi Guangyuyuan Guoyao Co. Ltd.

Abstract：Guilingji closely relates to Fushi Regimen. On one hand, taking elixirs is one of the content and ways of Fushi Regimen；on the other hand, Guilingji is a kind of "elixirs" refined in a tripod stove. According to the records retained in historical literature and relics, tradesmen's successful operations in the market, as well as conclusions from modern scientific

---

① 中国中医科学院自主选题"中医文化内涵研究"项目

research, As Guilingji has a great effect on improving longevity, and is suitable to a wide crowd, it once was something for nobles and high – profile officials to take. However, Guilingji, having a 500 – year history as rarity to take, is losing its original status of taking it in the daily life for health preservation purposes due to the regulation of modern medicine management system, and in a sense, is becoming a kind of drug specializing in treating various diseases. As there is increasingly large gap between modern developments in Guilingji and its historic status, only restoring its historic status as content of Fushi Regimen can ensure its sound development in the future.

Key words：Health preservation；Fushi Regimen；Guilingji

龟龄集是国家级非物质文化遗产项目，其项目单位是始创于明嘉靖二十年（1541）的山西广誉国药公司，是我国现存历史最悠久的药号。广誉远自明代以来先后历经了广盛号、广源兴、广升聚、广升蔚、广升誉、广升远、山西中药厂等十几个商号更迭，曾与同仁堂、胡庆余堂、陈李济并誉为"清代四大药店"，现为国家商务部首批"中华老字号"企业。龟龄集是我国流传至今保存完好的唯一的中药复方升炼剂，承载着以炼丹术为指导的传统丹药制作技艺和古代贵族养生丹药服食文化的基本内容，故本文对其服食养生的功用和历史加以说明，以期管理者和社会大众对龟龄集的功能定位重新认识。

1. 服食养生与服丹的关系

服食又叫服饵，是古人对于饮食与健康之间的关系进行长期探索并积累经验形成的养生理论与技术方法，也是中华民族数千年积淀的饮食、养生文化。服食养生由来已久，早在《周礼》中就将医生分为食医、疾医、疡医和兽医，将饮食列为医学的研究内容。成书于西汉的《黄帝内经》中对服食已有诸多论述，如"形不足者，温之以气；精不足者，补之以味"，"饮食自倍，肠胃乃伤"等等。根据服食对象的不同，古人将服食划分为服水、服药、服石、服丹、服符、辟谷等诸多方法，不同服食方法之间可以单用或混用。古人认为，服丹是服食养生的最高境界，晋代名医葛洪金就指出"服丹守一，与天相毕；还精胎息，延寿无极"。这里所谓的"丹"，是指根据炼丹技术炼制而成的药物。炼丹技术成熟的标志，是东汉末年成书的《周易参同契》。隋唐以前，丹药多为金石药物为主配伍炼制而成。由于金石药物的危害，宋元以后，丹药逐渐转变为草木药物为主配伍炼制。明代炼制的龟龄集是炼丹技术应用于草木配方药物制作的优秀成果，所以号称"百炼金丹"，因其延年益寿的特殊功效和广泛的治疗功能，而成为明清皇家的服食之品。

2. 龟龄集的历史渊源及现状

龟龄集是1541年明代嘉靖皇帝为解决自己身体虚羸无嗣而主持开发的国家级科研项目成果，其处方是根据晋代葛洪《玉函方》中"老君益寿散"加减化裁精心配伍，并按照"炉鼎升炼"技术炼制而成，是我国现存唯一的升炼工艺制作的养生丹药。龟龄集自从问世以后，便成为"皇室至宝、御用圣药"，一直在皇宫里秘密升炼，为明清两朝十八代帝王所重，甚至常常作为皇帝们笼络人心的赏赐品。后流入民间，因其卓著的疗效和独特的工艺而倍受追捧，在清代已行销 18 个国家和地区，享有"有华人的地方，就有龟龄集"的美誉。1900 年因治愈南洋流行的"疙瘩瘟"而全球医学界掀起龟龄集研究热和服食热。国家第一历史档案馆和故宫博物馆珍藏的龟龄集历史资料中，有明、清二代皇家与龟龄集诸多相关事件的记载。从光绪 11 年（1885）到 1930 年间，广升远商号遍布海内外，仅以龟龄集为主卖点，就获得了 75 万两白银的丰厚利润。《中国长寿辞典》中收载的 40 余种益寿内服方剂中，龟龄集独占鳌头。龟龄集在国内外久享盛誉，屡获国际和国家名牌产品等殊荣，故现在已被列入"国家保密品种"、"国家基本用药目录"、"国家中药保护品种"。2009 年被列入第三批国家级非物质文化遗产项目名录，得到了应有的重视。

3. 龟龄集服食的养生与治疗功效

龟龄集被我国古今医学界誉为"补王龟龄集"。一般认为，龟龄集是明代方士邵元节和陶仲文在《云笈七签》中老君益寿散处方的基础上，加以增删而成[1]。也有学者认为，龟龄集的处方来源为清代《集验良方》[2]，而龟龄集的名字亦由"鹤龄丹"演变而来[3]。实际上，《集验良方》中并无龟龄集方，只有鹤龄丹方。但从鹤龄丹的主要原料和炼制工艺来看，与龟龄集基本一致。当代丹医张觉人先生指出："龟龄集中有麻雀脑、蚕蛾 2 味，而无当归、菊花、紫梢花 3 味，鹤龄丹中有当归、菊花、紫梢花 3 味，而无麻雀脑、蚕蛾 2 味。方名一龟一鹤，都是长寿动物，两方来源谁早谁晚不得而知[4]"。龟龄集（鹤龄丹）的服食养生功能和疗效可以从以下方面窥知：

3.1 龟龄集功效的文献记载

据《云笈七签》中的老君益寿散方条下载："药后十日知效，二十日所苦觉灭，三十日气力盛，四十日诸病除，六十日身轻如飞，七十日面光泽，八十日神通，九十日精神非常，一百日已上，不复老也。若能断房，长生矣[5]"。说明龟龄集的原始处方就是服食养生之方。据《种杏仙方》所载龟龄集－桃源龟龄延寿丹（魏都堂方）的功用为："若遇乘兴求药者，取药五厘，黄酒送下，浑身躁急，百窍通和，丹田微痒，痿阳立兴，……气血和平，缓行无禁，久久纯熟，不拘饥饱，七十老妪春色裹，八十衰翁精神长。行之日久，鼻口馨香，明目宽胃，资全仁寿。未及半年，羸弱变为婴稚体。若经一载，衰荣改作玉朱颜。益精增髓，其功犹大。日久精盈气壮，血满神充……[6]"。当代丹医张觉人先生曾于宣统辛亥冬季炼制一炉鹤龄丹，"丹成后试诸临床，效力颇佳"。后来再炼一炉，因为同炼 4 人中"有 2 人身体都极为衰弱，我们遂将第二料完全让给他 2 人服食，他们服后身体都逐渐转弱为强，一人活到七十几岁，一人活到八十几岁，说明此丹对形体病是有疗效的[4]"。张先生的意思是龟龄集有可能效果更佳。据《集验良方》

载："鹤龄丹：此药专治命门火衰，精寒肾冷，就无子嗣。五劳七伤之圣药，沉寒痼冷之良方也[7]"。《道家医方》记载的鹤龄延寿丹服食功效则是："始一身微热，丹田觉痒，是药力初行，攻逐邪气之效。一七后，五窍通畅，其阳痿者能起，柔者能刚。三七后，精神百倍……。服久，耳目聪明，黑发乌须，添精益脑，牙齿坚固，记忆不忘，且多进食，步履康健，资气养血，容颜悦泽，自然延年益寿[8]"。编者添加按语谓："按：此方乃清代《卫生编》收载的道家医方。该方首先强调'此方得自异人秘传，乃养生至宝，至贵之物。凡欲多寿、多子，必须久服。妙难尽述，切勿妄示匪人'。本方所述疗效极佳，服法独特，制法也独特，是道家养生家苦苦探索的结果。若疗效确实，颇有开发价值。曾见《浙江中医药杂志》报道，单取方中蜻蜓用以治疗阳痿就收到显著疗效，可见此方值得重视[8]"。而《全国中药成药处方集》龟龄集条下为："功能主治：兴阳助肾，大补真元。治阳气虚弱，盗汗遗精，筋骨无力，行步艰难，头昏眼花，神经衰弱，妇女气虚血寒，赤白带下[9]"。《北京市中药成方选集》亦载有龟龄集："功能主治：滋阴补肾，助阳添精。主治肾亏气虚，精神衰弱，阳萎不兴，阴寒腹痛[10]"。从清代太医院秘藏丸散膏丹方剂中整理出的龟龄集方之功用则为："每服5厘，黄酒送下。浑身燥热，百窍通和，丹田微暖，萎阳立兴[11]"。陈可冀先生又加按语："龟龄集是宫廷常用的平补五脏之药，也是治疗虚损重症的常用药，其方秘而不传[11]"。上述文献中，除了现代新编方书，其余均有"久服"之要求，而久服方能见效正是服食之品的主要特点。

3.2 龟龄集的传统说明书

龟龄集的功用，我们还可以从现存的龟龄集文物资料中窥知。如民国时期龟龄集的说明书，其页面顶上左角有丹炉标志，上书"广升远"，中有朱书"百炼金丹"，右上角有印鉴，下有一框，框外右边书"晋谷广升远拣选极品参茸顶上药料自治龟龄集"，框内书大字"龟龄集"，横线隔开下有说明："此丹谨按三才五行九宫八卦虔诚修合炉鼎升炼火候合乎周天度数，药品按夫二十八宿得天地之灵气盛日月之精华，故能善治男女虚弱老少劳伤，补脾胃之元阳，宛似丹成九转，益命门之真火，无须延续三年。凡人元气亏损艰于子嗣者，久服此药大能强助精神，老当益壮，有阴生阳长之功，滋精益髓之妙，非寻常补养之药所能比也。谨将治症用引开列于后：男子肾虚精滑艰于子嗣，早晚每服五分，盐水送服；男子脱阳晕倒汗出如珠，每服一钱，盐水送下；男子色欲过度亏损真阳，早晚每服三分，盐水送下；男子肾虚囊冷出汗瘙痒，早晚每服三分，盐水送下；男子阳痿不起偏正疝气，早晚每服四分，烧酒送下；男子夜梦遗精五淋白浊，早晚每服二分，黄酒送下；妇男久服洋烟精神短乏，早晚每服四分，盐水送下；妇男五劳七伤面黄肌瘦，早晚每服三分，童便送下；妇男每届冬令气喘咳嗽，早晚每服三分，生姜汤送下；妇男年老气虚五更泄泻，早晚每服三分，白开水送下；妇女子宫寒冷久不受孕，早晚每服三分，盐水送下；妇女产后血脱不省人事，早晚每服一钱，白开水送下；

妇女气血虚弱经水不调，早晚每服三分，黄酒童便送下；妇女生产过多易患小产，早晚每服五分，黄酒送下；妇女阴寒腹痛白浊带下，早晚每服五分，黄酒送下；妇女血崩血漏日久不止，早晚每服五分，白开水送下。以上治症乃其大略，功效极广，笔难尽述，凡男妇虚损等症，即宜常服，自然体壮神清，诸病不染。更有起死回生之功，返老还童之妙。延年广嗣，神效无比。诚为养生之至宝，延寿之灵丹也。铺在山西太原府太谷县西大街路北关设，赐顾者请认本号招牌，庶不致误"。其中对龟龄集的制法、功用、服食方法及效果都作了说明，其中也有"常服"方能取效的说明，即经营者是把龟龄集作为服食之品来对待。

3.3 龟龄集（传统制作技艺）传承人的认知

据龟龄集（传统医药制作工艺）的传承人柳惠武先生讲，龟龄集是结合三才、五行、八卦、九宫、婴儿、姹女等道易学说进行择日、炮制、粉碎、水浴、夜露、日晒、装锅等多重程序后，炉鼎升炼七七49天方可制成。其制备工艺有99道大工序360道小工序。在具体制作过程中，龟龄集结合烧炭法、火燔法、土埋法、金炼法、水浴法等对药物进行炮制，直接应对五行的木、火、土、金、水，以五行之术炮制以求润沁五脏，不仅使药物的作用归属于五脏，而且根据五行相生相克、相互平衡的理论，整个处方得到水火既济之妙。长期服食，可以达到延年益寿之效，这虽然没有经过科学的论证，但是已经得到历史的验证，参与龟龄集炼制的几位老药工均为高寿或年近八旬，犹如壮年，这就是最好的证明。也就是说，龟龄集的炼制工艺本身就是为服食之品而设。

3.4 龟龄集功效的现代科研结论

陈可冀院士在《中国宫廷医学》中指出："龟龄集为明代宫廷成方，由人参、鹿茸、海马、雀脑、枸杞子、肉苁蓉、熟地、牛膝、杜仲等30余种药物组成，有温阳补肾、补益气血的功效。临床研究该药有改善老年人肾虚症状的作用，对虚症引起的便秘、五更泄泻等症状也有较好的治疗作用"。"龟龄集能够增强小鼠腹腔巨噬细胞的吞噬活性，增加抗体和抗体细胞的数量，说明该药有促进免疫功能的作用[11]"。

现代实验研究表明，龟龄集具有延缓中枢神经系统衰老作用，对中枢神经系统具有双向调节作用，有抗癫痫、护肝作用，可显著增强肾上腺皮质的功能，有增强心肌收缩力、增加心排血量的作用，增强免疫功能和物质代谢功能，纠正脂代谢紊乱，对抗乙酰胆碱引起的痉挛[12]。

而临床研究表明，龟龄集可以调补阳气、延缓衰老、强身健脑、补精益髓、调整神经。治疗健忘、肾阳虚证，以及妇科肾亏阳弱、冲任虚寒、精血衰少等症，对痛经、滑胎、崩漏、白崩、不孕等疗效显著。还可以治疗骨折延迟愈合，老年性贫血，慢性呼吸道疾病，具有良好的降血脂作用，能较好地增进食欲，改善性功能和睡眠。此外，龟龄集还用于治疗神经性耳聋、肾病综合征，疗效快而稳定[12]。

据临床观察，龟龄集对勃起功能障碍患者有显著疗效，可改善其伴随症状，且未见明显不良反应[13]。龟龄集治疗席汉综合征疗效显著，可减低激素、甲状腺素用量，复发率低[14]。龟龄集在临床上能提高肾阳虚型少弱精子症患者的精子密度和活动力，改善患者的内分泌激素水平，并能够改善患者的临床症状。在动物实验中，能够使灌服环磷酰胺的 SD 大鼠的精子活动数、精子密度提高，内分泌激素保持正常水平[15]。中老年男子 PADAM（雄激素部分缺乏症）患者，服用雄激素联合龟龄集在改善更年期症状，安全性及减少不良反应方面优于单用雄激素补充疗法[16]。此外，龟龄集还具有治疗慢性腹泻、抗疲劳等功能。

从上述文献记载和现代科研研究知道，龟龄集的养生功效非常显著，适应症与治疗范围相当宽泛，作为古代服丹养生的服食之品的确是名副其实，并非毫无科学道理。

4. 龟龄集服食的皇家档案与案例

4.1 明代龟龄集的皇家服食与修合记载

据《山西通志》载，公元 1522 年，朱元璋第八世孙朱厚熜登基，年号嘉靖。其时嘉靖皇帝刚刚 15 岁，由于嘉靖自幼体弱多病，一直未有后嗣。到 29 岁（1536 年）时竟然卧床不起，因此导致朝纲不振，群臣忧患。为挽救社稷，嘉靖帝遂下昭全国各地名医，广征医方，以调养龙体，延续皇室血脉。时有邵元节、陶仲文两位著名方士，总结多年行医心得，根据《云笈七笺》中的"老君益寿散"，集纳众多滋补良药之所长，精心配伍，加减化裁，拟定处方，并采用古代神仙家"炉鼎升炼"的技术，为嘉靖皇帝量身定做制成益寿"仙丹"进献给朝廷。嘉靖皇帝服用后果然身体日臻强健，至 50 岁时甚至精力益发旺盛，一连生下八个皇子，五位公主。于是龙颜大悦，遂将此丹奉为皇室至宝，御用圣药，并赐名"龟龄集"。以示服之可与神龟同寿[17]。

国家第一历史档案馆珍藏的明宫历史记载修合（制作）龟龄集的文字资料为："……右将各药如法制毕，选吉日良时，入净室修合一处，忌鸡、犬、孝服、妇人见之，用人乳、醋、井水、河水、烧酒煮东酒、童便各一酒钟，和匀放入银盆内，以黄纸封口，再用盐泥封之，然后铸上铅球，入缸内炭火内，行三方火养之，早寅午戌会成火局，晚申子辰会成水局，每火一两六钱，相其火候，可加三两，以寅至戌更换，换时以水滴铅球，响为度，不可太热，温养至三十五日取出，入井中浸七日以去火毒，然后开视，以紫色为度，每服五厘黄酒送下"。显然，这种修合方法主要体现的是阴阳平衡、火候抽添等长生不老丹药炼制的工序。

4.2 清代龟龄集的皇家服食与修合记载

据考证，雍正皇帝对龟龄集和龟龄集酒的"储存、查问、修合、造方、赏赐……"，都象对待政务一样事必躬亲，甚至亲自烧炼丹药。据《清朝档案揭秘》载："雍正不仅服食道士进献的丹药，还在圆明园生火炼丹。……《活计档》中的一些原始记录，就披露了雍正炼丹的一些情况[18]"。国家第一历史档案馆珍藏的龟龄集历史资料中，就有雍正皇帝查龟龄集与龟龄集酒奏折记载，如：

"雍正八年六月初五日，张尔泰奉旨：你们药房及乾清宫、懋勤殿、雍和宫，或有龟龄集药，或有龟龄集方，查来朕览。钦此。

查得药房有龟龄集方，无药，雍和宫有龟龄集药两样，一样是有人参的，一样是无人参的，外有方一张，本日晚一并呈览。又奉旨：雍和宫原有龟龄酒，不知有无，若有，着取来，钦此。

初六日取来龟龄酒，只有十斛还用得，余者用不得。奏过奉旨：好生收着。再雍和宫有打过龟龄集的，全家伙一分，取来用。钦此。

又奉旨：蒸龟龄酒的医生，等在杏花村井边蒸好。钦此。"

可见雍正皇帝不仅深谙炼丹术，而且是龟龄集的忠实服食者。又如雍正传旨修合龟龄集的历史记载：

"雍正十一年七月初八日，总管李英传旨，着药房修合龟龄集。有用之处照常用，少了随即修合，钦此。药房首领邓荣贵、魏九贵随将懋勤殿交来一方，雍和宫取来一方，八年药房合过一方，俱与钱斗保、赵士英、翟文盖、王炳四人看过，同议仍用药房合过一方甚好，择吉于八月二十一日合过龟龄集三料，一料重十三两五钱，一料重十三两，一料重十二两八钱。"

还有雍正、乾隆赏赐龟龄集历史记录：

"雍正十年五月初一日起至乾隆十一年三月十九日，赐和亲王共用过龟龄集三两。雍正八年八月十五赏河南总督田文镜龟龄集四两连方一张，赏内大臣海望龟龄集四钱，赏内阁中书戴临共用过龟龄集二两五钱，赏刘声芳龟龄集二分，赏钱斗保龟龄集五钱，赏杨太和龟龄集二两，赏景山总督阿尔泰龟龄集二钱，赏乾清宫总管王太平龟龄集五钱。雍正十三年二月二十八日赏署理湖北巡抚印务吴应叶龟龄集一两。乾隆元年二月二十八日赏内务府总管景明龟龄集二两。乾隆元年四月初七日至十年六月初四日赏伯依勤慎共用过龟龄集六两。赏乾清宫总管王太平龟龄集五钱"。这都说明龟龄集的珍贵难得，其服食者不仅限于皇帝，还有达官显贵。

在龟龄集诞生后的十八代帝王中，有据可查和不能忽略的一位龟龄集服食者，便是寿享89岁，号称十全老人的乾隆皇帝。乾隆皇帝认为龟龄集"不可一日不用"，对于龟龄集的关心到了变态的程度，如他经常传旨总管："药房的龟龄集察察还有多少[19]"，并且对龟龄集配方和药材来源等都亲自过目。乾隆皇帝对龟龄集曾御批："甚好，足嘉也"，甚至于对龟龄集到了迷恋的程度。根据清宫《龟龄方药原委》的记载，乾隆服用龟龄集后，"每次服五厘（旧制），用老酒吞下，服后即全身发热，百窍通达，丹田温暖"。此外，现存文物中还有记载乾隆皇帝服用龟龄集的"用药底薄"；雍正、乾隆时，记录和储存龟龄集的药袋；乾隆年间御药房库单；光绪年间慈禧老佛爷进药底薄等，这都说明龟龄集的服食养生效果非常显著。从明清相关史料可以知道，龟龄集实际一直是皇家最主要的养生服食之品。

5. 结论：服食珍品——龟龄集功能定位的再认识

龟龄集曾经辉煌一时，远销海内外，获得了巨大的经济利益和广泛的知名度，至今还有人收藏有数十年前的龟龄集，可见其影响之大之深之广。《中华道教大辞典》认为龟龄集乃"壮阳延年之药"，并引用清宫词谓"目下医家抄写遍，龟龄集胜息饥丸[20]"。可见服食龟龄集养生在当时的风行程度已经远远超越了辟谷养生。据美国人艾梅霞所著《茶叶之路》记载：以银票信贷、牲畜买卖和茶叶贸易为主要经营业务的著名商号"大盛魁"，在清代初年就与漠西蒙古地区有生意往来，"传说其创始人王相卿（太谷人）初涉乌里雅苏台的时候，恰逢一个蒙古王公的女儿生了重病，濒临死亡。王相卿给她服用了自制的一种珍贵药物'龟龄集'，这是一种源自山西的秘方，这位小姐得救了，为了报答救命之恩，她的父亲，这位蒙古王公，把她嫁给了王相卿的第三个儿子，这对夫妇后来有了一对孩子，而蒙古贵族和汉族商人之间的联盟也就顺理成章地有了保证[21]"。这足以说明山西不少商人自制龟龄集，而且随着他们商号经营范围的扩张，将龟龄集也推向了世界各地。而反观今天，龟龄集昔日"十店九龟"的盛况却已不再，茄子、绿豆和泥鳅却成为养生服食的宠儿。我们不禁要问，为什么？难道生吃茄子和泥鳅真的能治百病？非也！笔者以为，出现这样的局面，除了历史时代的原因，更重要的是管理者和经营者对传统医药的功能定位出现了偏差。一方面，"民以食为天"的传统服食养生文化基因仍然存在，社会大众需要一种服食之品满足心理上和生理上的需要；另一方面，市场上缺乏服食之品的供给，虽然传统方药中不乏服食之方，但均被列为药品按照现代医药标准严格审查控制，如龟龄集过去是针对大众作为"养生之至宝，延寿之灵丹"的服食之品，而今天却是仅仅针对病患者对症下药的治疗药品，虽然相关研究表明龟龄集适应症范围非常广泛，但近五百年的历史经验还是必须经受"科学验证"的质疑。所以，中医药非物质文化遗产的保护和未来的中医药产业化发展，最关键的不是科研技术，而是管理思维的转变，只有承认历史的积淀与成果，恢复龟龄集服食之品的地位，才能使中医药发展走向良性的轨道，真正再次走向辉煌。所以，我们要对龟龄集的功能定位重新加以认识，不要将现代理念强加于传统产品上。如果我们转变思维，就不难得出这样的结论：不论从配方的严谨细致，还是炮制工序的复杂精细，炉鼎烧炼的特殊工艺，以及历史的经验与科学的检验，龟龄集都是现今当之无愧的服食养生珍品。

参考文献

[1] 司徒鼎. "补王"龟龄集及其由来 [J]. 经济问题，1981，10：41.

[2] 陈奇主编. 中成药名方药理与临床 [M]. 北京：人民卫生出版社，1998：617 – 618.

［3］姜琳．龟鹤呈祥说"灵丹"—龟龄集的故事［J］．药物与人，2000，9：405．

［4］张觉人著，张巨能整理．红廖山馆医集［M］．北京：学苑出版社，2009：61－64．

［5］张君房编，蒋力生等校注．云笈七笺［M］．北京：华夏出版社，1996：480．

［6］龚廷贤著，李世华，王育学编．龚廷贤医学全书［M］．北京：中国中医药出版社，1999：55－56．

［7］刘振远，才惠珍点校．集验良方－珍本医籍丛刊［M］．北京：中医古籍出版社，1991：77－79．

［8］刘振才，姚星虹．道家医方［M］．上海：上海科学技术文献出版社，2000：132－134．

［9］中国中医研究院中药研究所等编．全国中药成药处方集［M］．北京：人民卫生出版社，1962：82．

［10］北京市公共卫生局编．北京市中药成方选集［M］．北京：人民卫生出版社，1961：115－116．

［11］陈可冀，李春生．中国宫廷医学［M］．北京：中国青年出版社，2003：854－855，866．

［12］张志伟，秦雪梅，朴晋华．龟龄集的研究现状［J］．太原：山西医药杂志，2009，38（2）：143－145．

［13］梁棉胜，胡军，刘小波．龟龄集胶囊治疗勃起功能障碍的疗效观察［J］．实用中西医结合临床，2011，11（5）：48－49．

［14］王战先．龟龄集治疗席汉综合征临床研究［J］．中医学报，2012，（7）：892－893．

［15］黄圳．龟龄集对肾虚型少弱精子症的生精作用及激素调节作用观察［D］．广州中医药大学，2010：1．

［16］刘冬．安特尔联合龟龄集对中老年男子雄激素部分缺乏症影响的观察［D］．广州中医药大学，2010：1．

［17］孙泰雁．龟龄集与历代帝王［J］．人人健康，1999，3：23．

［18］中国档案报社，深圳市档案局编．清朝档案揭秘（上）［M］．北京：北京现代出版社，2011：64．

［19］张依秋．从乾隆皇帝常服中药龟龄集谈起［J］．药物与人，1996，1：35．

［20］胡孚琛．中华道教大辞典［M］．北京：中国社会科学出版社，1995：1326．

［21］［美］艾梅霞著，范蓓蕾，郭玮，张恕，张行军等译．茶叶之路［M］．北京：中信出版社，2007：58－61．

《按摩导引养生秘法》养生思想刍议

中国中医科学院中国医史文献研究所　何振中　周　琦

【内容提要】古代按摩导引术源远流长，其理论与技术得到历代养生家的不断丰富与完善，成为中医药养生文化的重要组成部分。《按摩导引养生秘法》上承秦汉时代导引按摩术预防、祛除疾病之要旨，中传唐代以来内丹静功内炼精气神、养护性命的养生秘要，下择明代以及同时代诸按摩导引诀中之精华十二式。它是一套行之有效的身心保健要诀，至今仍有其重要的价值意义。

【关键词】按摩导引；养生；导引机理；文化价值

1. 《按摩导引养生秘法》简介

《按摩导引养生秘法》为中国中医科学院医史博物馆藏经折装彩绘珍本，出于清代。明清时期养生书籍所录按摩导引图式虽多，然而以彩绘形式流传者则极少，故弥足珍贵。此本共十二式，图文对照，每图说明文字后均有作者之钤印，其印有三种，印文均称"云屏"。据各图所绘景物（其中有产于热带、亚热带的芭蕉）推测，作者或来自南方，或为熟悉南方风土人士。

图中所载功法上承秦汉时代导引按摩之术，如《马王堆医书·导引图》、《张家山医简·引书》均载有详尽而系统的通过按摩导引以预防、祛除疾病之文，是术历两千余年传承不息，至明清时期养生书籍中亦多有发明。《按摩导引养生秘法》还汲取了内丹家通过静功内炼精气神、养护性命的养生要旨。书中所载各式分别通过相应的行气、导引、按摩动作，祛除致病之邪气，散化瘀阻或邪毒，预防或治疗某些常见的五脏病证，从而达到坚固五脏精气、和调气血阴阳及强壮体质的目的。

2. 《按摩导引养生秘法》溯源及其传承

按摩导引术是一类起源很早的古老养生术法，以动功炼养为主。一般指采取一定导引术式或套路，通过肢体、头身配合的主动运动，并配合吐纳服气（也称行气）或自我推拿（也称按跷或按摩）而进行的一种自我锻炼方法，以期达到强身健体、防治疾病，乃至养性延命的目的。这种炼养方式最初可能是从古代先民的舞蹈动作演化而来，与先民治病的医疗实践活动密切相关。《黄帝内经》中已有关于导引行气法疗病的记载。如《灵枢·病传篇》："或有导引行气、乔摩、灸、熨、刺、熵、饮药之一者"，将导引列为诸医疗方法之一；《素问·异法方宜论》提及："中央者，其地平以湿，天地所以生万物也众，其民食杂而不劳，故其病多痿厥寒热，其治宜导引按跷，故导引按跷者，亦从中央出也。"表明当时中原或为经常使用导引按摩疗病的地域；《素问·血气形志篇》云："形苦志乐，病生于筋，治之以熨，引。……形数惊恐，经络不通，病生于不仁，治之以按摩醪药。"则较明确地说明了"引"与"按摩"可以施行的某些具体适应症。先秦出土医药文献《张家山汉简》中的"脉书"与"引书"也有对导引行气功法理论实践的详尽描述（后文将有进一步阐述）。

在非医药类的上古典籍文献中，关于导引按摩疗病延命的记载亦颇丰富。《神仙传》即称彭祖善"吐纳导引之术"。据《吕氏春秋·仲夏纪》记载："昔陶唐氏之始，阴多滞伏而湛积，水道壅塞，不行其原，民气郁阏而滞着，筋骨瑟缩不达，故作为舞以宣导之。"[1] 上文指出，古代先民发现对于伤风湿肿痛之类的疾患，可以藉"舞"而"导"、"引"之，除去"滞着"、"郁闷"，获得康复。早期方仙道所盛行的导引术传承与发展了先民们按摩导引实践经验，并作出了理论总结。战国末期，《庄子·刻意》就描述了行气、导引作为养性延命之术的要旨，云："吹呴呼吸，吐故纳新，熊经鸟申，为寿而已矣，此道引之士，养形之人，彭祖寿考者之所好也。"后世注家注释本句时，还进一步阐述其技术要领，如晋人李颐注云："导气令和，引体令柔。"唐代道士成玄英疏云："导引神气，以养形魄，延年之道，驻形之术。"上古时代，各类文献还描述了许多神仙方士或民众利用行气导引之术进行养性延命的事迹。例如《吕氏春秋·慎行论》载，大禹巡游天下至"西至三危之国，巫山之下"，见"饮露吸气之民。"[2]《楚辞·远游篇》亦载屈原向王乔行气之术，云："见王子而宿之兮，审一气之和德。"

可见，早在先秦以前，古人就将这种养生祛病之术代代相传，并归纳成文字图像，著之于简帛，说明类似导引功法可远溯上古。但是，由于古代图像传载不便，汉晋唐宋时代的按摩导引术大多仅存文字，例如东汉华佗编的《五禽戏》、南朝陶弘景辑《养性延命录》中的"导引按摩篇"、隋巢元方撰《诸病源候论》中的诸行气导引诀、唐胡愔述《黄庭内景五脏六腑补泻图》中的行气导引诀、唐末逍遥子《逍遥子导引诀》等；其图式多不存世。但上个世纪出土的汉初马王堆彩帛《导引图》充分证明了古人对导引图式的重视。

至明清时期，养生医籍中图文并茂的按摩导引图式大量出现，如明罗洪先辑的《卫生真诀》、周履靖撰的《赤凤髓》；清席裕康纂辑的《内外功图说辑要》等。此外，尚

---

① 汉·高诱注. 吕氏春秋. 上海书店（据世界书局《诸子集成》本影印）. 1992：140.
② 汉·高诱注. 吕氏春秋. 上海书店（据世界书局《诸子集成》本影印）. 1992：292.

有部分内容易简实用、图像精美彩图《导引图》的出现，其中，《按摩导引养生秘法》彩绘本是清人所绘制导引图的精品，此本现藏于中国中医科学院医史博物馆。此本共十二式，图文对照，每图说明文字后均有落款，为作者之钤印，印文均称"云屏"；其印有三种，其一款为葫芦形纳"云屏"二字。另据各图所画的景物（其中有南方特产，如芭蕉、松、竹等），可以推测作者或来自南方，也可能是熟悉南方风土之士。

3.《按摩导引养生秘法》之医学机理

先秦及汉代医学养生著述对导引按摩术医学机理已经有了十分丰富的论述，《黄帝内经》就把按摩导引术作为疗法的一个重要方面，《素问·异法方宜论》指出："其病多痿厥寒热，其治宜导引按跷。"其它著述不但对导引术式防治病症的功用作出了深入的阐释，还对按摩导引的精气生化机理作出了初步阐释。例如上个世纪洛阳韩墓出土的战国初期《行气玉佩铭》就描述了内气在人体生化运动的景象："行气，深则蓄，蓄则伸，伸则下，下则定，定则固，固则萌，萌则长，长者退，退则天。天几春在上，地几春在下。顺则生，逆则死。"现代内丹养生家王沐认为这是一套内丹丹法。[①] 上个世纪八十年代初出土的《张家山医简·引书》介绍了41种导引术式以及各术式所能防治的病症，主要为全身各部位的痛、痹症及其它，如引内瘅、项痛、引瘅病之始、病肠之始、引绌（屈）筋、苦两足步不能钧（均）而（膝）善痛，两胕善塞（寒）、引踝痛、引（膝）痛、引北（背）甬（痛）、引要（腰）甬（痛）、支尻之上甬（痛）、引足下筋痛、引蹶等。其中有一式论及治愈病症的机制，云："项痛不可以雇（顾），引之……汗出走（腠）理，极已。"有一式论述了导引呼吸之精气入少腹，类似后世内炼术之引气（包括服气、咽津）入丹田，云："【？寺】【？尚】上【？巨】……吸精气而咽之，【月真】（填）少腹，以力引阴，三而已。"又"苦两手少气"、"益阴气"两式均提示导引具有补益精气之功，等等。《张家山医简·脉书》阐述了行气的生理："气者，利下而害上，从煖而去清，故圣人寒头而煖足。"[②]《张家山医简·引书》亦阐述导引动作祛病养生之道，云："是以必治八经之引，炊（吹）昫（呴）虖（呼）吸天地之精氣，信（伸）復（腹）折要（腰），力信（伸）手足，軔踵（踵）曲指，去起寬霣，偃治巨引，以與相求也，故能毋病。"[③] 还引老子论述阐明运动与生命生化关系，云："治身欲与天地相求，犹橐籥也，虚而不屈，勤（动）而俞（愈）出。闭玄府，启繆门，阖五臧（臟），逢（？）九窍，利啓阖奏（腠）理，此利身之道也。"[④] 后世按摩导引之术的理论说明均以上论为祖述，由此可见其重要的奠基作用。

在七十年代马王堆出土的西汉时代《导引图》中的部分导引式明确阐述了通过导

---

① 王沐. 内丹养生功法指要. 北京：东方出版社，1990：207.
② 张家山二四七号汉墓竹简整理小组. 张家山汉墓竹简［二四七号］. 北京：文物出版社，2006：125.
③ 张家山二四七号汉墓竹简整理小组. 张家山汉墓竹简［二四七号］. 北京：文物出版社，2006：185.
④ 张家山二四七号汉墓竹简整理小组. 张家山汉墓竹简［二四七号］. 北京：文物出版社，2006：186.

引动作治愈某些病症，主要有：痛明、引颓、覆（腹）中、引聋、烦、引█（膝）痛、引胠責（積）、【亻廿╱兩】（俛）欷、引项、沐猴讙引热中、引温病、引脾（痹）痛十二种病症。其导引术式中，还有许多模仿动物动作，如"熊经"、"信"（乌伸）、"蠽（龙登）"、"沐猴灌"（猕猴喧呼）、"爰謼"（猨呼）、"█北"（鸱背）等。后汉方士医华佗"五禽戏"即是在此基础上创编的。华佗还汲取了前人适度锻炼之议，指出："夫五禽戏法，任力为之，以汗出为度。"（见《三国志·方技》、《后汉书·方技》）"以汗出为度"是进行按摩导引运动达到养生目的所需求强度的一个基本指标。后世的内丹炼养术把上述适度"汗法"适用于内炼实践。例如陈朴《内丹诀》"第三转养阳"云："四体汗流，以出尸气，而成三转之功，自此更无三尸魂也。"①可见，陈朴进一步把汗法理解为出"尸气"（所谓尸气就是人体之致病邪气），即作为排除致病邪气的一种生理机制。

值得重视的是，宋代张云房在其所纂辑的《云笈七签》中对导引术的医学机理作出了较为系统的阐述，卷三十六引"抱朴子"曰："导引之道务于祥和，俯仰安徐，屈伸有节，导引秘经，千有余条，或以逆却未生之众病，或以攻已结之笃疾，行之有效，非空言也。今以易见之事，若令食即卧，或有不消之疾，其剧者发寒热，癥坚矣！饱满之后以之行步，小小作，务役肢体，及令人按摩然后以卧，即无斯患。古语有三疾之言，暮食既饱，便以寝息，希不生疾，故无寿也。诸风痼疾，鲜不在卧中得之，卧则百节不动，故受邪气，此皆病。然可见近魏华佗以五禽之戏教樊阿以代导引，食毕行之，汗出而已，消谷除病，阿行之，寿百余岁，但不知余术，故不得大延年。一则以调营卫，二则以消谷水，三则排却风邪，四则以长进血炁。故老君曰天地之间其犹橐籥乎！虚而不屈，动而愈出，言人导引摇动而人之精神益盛也。导引于外而病念于内，亦如针艾攻其荣俞之源，而众患自除于流末也。"② 上文阐述了古代按摩导引理论的四个方面内涵：其一、动作要领。首先要保持心神祥和，其次动作要柔缓相济，再次，保持动作的有序与节律。其二、阐述了人体发病的一个重要原因在于未能保持适当的运动量，因而易感致病邪气，通过导引则能"却未生之众病，或以攻已结之笃疾"。并指出"导引秘经千又余条"、"五禽戏"能够行之有效，并非是偶然的；其原理在于"导引摇动"能够使得"人之精神益盛"之故。其三、按摩导引有四个方面的功能，即调营卫、消谷水、排却风邪、长进血炁等。其四、按摩导引的作用在于自内而外将致病邪气从四肢、肌肤排之于外。

通过以上对汉迄宋代以来古人关于按摩导引术生化机理的相关论述，那么，我们通过对《按摩导引养生秘法》各导引图式的分析，就可以很容易把握其内在的医学机理。

---

① 五代·陈朴.内丹诀.道藏.24：228.

② 宋·张云房.云笈七签·杂修摄·玄鉴导引法.正统道藏（0685 仕下）.

具体而言，本套功法图式大约可分为三类：

其一，以导引动作或按摩，畅达或和调脏腑、经脉气机，从而达到预防或治疗相关病症。主要有宁肺伏火法（第一）、散气消食法（第四）、鸣天鼓法（第五）、理肾法（第八）、养血脉法（第十）、理胃法（第十二）。

其二，通过导引动作引动经脉气机运行，以直接祛除阴气、散化毒邪等病根，进而防治相关病症。主要有运气法（第三）、散毒法（第六）、运血法（第九）。

其三，把行气导引动作与内丹静功结合起来，直接炼养生命之根本精气神，使得体内之精满气足神全，从而增强体质。主要有壮精神法（第二）、养心法（第七）、保真法（第十一）。

当然，以上按摩导引各式的共同点就是在行功之时均以内炼精气神为其核心要旨。这也是本套功法作为养生之术的精髓所在。

4.《按摩导引养生秘法》现代价值

《按摩导引养生秘法》中所描绘的气运与古琴的韵律相类，不可名状，但用心操行或体会均有畅然神怡之感。古人早已将这样的审美与修养深入中国这个种群的骨髓与血液中，致使他们的后人在体悟到这些心法及体式对其生命身体产生的微妙改善时会油然而生一种认同感与归宿感，这也是我们从中医药文化中能够感受到中华文化精髓的缘由之一。

古代按摩导引术源远流长，其理论与技术在中医生命观与疾病观的指导下，得到历代养生家的不断丰富与完善，成为中医药养生文化的重要组成部分。《按摩导引养生秘法》上承秦汉时代导引按摩术之预防、祛除疾病之要，中传唐代以来内丹静功内炼精气神、养护性命的养生要旨，下择明代以及同时代诸按摩导引诀中之精华十二式。书中所载各式分别通过相应的行气、导引、按摩动作，却除致病之邪气，散化瘀阻或邪毒，预防或治疗某些常见的五脏病证，从而达到坚固五脏精气、和调气血阴阳、强壮体质的目的。因此，按摩导引养生秘法中的操式与气运方法即是调心养性之药，也是祛病延年之法。

本套功法虽为历代导引按摩术之秘要，却完全适用于大众的日常生活保健；每式均可单练，故学者亦可根据实际所需择式而练。并且，每式动作均简单易学，若能按图索骥，持续炼养，则必有所获益。《按摩导引养生秘法》虽未注著者，但却将一套行之有效的身心保健要诀图文并茂地保存下来，对于丹道修炼与中医药文化的赓续有着重要的意义。

中医服食养生阐微

中国中医科学院中国医史文献研究所　何振中　柳长华

【内容摘要】服食是中医学精髓成分之一，它在中医学独特的生命观、疾病观为指导下，以精选、精制或烹炼过的方药为服食内容，通过服食行为，补养后天生命过程中所耗散的人体精气神，进而改善人体体质。丹药是服食技术高度发达的结晶，历代医家、养生家丹药炼制与服食实践，促成了中国独特的服食仙药、服丹信仰文化；并营造了中国社会中医药文化精神氛围，使得服食养生者通过服饵方药，而能臻于形神兼养之境。

【关键词】中医；服食；服丹；信仰

一、服食与服食养生

服食作为中医学的一个重要组成部分，以传统医学文化独特的生命观、疾病观为指导思想，把生命的精气神作为养护对象，通过服饵方药以却病延年益寿，属于《内经》所称之为"治未病"的范畴，是中医学精蕴所在。从服食养生实践上来看，服食养生乃是指通过较长时间服饵经过精选、精制或烹炼过的方药，从而达到改善人体体质目的的养生效果。这种在较长时间内的服食行为对体质的良性改善具有层次性特征，首先，服食的初始主要通过服饵相应服食方药纠正人体偏性之体，所服的方药多针对不同体质类型具有选择性，其药性或偏阴或偏阳；其次，经过阶段性的服食纠偏之后，或素体较为平和之人，多通过服食平性方药使得体质日渐强壮。服食养生方药以明清时代最为丰富，大量填精补髓、助阳补元气以及平补等服食方被收录于明清以来医家、道家养生著作之中作为补益类方；它是对前人服食服食养生经验的传承与发展。

历代以来，养生家的服食养生实践和智慧不断充实了服食理论与技术，并且形成了其独特的服食信仰文化。

二、服食养生的基本理念

中医学以自身独特的生命观、疾病观为依据与出发点，在服食养生方面形成了如下基本观点：

首先，服食养生是建立在中医学关于人体精气神生化规律性认识的基础之上。中医学以精气神作为生命构成之三要素，认为后天生命过程就是精气神的耗散的过程，直至生命的消亡。这是一种顺向变化。一般在中老年期先天真气逐渐耗散有许多体征，主要表现有二：其一、气血（精血）衰败即所谓老病，并出现生阳困难、难以固驻阳气的现象；其二、阳气或气血耗散太过，而导致身体骨髓空虚、气血不足。古代养生家可以通过服食药物（内丹筑基功夫称之为"添油续命"）以补益先后天精气，从完成精气神的逆向变化过程，老子称之为"复归"。东汉时《周易参同契》指出养生就要从"三宝"精气神入手，使之"固塞勿发扬"；这就是服食养生之要旨。

其次，通过服食改善人体体质。古代服食家认为从生命构成的物质基础入手，补养人体先后天精气就能够改善人体体质。这一观点本于《内经》。关于构成人体体质的物质基础，《灵枢·阴阳二十五人第六十四》明确指出："二十五人之形，血气质所生，别而以候，从外知内何如？"[①] 即所谓人体体质乃是根于身内的气血，本篇所介绍的二十五种人的个性、气质也都是依据气血的多少所决定的。因此，通过服食方药改变人体的精血、气血，那么就完全可以改善个人的气质或体质。晋代医家葛洪在《抱朴子内篇》中首先阐述了通过服食改善人体体质观点。需要指出的是，在具体技术方面，葛洪最重视的是服食由金石药炼制而成金丹大药（或称还丹）。但是，葛洪提出的服食改善人体体质的理念得到了后世传承。后人传承了葛氏所传的服食药物转制法、服食方炉火炼制法、草木药服食方等核心内容；并且在服食新药物、服食新方以及炼制新技术方面都有发展。

此外，唐宋间道家最早使用了"体质"一词来表达服食对人体的微妙变化的作用。"体质"一词原指人的身体，但在服食术中被用以指代人体内的精气神。题为葛稚川撰《金木万灵论》云："夫神丹之为灵，服之逾妙。此二药炼体质，故令人不死。"上文转述《抱朴子内篇·金丹》相关内容，用"体质"代替了葛洪用的"身体"一词；即认为服食上品神药或金液神丹能够凭借其药性、灵质能够使人体内的精气神保全、完固，达到长生的目的。

再次，服食养生方药以补养真阴、真阳，并达到"坚固"脏腑、骨髓而延年益寿的目的。养生方药是服食养生的核心，它在人体内起作用主要有两个方面，其一、能激发、升华潜藏于体内真气，促使其回复至"先天"状态，并完成正常的生化作用，并

---

① 郭霭春著. 黄帝内经灵枢校注语译［M］. 天津：天津科学技术出版社，1989：317.

发挥其自主强身祛病的功能；二、固驻并长养真气，使得人体精气神充满，并达到坚固五脏、骨髓，而形体强壮的目的。其理论出发点乃是本于《内经》关于形体、脏腑精气生理与病理的认识。一方面，《内经》认为形气或脏腑气不坚固乃是人之所以得病的根本原因。《灵枢》"天年第五十四"："黄帝曰：其不能终寿而死者，何则？岐伯曰：其五藏皆不坚，使道不长，空外以张，喘息暴疾，又卑基墙，薄脉少血，其肉不石，数中风寒，血气虚，脉不通，真邪相攻，乱而相引，故中寿而尽也。"①

另一方面，《内经》把人体"五脏""骨髓"的"坚固"作为生命体健康的主要生理性指标。《素问》"生气通天论篇第三"："岐伯曰：阴者，藏精而起亟也；阳者，卫外而为固也。阴不胜其阳，则脉流薄疾，并乃狂。阳不胜其阴，则五藏气争，九窍不通。是以圣人陈阴阳，筋脉和同，骨髓坚固，气血皆从。如是则内外调和，邪不能害，耳目聪明，气立如故。"②《灵枢》"天年第五十四"："岐伯曰：五藏坚固，血脉和调，肌肉解利，皮肤致密，营卫之行，不失其常，呼吸微徐，气以度行，六府化谷，津液布扬，各如其常，故能长久。"③

上述所引《素问》、《灵枢》的相关论述中，从精气神角度阐述了关于病因病机以及保持健康与形体藏腑精气的关系。中医学认为完全可以通过服食的方式以和调阴阳，使得五脏、骨髓"坚固"，进而达到健康长寿甚至长生的目的。这也是汉代以来方士家们孜孜不倦地通过服食金液还丹以期望长生的理论出发点。这一观念得到了此后医家、养生家的传承与延续，例如孙思邈就在《备急千金要方·养性》"服食法第六"云："凡服药物为益迟微，则无充饥之验。然积年不已，方能骨髓填实，五谷俱然而自断。"④ 这就阐发了经过较长时间服食药物，能够充实形体内精气骨髓，进而达到改善体质的观点。

三、服食信仰及其特色

1. 仙药的出现及服食仙药

春秋时期，中国已有'不死之药'的传说。战国时期方仙道开始寻找不死之药献给帝王，并发现了一些健身益寿的药物。秦汉以来，燕赵方士尊崇安期生，羡门高，认为朱砂、枣、白术、人参、灵芝、天门冬、云母、首乌、玉石等具有神奇的益寿作用，形成方仙道服饵派⑤。秦汉时期的方士的服食实践，促进了汉代医家、养生家总结以往数千年以来服食药物经验，《神农本草经》对所认识的服食药物作了上、中、下三品的

---

① 郭霭春著. 黄帝内经灵枢校注语译 ［M］. 天津：天津科学技术出版社，1989：378.
② 郭霭春著. 黄帝内经素问校注语译 ［M］. 天津：天津科学技术出版社，1981：19.
③ 郭霭春著. 黄帝内经灵枢校注语译 ［M］. 天津：天津科学技术出版社，1989：375.
④ 唐孙思邈著、李景荣等校释. 备急千金要方 ［M］. 北京：人民卫生出版社，1998：584.
⑤ 胡孚琛主编. 中华道教大辞典 ［M］. 北京：中国社会科学出版社，1995：44.

分类。至晋代葛洪在《抱朴子内篇》中直接称服食方药为"仙药"，开始形成了服食仙药的信仰。古代服食家认为这些药物都是天地之间的精华，服之能够延年益寿、甚至长生不死。从天人相应观点出发，部分常见养生药物被赋予了特殊的涵义，即认为它们是天地阴阳、五行、星宿的精气凝结而成的。例如，宋代无名氏著的道经《太玄宝典》曾就部分养生药物作为天地间精华的属性作了具体说明：茯苓（木之神）、柏木仁（木精）、枸杞（木之生气）、椒（木英）、芝（天地至灵）、黄精（草中有至神）、甘菊（草精）、天门冬（天之精）、地黄（地之精）、枸杞（日之精）、松黄（月之精）、远志（阴之精）、人参（阳之精）、巨胜（山之精）、藕节（水之精）、菊花（人之精）、人参（东方之灵）、菖蒲（南方之灵）、地黄（中央之灵）、巨胜（西方之灵）、黄精（北方之灵）。宋代赵佶编的《圣济经总录·神仙服饵》、明代朱权编的《普济方》均大量辑录了这类药物组成的方剂。这些其实是服食"仙药"信仰代代相传的具体体现。

2. 丹药及服丹信仰

"丹药"作为服食方药的最高形式，是服食药物信仰高度发达的产物。作为人工烹炼的服食品，"丹药"最初指来源于汉代，主要指根据金丹思想并运用炉鼎炼制而得的服食外丹。所谓金丹思想就是指"以丹道合天地自然之道"，即方士（道士）把炼丹的鼎炉当成一个缩小了的小宇宙，并用化学反应来模拟整个宇宙的生成过程，使炼丹过程和天地之道相合，这样炼出来的"还丹"本身就是一种固化了的'道'，服用之后自然要同天地一样长存了。"[①] 随着上述金丹理念的传承与炉火炼制法的运用于炼制草木药，各类草木药服食品亦被泛称为"丹"。宋代医家就"丹"的内涵作了非常通俗的说明，《圣济总录》指出："丹者，烹炼而成，有一阳在中之义。"[②] 即把经过烹炼并具有生发阳气功能的方药均视为"丹"。

由于丹药的良好的临床疗效（甚至有特效）及其养生效果，促成了传统医学丹药文化与服丹信仰的形成。汉唐时代外丹术的繁荣以及唐末以来内丹术的成熟，奠定了服丹信仰的坚实基础。以外丹著述中的相关论述为例，如《诸家神品丹法》指出"大丹"在养生方面的特效，卷一"金丹龙虎经"云："龙虎大丹，其功最大。若一刀圭入口，永定延年，去邪归正，三尸九虫，当自皆除，固住丹田，精神不散。"[③]《黄帝九鼎神丹经诀》从阴阳化生的学说，论述了丹药发生作用的义理，云："彭君曰：古之圣人，皆以丹药保骨长生。后之学者，以丹药朽骨害命。臣按：《易》云：二女同居曰革，乾坤交会曰泰，故天地氤氲，万物化淳，男女媾精，万物化生。阴阳不测之谓神，一阴一阳之谓道。故能陶铸万品，涎坛生灵。此并造化之神功，阴阳之妙力。神丹秘要，亦同此

---

① 胡孚琛. 魏晋神仙道教［M］. 北京：人民出版社，1989：237.

② 宋·赵佶. 圣济总录［M］. 北京：人民卫生出版社，1962：171.

③ 宋·佚名. 诸家神品丹法［A］. 见：张继禹主编. 中华道藏，18［M］. 北京：华夏出版社，2004：110.（以下同书所引版本、出版时间，出处相同）

义。太阴者铅也，太阳者丹砂也。二物相生，成其大药。九鼎之法，长生之道，原始要终，莫不皆以丹铅二物为主也。"①

内丹家甚至以肾为"丹"阐释生命之根本，《道枢》"华阳篇"云："夫人之始，即父母之精血而为肾。肾者，丹也，即吾之身阴阳而为丹者，真丹也。丹成则真气生矣，至于真气足而后始可以造化焉……保守肾气，取阴阳之粹，凝而为丹，丹成气足，随时炼气则元气朝而真神集矣。"②

从上述所谓以肾为丹的意义而言，服食的根本目的其实就是颐养身体内之"真丹"（即肾），使之生生化化，从而养性延命。

3. 服食追求与功效

服食家还制定了服食礼仪。他们认为服食不仅仅止于形体层面，还有其理想追求，即追求道德方面的超越，所谓服食以养性。古人认为服食丹药的发挥作用离不开心性的净化，因此道门中人认为炼丹时须避秽，即便服食者也须积功累德方能有资格服食大药。因此，不但炼制丹药之时需要心存敬意，即便服食之时也不例外。唐代沈知言在《通玄秘术》"服醮神验"云："服药人着道士衣，执简在西立，面向东，望太阳出处，想上帝玉女如在目前。烧香启请云："大道天尊，愿垂圣护。使药山神王并甘露海神，持赤琼花杯，添弟子醮饮，使弟子服之，延寿还童，即大济苍生，中心孝君父。"③ 这种通过仪式化祈求"神灵"的庇护，体现了古人对健康、养性延命的渴望，以及对自然规律的敬畏；丹药其实成为古人试图超越自然规律的一种重要手段。

服食的丹药能够发生持久的作用，但是如要达到这样的效果，还必须通过心存意念，并诚心导引，进而引动存于体内的丹药发挥其治病的功效。丹家认为这些药物所化之"药力"会存在于身体的某些重要部位或关窍，意之所引则药力亦至。如《灵宝众真丹诀》论"还魂丹"之效验云："打扑伤损多年者，天阴即疼痛不得者尤验，只可一两粒。服此药多者，疾愈后，药力当伏脚心下，男左女右。但有所苦，发心念药，随意则至。此药神验，功效非智能测。"④

古人的这种论述其中无疑包含着其对丹药特殊疗效的极力推崇，引导后世形成服食丹药的崇拜；然而，虽然看似玄之又玄，其实有着服食养生方药在人体发生作用的实践依据。例如，明代高濂在《遵生八笺·灵秘丹药笺》"序"中称："倾囊以索奇方秘药…自治羸疾顿壮，朦疾顿明，用以治人，应手奏效。"⑤ 高氏并以自身的服食实践证明，先天不足可以通过后天服食"灵秘丹药"转羸为壮，亦可却除身体疾病。正是这种亲

---

① 中华道藏．19：367.
② 南宋·曾慥．道枢．道藏．20. 北京：北京文物出版社、上海：上海书店、天津：天津古籍出版社，1988：413.（以下所引版本、出版时间，出处相同）
③ 唐·沈知言．通玄秘术．道藏．19：362.
④ 唐·佚名．灵宝众真丹诀．道藏．6：592.
⑤ 明·高濂．遵生八笺．成都：巴蜀书社，1992.862.

身受益的体验促使他以毕生精气收集"灵秘丹药"，成为服食养生大家。明清时代的服食文献中，对经典服食养生方（如老奴丸、打老儿丸、还少丹、龟鹿二仙丸、龟龄集等）补养形体与增强对身体各整体机能多有详细的描述，如通达经脉、温暖丹田，助长元阳等等。

服丹信仰一直延续至今，特别对补益类服食养生的影响十分巨大。例如冉小峰胡长鸿主编的《中国中药成药处方集》收集了上个世纪六十年代以前178个补益方，其中就有"正元丹、老年延寿丹、长寿丹、回阳救急丹、补盆丹、枕中丹（孔圣枕中丹）、清脑慧智丹、静神丹、天王补心丹、琥珀养心丹、九转黄精丹、七宝美髯丹、既济固真丹、金锁正元丹、草还丹、补天丹、七宝益寿丹、补髓丹、延寿丹、八味丸、壮阳丹、济阴丹、滋补强壮丹、官方草灵丹、乾坤丹（乾坤种子丹）、还少丹、水路二仙丹、三才封髓丹、周公百岁丹"。有些补益方名虽不称"丹"，但是其组方其实完全遵循丹药理念，或者就是使用炉火炼制出来的丹药，例如龟龄集、佐塔等。

四、小结

概而言之，服食是传统医学的最精华成分之一。服食养生以养生方药为核心，通过补养后天生命过程中所耗散的人体精气神，进而改善人体体质。丹药是服食技术高度发达的结晶，历代医家、养生家丹药炼制与服食实践，促成了中国特色的服食信仰文化产生与发展，并成为中华文化精神的重要组成部分，也是中医药服务于人民群众医疗卫生事业的重要文化环境。王永炎院士曾在2010年北京中医药大学第十二届学术节大会开幕式上，称赞宗教信仰具有调节心神的功能，使得"形神一体"。服食信仰营造了中国社会中医药文化精神氛围，同样能使服食养生者通过服饵方药，而臻于形神兼养之境。

道家内药治未病保健康

甘肃省社会科学院　　沈志刚

【摘要】内药源自于道家内丹术中的采药阶段，将阴阳二气（氣炁）和合五行之炁归入下腹下田处，就完成了一次采练内药的过程。采炼内药真正体现了"阴平阳秘，精神乃治"，真正做到"恬淡虚无，真气从之，精神内守，病安从来"，达到延长生命时限和提高生活质量的目的，实现纯正的"绿色治疗"、"绿色健康"。以内药治未病，小到个人健康，可以建立维系一生的健康保障机制。大到民族兴旺，可以建设中国特色的医疗健康保障体系。

【关键词】内药；氣炁；五行之炁；治未病

世界卫生组织在《迎接 21 世纪的挑战》报告中指出："21 世纪的医学，不应继续以疾病为主要研究对象，而应以人类健康作为医学研究的主要方向。"这是由治病的医学向保健的医学的转变，是由关注人的疾病向关注人的健康的转变。如今，现代医学已从生物医学模式转变为"生理—心理—社区—环境"模式，把影响人健康的诸要素均纳入其范畴，追求"预防疾病和损伤、维持健康"。于是，治未病理念与实践被提到前所未有的高度，显示出广阔的发展前景。

道家内丹术在治未病方面有着突出的特色，内丹术中的采炼内药是经过千年的锤炼形成的完整的导引吐纳的方法，是人们主动地有意识地调理精气神的方法，是获得"绿色治疗"、"绿色健康"的方法。内药治未病保健康是《黄帝内经》中治未病思想的具体体现，符合于建设中国特色的医疗健康保障体系，有利于人体生命科学的研究和人类寿命的延长，造福人类健康，有着现实的社会意义和经济价值。

1　内药

内药源自于道家内丹术中的采药阶段。内丹术是以《黄帝内经》、《道德经》为核心，以《周易》理论为基础，以《灵宝毕法》为正统，借外丹炉火之法，阐述凡人经修炼成仙得道的方法体系。

内丹术分为练身摄氣（采药），练精化炁（结丹），练炁化神（丹成），练神还虚（丹用），练虚合道（同化）五个阶段。其生命境界对应于《黄帝内经》所述，即"形与神俱，尽终天年"的凡人，"逆从阴阳，分别四时"的贤人，"形体不敝，精神不散"的圣人，"和于阴阳，调于四时，去世离俗，积精全神，游行天地之间，视听八达之外"的至人，以及"寿敝天地，无有终时"的真人境界。

本文涉及的是内丹术的第一个阶段练身摄氣，即采药阶段。

练内丹首先要有药物，练内丹的药物叫内药和外药，内药最少有七味药，即阴阳二氣和五行之炁（肾炁、肝炁、心炁、脾炁、肺炁）。外药就一味——神光，为药引子。经采练的阴阳二氣和合五行之炁入鼎炉而成内药，采练神光入鼎炉而成外药，内药外药合二为一而结丹。在最初阶段，阴阳二氣是指氣和炁。随着采练的深入，阴阳二氣则为先天的阴阳二炁，采练先天的阴阳二炁和合五行之炁入鼎炉而成更高品位的内药。

我们就从采药说起。

氣，是天元之氣，一切动物、植物都呼吸着它，一切非生命的物质的生化也都离不开它。在地球上没有人的时候，它就已经存在了。活人用它，死人也要用它。日月星辰也都离不开它，宇宙中的万物与氣相息。

炁，四脚落地，龟形之炁，是包括人、动物、植物在内的生命体的生活活性标志。炁存则生，炁绝则亡。炁分为木炁、火炁、土炁、金炁、水炁，分别藏于肝胆、心脏、脾胃、两肺、两肾和膀胱之内，行于经络和脉络之中。以身体为主体，从身外摄入身内的是氣，在身内运化的是炁，笼统地谈论的是气。

氣和炁每个人都有，每时每刻都进行着氣和炁的运行、交流和转换，氣和炁参与生命的整个过程。经过专门的训练，能主动地有意识地调理氣和炁。

笼统地讲，氣和炁是能量。炁分木炁、火炁、土炁、金炁、水炁，分别含有绿色光、红色光、黄色光、白色光、黑色光之光色和能量。我们吃的食物也叫外精，经过消化变成了能量，能量进一步生化成了光，才能叫炁。炁根据颜色和属性进入五脏内而成五行之炁，五炁行之也行于经络中。师传一句话："炁是能量的延续"，就是这个意思。

2 采练内药的方法

采练氣和炁的方法是调息。

息，源自于心，有精神活动（神）的含义；息又指呼吸，有能量活动（氣和炁）的含义。所以，息本身就是神氣（或炁）活动，它超越了一般意义的呼吸概念。调息是借助呼吸调理息，即调理神氣（或炁），达到心息相依，意氣（或炁）相合。

调息又分调凡息和调真息，凡息是口鼻的有规律呼吸调节神氣（或炁）的活动。真息是内在的有序呼吸合于神氣（或炁）的活动，是体内神炁的活动。调凡息是借助呼吸调理神氣（或炁），达到心息相依，意氣（或炁）相合。借助呼吸可以调整心肺的神炁的活动，使神炁达到炁沉丹田，调整神炁到内腔，改善身体机能等。

调真息分两个阶段，第一个阶段是以凡息带真息，调整全身毛孔内外的氣和炁的转化，调整全身毛孔外的氣的外放和内收（开与合），调整全身毛孔内的炁的开合和升降，即外行呼吸和内行呼吸，达到随息听息，心息相依，意氣（或炁）相合。第二个阶段是真息自动，内炁足则元神旺，元神旺则内炁动，即神炁自动，达到听息随息，心息相依，意炁相合之境界。

调理好凡息和真息后，开始安炉设鼎，效仿外丹炉，即以身为炉，以小腹下田为鼎，打造身中炉鼎。以凡息带神氣呼吸，构建毛孔外的人体宇宙空间和天体宇宙空间。以凡息带神炁呼吸，构建以头腔、胸腔、腹腔构成的三个空间以及贯穿头腔、胸腔、腹腔三腔的内腔空间。头腔有个中心点叫上田，是神居住之地，它给了我们智慧。胸腔有个中心点叫中田，是炁居住之地，它给了我们七情六欲之变。腹腔有个中心点叫下田，是精居住之地，它给了我们力量。调整三腔和内腔的过程是化精为炁、净化身心、平衡阴阳、调和气机的过程。

调理好凡息和真息后，以凡息带真息，以识神带元神，调理神炁沿五行相生的路线，依次运化膀胱、肝胆、心脏、脾胃、两肺、两肾和膀胱，分别练化五脏之精为五行之炁（肾炁、肝炁、心炁、脾炁、肺炁），这是气化五行内脏、修复和净化内脏的过程。

将阴阳二气（氣炁）和合五行之炁归入下腹下田处，就完成了一次采练内药的过程，从精气神的层面上调理了人体机能状态。

3 内药治未病

《黄帝内经》指出："圣人不治已病治未病，不治已乱治未乱，此之谓也。""上工治未病，不治已病"。

所谓"未病"主要包括以下三层含义：第一，"未病"为"无病"，即机体尚未产生病理信息的健康人，也就是没有任何疾病的健康状态。第二，"未病"为病而未发，即健康到疾病发生的中间状态。第三，"未病"可以理解为已病而未传。其实，第二、第三已经是"已病"。相应地治未病就是"未病先防"、"已病防变"、"病愈防复"。人体是一个复杂的、开放的、动态的巨系统，当这个系统处在正常的平衡的运行状态中，就是未病状态。当这个系统处在不正常不平衡的运行状态中，就是疾病状态。

内药之所以能治未病，基于以下几点：

第一，采炼内药从调理人体巨系统中的阴阳平衡入手，依照自然界开合升降的自然法则，通过调凡息和调真息，促进人体内外氣与炁的交流和转换，维护体内外氣与炁的阴阳平衡；通过调整头腔、胸腔和腹腔的气机开合，促使人体内三腔的压力趋于阴阳平衡；通过调整三腔合为一体的内腔的气机开合，促进了人体内练精化炁的进程，维持人体气机和气化的阴阳平衡；通过运化五行，促进了五行相生助长、相克制约的阴阳平衡，使人的生命状态处在身心康宁的理想状态，真正体现了"阴平阳秘，精神乃治"

（《黄帝内经》）。

第二，采炼内药的过程是精气神之间相互作用和转化的过程，它促使着机体处于旺盛的运行状态，增强了生命的活力；采炼内药提高了人体的免疫能力，增强了人体自我修复疾病的能力，也是自我治疗、恢复健康、净化身心的过程。

第三，人随着年龄的增大，散失元阳，耗损真气，渐渐失去抵御和驱除病邪的能力，元炁不足是疾病发生的内在基础，邪气侵犯是疾病发生的重要条件，故"邪气发病"（《黄帝内经》）。采练内药在于培育元精元炁元神，加强生命的原动力，维持机体内外环境的协调有序，真正做到"恬淡虚无，真气从之，精神内守，病安从来"，达到延长生命时限和提高生活质量的目的，实现纯正的"绿色治疗"、"绿色健康"。

第四，采炼内药提高了人们调理身心健康的意识和能力，把握了维护健康的方法和主动权，培养了战胜疾病的勇气和信心，使人们能够淡定、从容地荣养人生。

总之，内丹术中的内药是凝聚着祖先数千年的智慧和心血的文明瑰宝，是祖先护佑子孙健康的养生保健的方法。采练内药符合天地间气机运行的自然法则，遵从于《黄帝内经》的养生精神。以内药治未病，小到个人健康，可以建立维系一生的健康保障机制。大到民族兴旺，可以建设中国特色的医疗健康保障体系，希望有识之士精诚合作，为中华民族的健康事业而努力奋斗。

健康与生命同在！

作者简介：

沈志刚，西安交通大学毕业，甘肃省社会科学院文化研究所特约研究员，兰州商学院宗教研究所教授。出版《行大道》《钟吕传道集注释·灵宝毕法注释》《钟吕丹道经典译著》《钟吕丹道修炼入门》等著作。

通讯地址：甘肃省兰州市敦煌路 274 号　730050

电子信箱：zldao@163.com

砭学宣言

北京岳九保健研究院　岳　峰

砭学是中华民族古老传统秘籍《九砭养生经》"岳氏九砭""九砭文化""九砭生活方式"的秘传遗存和公开发表，是"中医文化""九砭文化"的源头，"岳氏九砭"是迄今为止唯一独家使用的"古砭镰""古砭斧"古老传承"活化石"。这些秘传"古砭具""古砭术"的公开，揭示了"砭石"这个"天人相应"的传统文化瑰宝是中医药文化和养生学的原始鼻祖也预示了人类追求健康长寿，必然要走"天人相应"养生免疫、预诊预防的"砭学之路"。

1. "九砭文化"由来、典故、内涵、诠释

"砭"bian，一个富有深刻含意却被忽略和遗忘的中国象形字。左边"石"是来自宇宙殒石撞击地球而产生的一种特殊物质"泗滨浮石"，具有独特的养生保健功能，可以用来进行养生保健、防治疾病和防范侵害的"砭石"；右边"乏"，象形一个顶着笏板跪求医治疾病和祈福免灾的人；也解释为是资源极端匮乏、不可再生的稀有宝藏《说文解字》："砭，以石刺病也。""砭"字另一种写法："石㔿"。左边"石"，是具有防范外来侵害、进行自我保护的"砭石"；右边"㔿"，是配带身边进行自我防范、自我保健的"㔿"（犯）"砭"字两种写法，把"砭石"防治疾病、自我保健以及资源匮乏等功能、作用、含义等情况表现的一目了然。"砭"字在汉字语法里，具有名词、动词等多种词性："砭石"作为名词，代表传统养生文化中的医疗工具，"以石刺病"的"石"就是诊治疾病、养生免疫的物质，属于物质文化遗产。"砭术"作为动词，是进行疾病诊断、防治、养生免疫的技术、方法和手段，"冷风砭骨"就是强烈的寒风吹在身上，象刀割一样。物质文化遗产"砭石"工具、非物质文化遗产"砭术"。方法和手段，都可以肯定砭学是古老传统文化，"九砭文化"、"九砭生活方式"、《九砭养生经》是人类医学和养生学的原始鼻祖。"砭"字在中国文化、中国成语里，具有自然科学、社会科学等多种性质。"以石刺病"属于自然科学，就是诊治疾病和养生免疫。"针砭时弊"就是社会科学，通过社会舆论口诛笔伐，批评和纠正一些不文明、不合理的社会

现象，推动社会向前发展。王安石："民瘼当谁砭?"扩大了《砭学》的社会作用和意义，奠定了《砭学》在自然科学、社会科学等领域具有的独特作用和意义。全国首届、二届砭石学术研讨会确定了"岳氏九砭""九砭文化"是我国古老砭石遗存的典型代表，并对"岳氏九砭""九砭文化"作了明确界定。一为九种古砭具：砭镰、砭斧、砭球、砭棒、砭符等九种；二为九种古砭术：砭点、砭推、砭热、砭敷、砭按摩、砭防护等九种；三为"九砭文化"："岳氏九砭"是我国典型的"砭石世家"，保留和传承了古老的"岳氏九砭"砭具、砭术、砭诀《九砭养生经》和"传承仪式"等"九砭"完整系列，是我国民间唯一现存的、世代相传的古老传统文化宝藏中的一枝奇葩。

远古石器时代人和动物一样，受到风寒冷冻或创伤病痛，就本能地躲在隐蔽的地方，用爪砥舌舔患处减轻伤痛人类比动物先进，不但学会了直立行走，还由爪砥舌舔逐渐学会使用石头、木棒摩擦挤压患处以及后来又学会用烤热的石头炭块温暖或热熨冷冻伤处，这就是《内经》说的"砭石"和"灸若"发现和使用"砭石"使人类与动物分别开来而最早发现和使用"砭石"的人，就是我们的祖先伏羲氏和炎帝神农氏

"砭石"（主要指"泗滨浮石"）是上苍赐给人类特别赐给中华民族的一种宝藏。"砭石"让人类发明了医学，与动物分别开来。"砭石"就是人类医学的原始鼻祖。"泗滨浮石"所在地东方之域就是中国山东、儒家孔孟故乡、道家养生发祥地（青岛崂山），无疑就是中国文化和"九砭文化"发祥地。"砭石"的记载最早见于2000年前的中医经典《素问》《灵枢》以及《内经》《山海经》。《黄帝内经》："东方之域，天地之所始生也…故砭石者，亦从东方来。"《山海经》："高氏之山，有石如玉，可以为针，则砭石也。"《说文解字》："砭，以石刺病也。"经过漫长岁月，植物、矿物、金属、动物等医药方法的发现。出现了比较精细的"骨针""石针""微针""草药"，又系统、完善，逐渐形成"砭、针、灸、药、导"中医"五大支柱"。在人体按摩和针灸基础上，总结发展成为中国独有的《人体经络》学说这就是中国养生学和中国中医学领先成为世界医学鼻祖的历史过程。

我国民俗文化中有关"砭"的典故很多，诸如"砭石""砭磬""扁鹊""扁食""匾额"等。古代"砭"字通"扁"、通"匾"、通"遍"，异体同音同意。"砭"通"扁"，"扁鹊"就是"砭鹊"，是古人借托战国"砭石良医"秦越人来表现"砭到病除遍地鹊跃"砭石效应的。"砭"即"遍"无往而不善；"鹊"兴起、活跃、也是爱称，宋人多把可亲可爱的小孩小狗称为"鹊"。"扁食"即"砭石"（也叫"饺子"），是古人赋予"砭石"的赞谓。"砭石世家""岳氏九砭"世世代代以"砭石砭术"济世活人，受益人们就用面食包肉馅、做成"砭石"形状的饺子来回报"以砭刺病"的救命之恩；故称为"扁食"（"砭石"饺子）。"砭石砭术"济世活人的地方很多。许多地方都把饺子叫"扁食"（"砭石"）。"砭"通"匾"，"匾额"就是"砭额"，最早是民间受益人们赠送良医"救死扶伤治病救人"的纪念物，人们利用木板、砖石、石料等雕塑文字图

画，悬挂在良医的门额或高处，以彰显其丰功伟绩，有如现代的"锦旗""奖状""荣誉证""纪念碑"。"砭磬"则是帝王将相、朝廷寺庙、达官贵人专用的"法器"。选用名贵稀缺的"砭石"（泗滨浮石）做成"龙纹泗滨砭磬"，用于朝廷、寺庙、科举、迎宾等重大活动礼仪。据说"砭磬"发出的"天籁之音"，上通神灵、下达鬼蜮，可以"惊天地泣鬼神"震慑朝野，民间是不可以随意制造使用的。

传说"砭石"可以"决生死、断祸福"，扁鹊就是运用"砭石"和"望、闻、问、切"决断生死的，《扁鹊见齐桓公》的故事就讲"砭石""决断生死"的范例，从此"砭石"就成为中国医学和人类医学的神圣鼻祖，扁鹊就成为中国良医的典型代表，而"针、灸、药、导（导引、按跷、刮痧、拔罐）"都是"砭"的延伸、发展和演变，维系着中华民族的世代生息和繁衍。

2."九砭文化""失传"隐蔽、历史、功绩

周代名相姜子牙、孔子弟子高柴、后周世宗柴荣、南宋名将岳飞、清代"砭石孔明"都是炎裔"岳氏九砭"的嫡系传人。东汉以后，官方记载已经没有"砭石"，普遍认为"砭石已经失传"。所谓"失传"原因有四：一是石针原料"泗滨浮石"资源匮乏不可再生；二是金属毫针出现，逐渐取代石针；三是"砭磬""砭石"成为皇家专用，民间忌讳；四是"砭石世家"嫡系秘传、不许外泄。其实正宗"砭石世家""岳氏九砭"的砭具砭术早已深藏民间，"根深蒂固枝繁叶茂。"相传后周世宗柴荣、南宋名将岳飞兵强马壮、都与"砭石"养生有密切关系。后来"砭石"就成为他们柴、岳家族世代相传的嫡传瑰宝。明清两代"砭石世家""岳氏九砭"有在山西太行山、太岳山、山东泰山、崂山秘传。建立砭石济世的"南石""北石"；蔬菜水果"五谷养生"的"南园""北园"；调解纠纷"七情养生"的"南堂""北堂"。清光绪三年连年大旱，各地灾民纷纷逃往太行山、太岳山，寻找"南石""北石""砭石世家"；"南园""北园""五谷养生园"；"南堂""北堂""七情养生堂"，得到"砭石世家""岳氏九砭"的救助、施舍，度过了大旱、饥荒、疾病等灾难，民谣："一块宝地，有水有山"，"一把锄头，有吃有穿"，"一块砭石，无病无忧"，"一尊菩萨，岳氏九砭"。

抗日战争时期岳峰的祖父被日军俘虏，他拒绝为侵略军服务被日本侵略军杀害于山西太原。岳峰父亲带领全家参加了抗日武装八路军；在太行、太岳抗日根据地（长治、沁源、阳城、沁水）部队驻地和群众逃难地，运用传统文化"岳氏九砭"开展九砭保健、生产自救等战时军事文化对敌斗争取得好成绩。岳峰家庭被誉为八路军"三八六旅家庭"（三代人抗战、八个军人、六位烈士、旅居他乡）；大大鼓舞了根据地人民群众的抗战必胜的信心和决心，也维系了"岳氏九砭"传统文化的传承使命和历史意义，岳峰的父亲是"砭石专家"、农业专家、八路军59团生产部部长，他带领部队战士在驻地和群众逃难的山区，建立官军生产基地、韩红战时商店战时药店、沁河流域战时农场、战时牧场，利用战时空隙生产粮食、药材和战时军民用品，解决部队和群众"供给困难""缺医少药"战时困难，有民谣："一营打、二营援、三营（岳峰父亲生产部队）供你吃饱饭"（胡民：《太岳寻踪》）。岳峰所在的抗日合作武工队，也弘扬"岳氏九砭"传统文化、开展战时九砭保健活动和对敌经济斗争，创办各种战时合作社，组织群众生产自救克服经济困难，组织根据地丰富的山货、药材，换回敌占区我们部队短缺的枪支弹药、火柴、食盐等，创造了根据地主要是妇女儿童参加抗战斗争和对敌经济斗争的典型范例（岳峰：《回忆抗日合作武工队》）。"砭石世家""岳氏九砭""八路军'三八六旅'家庭"在抗日根据地、在抗战极端艰苦阶段、特别是在著名的太岳根据地"沁源围困战"中，发挥了积极的作用。"岳氏九砭"家庭成员，还在沁源侯壁强沟一带，建立了"战时伤员难民康复基地"专供八路军伤员和难民群众养伤、避难，这里有隐蔽地道、"天然浴池氧吧"（山泉水）和"大粮仓"（野果、野菜、山药蛋），充分展示了"岳氏九砭"传统文化在特殊历史条件下所具有的特殊作用和重大意义。

20世纪60－70年代文化大革命时期，"岳氏九砭"被视为"四旧"受到冲击，岳峰父子被打成"反动学术权威"和"现行反革命"下放山区劳动改造，他们利用广阔的山坡荒野、承受着巨大痛苦、冒着生命危险秘密研究实验《砭学——九砭生活方式》及其分支学科《农业食物医疗学》《医疗保健农业学》，实现了共产党人在特殊历史条件下能够战胜一切艰难险阻、完成具有历史意义的传统文化研究课题《砭学》其分支学科《农业食物医疗学》《医疗保健农业学》。通过生物工程和农业生产，药化作物种子、肥料、土壤，使作物体内主要有机、无机营养成分、浓度改变，培育具有防病治病效用的农、林、牧、渔作物品种——抗癌粮、防疫菜、养心果，通过生物工程和抗病作物，药化动物品种、饲草、饲料，使动物体内主要矿质营养成分、浓度改变，培育矿质营养最为丰富的农、牧、渔产品——补心肉、保肝蛋、脱脂鱼。通过典型试验和逐步大面积推广，开展"九砭养生""吃饭治病"实践活动，收到了产品品质优良、单位面积增产增收、实验成功和群众满意的理想效果，保留和传承了"砭石世家""岳氏九砭""九砭文化"我们民族这一传统文化瑰宝的奇葩。

中国共产党十一届三中全会后，为岳峰父子平了反，也挽救和保护了古老传统文化"岳氏九砭""九砭文化"。岳峰发表了《砭学》《砭学赋》《针砭新世纪》《九砭养生论》《岳氏九砭养生免疫绿色保健生活方式》《农业食物医疗学》《医疗保健农业学》《资治学》等论著。大胆提出"变普通农业作物为医疗农业作物"、"变痛苦的疾病治疗过程为欢乐的饮食酒肉宴席"等设想。《北京潜科学》《农村发展探索》《山西日报》《鸡鸭鹅鹌鸽》等报刊发表了岳峰的科研成果和论文。实践证明"岳氏九砭""九砭文化"这一民族传统文化瑰宝，在不同时期不同历史条件下，都具有拯救民族危难的实际作用和积极意义实践证明，作为中华民族炎黄子孙，无论遇到什么艰难险阻，都能完成保留和传承民族传统文化的历史使命作为一个共产党员，无论遇到什么样的曲折、危难，都会坚定信念、坚持战斗到最后胜利。作为一个革命军人、革命干部，确实可以身经百战、不屈不挠、为了民族、祖国和人民奉献一切。

3. "九砭文化"追本、溯源、开拓、延伸

农历正月初九、初十两日，是我国民俗"岳氏九砭"《九砭养生经》的"九纪"和"石头""砭石"谐音"十纪"一年一度的两个祭祀日；也是岳氏家族"岳氏九砭传承纪念日"。这个独具特色的家族传统祭祀活动，承载了我们中华民族许多重大历史文化信息的原始记忆和民族民俗多样基因，已经经历"失传""秘传""批判""隐匿"无数艰难险阻的消磨，深深渗透在民族家族的生活习惯和潜在意识中，成为中华民族养生文化传统中一颗璀璨的种子、耀眼的奇葩。在这个家族传承祭祀仪式上，悬挂《九砭图腾》、口头传承《九砭养生经》秘诀、传授"古砭"和先嫡"贡献"、传授嫡系传人自己的经历和业绩、嫡系承传人表态、接受先辈遗留和洗礼，最后敲击"砭磬"、砭琴、演唱"砭舞""砭歌"结束祭祀仪式。世世代代一脉相承；迄今约为229代4700多年。"岳氏九砭"的《九砭图腾》代表古老九砭砭具、九砭砭术、九砭砭诀、九砭文化的总象征，是"岳氏九砭"的旗帜和"注册商标"；代表"一为整体、二分阴阳、三光相应，四柱平衡、五行生克、六淫致病、七情调节、八卦预测、九砭养生"的"九数"；体现天人合一、回归自然、阴阳五行、四季循环、未卜先知、防患未然、身心兼顾、整体全面的一体图形和统帅"砭针灸药导"全方位养生进击的保健方法。在传授"古砭古训"和"先嫡贡献"方面，总结了227代传人（岳峰父亲）的"四法"：以德报怨养生法、以苦为乐养生法、以棒代砭养生法、以梦代现养生法总结了227代女传人（岳峰母亲）的"四法"：唾液按摩消瘤法、精神压力转移法、疾病心理分解法、垂死希望挽留法总结了228代传人岳峰的"四法"：九砭洗脸七窍养生法、九砭洗脚脏腑养生法、九砭内脏操养生法、九砭外形操养生法总结了228代女传人刘育之的"两法"：家庭成员特病典型试验法、家庭成员美容典型试验法。大大丰富了"岳氏九砭""免除家族遗传性身心疾病"、维系家族健康、维系社会和谐的九砭功用；鼓励和奖励了发展改进"岳氏九砭"传人的历史功绩。"岳氏九砭"传承仪式上敲击"砭磬"、砭琴、演唱"砭舞""砭歌"，充分显示"岳氏九砭"传统文化的神圣庄严，加深传承的气氛和印象。传承仪式最后共食的"扁食"（砭石）"砭粥"（砭咒）。

2007年的"岳氏九砭传承日"是"岳氏九砭"第228代嫡系传人岳峰老人打破"传男不传女、传长不传幼"族规将世代嫡传"古砭斧、古砭镰、古砭经、古砭诀活化石"破格传给在中国海洋大学工作的幼女岳丽丽的传承仪式因为古老传统文化"施舍不图报"的"公益性"活动与现代"自谋职业"的市场经济不能接轨、受到嫡传人理解水平和生活状况的限制。中国针灸学会砭石与刮痧专业委员会、中国中医科学院针灸研究所张维波教授等人参加了这个罕见的古老家族传承仪式"岳氏九砭传承日"，并在《砭石通讯》上作了报道。2007年11月21日联合国官员布什纳基的女儿阿麦尔，慕名来到北京岳九保健研究院，体验到中国古老传统文化"岳氏九砭养生免疫法"的独特神奇。阿麦尔说："我走了 15 个国家，从未见到过象中国传统文化岳氏九砭这样幽雅安详舒适有效的养生免疫方法，而且是免费的。"她建议一定要申报人类口头非物质文化遗产。然而，人类的健康长寿是整个人类的事情，地球人的健康长寿，需要全体地球人共同维护，不是一个人、一个家庭、一个地区、一个国家可以单独完成的，健康长寿科学属于公共科学，是一败俱败、一荣共荣、关系人类存亡的整体科学；需要建立一个能够保证全人类健康长寿的世界环境，要有一个全面、系统、完整、统一的系统工程来解决

　　"岳氏九砭""九砭文化"的传承、复兴、发展、繁荣，正好符合这一世界历史性需要和要求、符合科学发展观；人们不得不把希望寄托在古老东方深厚的文化底蕴上。

其他相关研究

岭南医药与岭南文化

广州中医药大学　郑　洪

【摘要】热带亚热带多病的环境，影响着古代岭南地区的开发和发展。岭南医药的发展，对地区经济文化起到重要的保障作用。岭南医学的发展与岭南文化一样，后起而勃发，成为重要的地域学术流派。岭南医药在医药物质遗存、医药民俗文化、药业商业文化等多个层面丰富和充实着岭南文化。

【关键词】岭南医学；地域文化

岭南，又称岭表、岭外，本来是一个自然地理的概念，是指南岭山系以南的地区。相对于我国其它地区，这里由于历史、经济与文化发展的先后不同，以及地理气候条件下的生活环境等差异，形成了独具特色的岭南文化。在中国地域文化版图中占有重要一席之地。

岭南医学是中国传统医药中的分支，是在中医"因地制宜"思想下形成的地域医学流派。它与岭南文化有着密切的联系，也成为岭南文化中重要的组成部分。

1. 岭南医药对地区经济文化发展的历史作用

岭南是疾病多发地区，对医药知识有着重大的需求。然而由于岭南接受中原文明是一个渐进的过程，在经历多次人口迁徙、经济开发之后才逐渐在明清时期逐渐赶上华夏文化发展的步伐。岭南医药学也是在此之后才得到充分发展的。

在古代，虽然秦代开始岭南地区已经由中央政府设郡管理，然而由于各种因素，地区文明的发展一直较中原地区缓慢。究其原因，除地理阻隔外，疾病也是影响发展的一大因素。

古代岭南在文化发达的中原地区看来，一直笼罩着"瘴疠之地"的恶名。汉初吕后派隆虑侯周灶、博阳侯陈濞率兵讨伐南越王赵佗，《史记》记载说："会暑湿，士卒大疫，兵不能逾岭。"就是说这支讨伐大军到了南方，在湿热的气候下由于传染病流行，失去战斗力，根本无力攻入岭南。赵佗得胜，放胆称起帝来，不再以藩属自居。

这种地方疾病影响军事的例子还有很多。东汉光武帝时，交趾郡（现越南境内，当时也属于岭南）反叛，马援受命出师，临行前告别妻子，《后汉书》记载："出征交阯，土多瘴气，（马）援与妻子生诀，无悔吝之心。"他担心的是瘴气，却不是敌军。后来果然没费多大力气就平息了叛乱，但"军吏经瘴疫死者十四五"，连一同出征的楼船将军段志也病故了。

"瘴气"到底是什么？现代医学家分析，很可能是疟疾等流行病。古人当时直观地感到这里的气候令人身体不舒服，就起了个"瘴气"的名称。"瘴"原作"障"，是屏障的意思，指山林地区炎热潮湿，气流不畅，特别容易滋生雾气，古人认为这就是导致疾病的原因。由于岭南地区瘴疫流行，对外来人士影响尤其严重。对抗疾病，必须要发展医学，但岭南地区的医药较中原落后。如唐代李德裕说崖州"药物陈裹，又无医人"；宋代人说"过桂林以南无医药"，苏轼更说岭南"地无医药，有亦不效"。其结果是北方士人很多不肯到岭南任官，《旧唐书》记载，唐代初年唐太宗拟派卢祖尚任交州牧，"祖尚拜谢而出，既而悔之，以旧疾为辞……曰：'岭南瘴疠，皆日饮酒，臣不便酒，去无还理。'太宗大怒曰：'我使人不从，何以为天下命！'斩之于朝，时年三十余。"[1] 卢祖尚在唐太宗亲自敦请任命之下，因为恐惧岭南瘴疠竟然反悔，为此丢了性命。即使南来的也多是被贬抑流放的士人，当中虽然不乏韩愈、苏东坡之类优秀人才，但总体素质多数不高，这使岭南接受中原文化的步伐大为迟缓。

但是，从唐宋时期开始，由于岭南医药学逐步发展，这一危害渐减小。南宋史学家郑樵在著作《通志》中，将医书细分为 26 类，其中首次出现了"岭南方"这一类别。这是隋唐时医家专为那些不得不南下的官员、客商准备的自救医书。书名多以以"岭南"或"南行"为标题，以至成为一个独特的类别。

宋代岭南官员集方刻方的情况也很多见。如北宋广南西路常平章事吕渭曾在广西桂林市南溪山刻仙岩以摩崖石刻向当地推广避瘴药方，至今尚存。曾任广南东路转运使的朗简和广南西路转运使的陈尧叟都编有《集验方》，其中陈氏的《集验方》还被朝廷刊板赐给广南官员。苏轼的《良方》（后与沈括《良方》合成《苏沈良方》）有不少岭南医药内容。这一时期最重要的当然要数《岭南卫生方》所收录的几篇瘴病专论，即张致远《瘴疟论》（一作《瘴论》）、王棐《瘴疟论》、章杰《岭表十说》和汪南容《治冷热瘴疟脉证方论》等。此外还有失传的赵铸《瘴疟备急方》、董常的《南来保生回车论》、佚名《治岭南众疾经效方》、《广南摄生方》等。这些医书在岭南也被广为刊刻。

在中原文化的逐渐浸淫之下，从宋代起岭南开始出现全国一流水平的医家。例如宋代的陈昭遇（南海人）、刘昉（潮州人）、明代丘浚（琼州人）、盛端明（大埔人），清代的何梦瑶等都是著名学者兼医学家。在多种力量的推动下，岭南医药与岭南文明同步发展，形成一条不断上升的曲线。我们将广东历代的进士人数、书院数目与广东医家、医著的数目按时代绘成图表，可以看出它们都有着相似的上升轨迹。

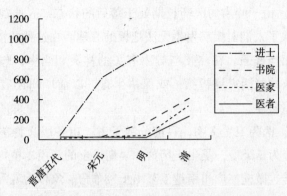

从图中可以看出，岭南医学不断发展，到明清逐渐达到兴盛。

随着岭南地区的发展，人们抵御疾病能力增强，生产活动的范围逐步扩大，有研究表明珠江三角洲地区从明清开始不断开发，原始森林覆盖面积减少，使蚊虫等热带疾病传播媒介的生存环境有所退减，这些都综合地使岭南出现"人进瘴退"的景象。明代学者叶权就已指出："岭南昔号瘴乡，非流人逐客不至。今……仕宦乐官其地，商贾原出其途。余里中人岁一二至，未尝有触瘴气死者……岭间车马相接，河上舟船相望，人气盛而山毒消，理也。"[2]清初屈大均《广东新语》也说："在今日岭南大为仕国，险隘尽平，山川疏豁，中州清淑之气，数道相通。夫惟相通，故风畅而虫少，虫少，故烟瘴稀微，而阴阳之升降渐不乱。盖风主虫，虫为瘴之本，风不阻隔于山林，雷不屈抑于山泽，则百虫无所孳其族，而蛊毒日以消矣。"[3]

从缺医少药的蛮荒之地，到近现代成为中医药大省，岭南医学的发展与岭南文化一样，后起而勃发。

2. 岭南医药对岭南文化不同层面的呈现

文化是人类各种文明活动的总和。岭南医药在多个层面都对岭南文化有着重要的丰富和充实。

2.1 医药物质遗存

医药物质遗存主要可分为旧迹类、纪念类和风俗类三种。它们均反映了一定的历史文化内涵。

2.1.1 旧迹类。与不同历史名人有关的旧址见证了岭南医药卫生的发展。如安期生是最早南来的采药方士，广州白云山上有关他的遗迹很多，包括九龙泉、蒲涧水等。另外如浮邱井、杨孚井、越王井等，都与名人有关，也与卫生与健康有关。象南越宫署的下水道等遗迹，还从技术层面上反映了古代是如何解决城市聚居区的污水排放问题的。

2.1.2 纪念类。这类的遗迹多为与名人相关的纪念性建筑。如纪念鲍姑的三元宫鲍姑殿，纪念吴相公的相公巷，纪念达摩的华林寺，纪念葛洪的白云仙观等。这些人物，都与医药卫生防病等有不同程度的关系。

2.1.3 崇拜类。由于岭南的医药长期处于落后的状态，五仙观大钟关于"击则疫大作"的传说，反映了人们对疾病发生无法把握的心理。在这种的情况下，对各种神灵的祈求在民间一直相当普遍。在广州与健康有关的神灵相当多，包括南海神庙、金花庙、医灵庙等，所求的包括灾疫祈禳，或保佑生育。以前广州还有药王庙、药圣大王庙、华陀庙乃至城隍庙等。

2.1.4 文物类。医药卫生文物，目前分散于省、市各级文物单位及有关院校、企业的博物馆，亦可分为三类。一是出土药材。早期出土的药用动植物来源多样，如龙生岗出土花椒、仁面子、橄榄，广州南越王墓出土羚羊角、象牙、乳香等。广州是药材大省，物产丰富，同时又处在我国对外贸易前沿，出土的文物反映了古代广州对药用资源的了解和应用情况，也反映了当时的对外商品交流。二是历代医药用品，如南越王墓药用器具、近代医生诊所匾额、成药瓶、成药广告。南越王墓出土的药用器具，印证了史书关于墓主多病的记载。三是卫生文物。如南越王墓出土熏炉、晋代虎子、唾壶、南宋石水筧等。卫生用品在古代贵族之家较常用；而南宋石水筧则是广州较早应用引水系统的见证。

2.2 医药民俗文化

民俗是由长期生活积累而形成的一种习惯。岭南民众由于长年应用中医药来对抗炎热气候环境带来的不适与疾病，逐渐形成以一些以中医药为主要内容的民俗。例如煲汤和凉茶，就是两大标志性习俗。

2.2.1 食治与药膳

岭南饮食文化历史悠久，其中注重食治调养为一大特色。至今岭南家家户户，均能作药膳饮食，其影响可谓深远。这也是岭南医药不断普及的结果，饮食中镕铸着中医药的文化。

岭南的饮食中，煲汤、食粥是十分显著的特点，而且都有着医药文化的内涵。岭南饮汤之俗由来已久，唐代《岭表录异》载："交趾之人，重不乃羹。羹以羊鹿鸡猪肉和骨同一釜煮之，令极肥浓漉；去肉，进葱姜，调以五味，贮以盆器，置之盘中。羹中有觜银杓，可受一升，即揖让，多自主人先举，即满斟一杓，内嘴入鼻，仰首徐倾之。饮尽，传杓如酒巡行之。吃羹了，然后续以诸馔。谓之不乃会。交趾人或经营事务，弥缝权要，但备此会，无不谐者。"[4]所言虽指交趾，广东一带亦近似。

现代岭南煲汤绝大多数会加几味药材，以针对不同人的体质进行调补。这种调补之法，不仅健身，用之得当也是养病良方。岭南饮食中的粥也富有地方特色，而且种类繁多，有及第粥、艇仔粥、鱼片粥、牛杂粥、皮蛋粥等。司徒尚纪先生分析："粥品风行的原因，一是岭南炎热时间长，流汗消耗大，需要及时补充水分及易被吸收的养料，各类肉粥是较理想又方便的食品。"[5]这是有道理的。也有往粥中加入药材的，如白果（银杏）、杏仁、薏米、淮山等，都经常作为家常粥食的重要成分。

另外，岭南生育后食姜醋也是特有民俗，据载："粤俗产男日先以姜酒奉其祖先，随用甘蔗糖兼醋煮姜片，请客及馈送亲戚邻里，故俗人问人云生男曰：'何时饮姜酒？'探人生男曰：'姜酒曾香未？'盖生男则必具姜酒可知矣。"[6]谢观指出："广州人之预备生产也，必以生姜数十斤，熬醋十余斤，于产后匝月内拌米饭尽量食之，不得少参他品，从之则体健，违之则多病，或且不测。"[7]见其中蕴含着医学道理。

2.2.2 凉茶文化

提到岭南保健，不能不说凉茶。凉茶实际是成方汤药。或许受历代医家提倡的影响，岭南人逐渐形成了常服汤药以防病的习惯。不过与宋明偏温方药不同，凉茶多为清凉之剂，受温病学派影响更明显。而在药材上多用当地土产生草药，易于采集，群众也乐于接受。随着岭南商业的发展，凉茶蔚然成为一个产业，街头随处可得。

凉茶在晚清时期开始遍及街市。最著名的品牌王老吉凉茶，据传在清道光年间由广东人王吉得之于广州城外一道士赠方，煲成凉茶售卖后生意兴隆，名闻遐迩，王老吉凉茶铺生意从广州一直扩展到香港，还随华侨远销美国，成为岭南凉茶的代表性品牌。梁启超在1903年撰《新大陆游记》，就记有王老吉凉茶在美国售价高达每帖5～10美元的见闻。其它知名的传统凉茶还有沙溪凉茶、石歧外感凉茶、源吉林甘和茶、廿四味、外感平安茶、神农茶等，不下数十种之多。

2.3 药业商业文化

岭南盛产道地药材，同时岭南地处沿海，又是接纳外来药物的桥头堡。岭南土产药物和转输进口药材分别有广药、南药和海药之名，向来是中药道地药材中的重要品种。在岭南商业文化的影响下，岭南的药业经济也一直相当兴旺，成为推动岭南中医药发展的又一要素。

自古以来，广州、徐闻一直是重要的对外通商口岸，岭南也成为进口药材的主要转输地。唐《唐大和尚东征传》记载当时珠江河面景象也说："江中有婆罗门、波斯、昆仑来船，不知其数。并载香药珍宝，积载如山。"宋代广州海外贸易十分繁荣，香药进口数量相当巨大的。例如有"大食蕃客罗辛贩乳香直三十万缗"[8]。广东是海外药材入口集散地，向全国各地转输便成为一项重要的商业活动。南宋洪迈《夷坚志》记载"长沙见人卖广药于肆"等。明清时全国性药材大市场逐步形成，广东药商足迹也由此遍及全国。

另一方面，由于岭南自身的发展，岭南本地的药材商业也兴旺了起来。清代龙廷槐记载的南海县（含广州、佛山、石湾）诸行业中，与药材相关的就有参茸行、槟榔行、药材行等。广州药材业也很旺盛，清嘉庆时就形成了"药业八行"的行业组织，经销的药材来自全国各地。此外，近代由于大量华侨出国，广东药业外销额大量增加，"主要原因为旅外华侨，生活习惯上都采用中药的缘故"[9]。药材生意在广东的经济活动中占居一定位置，被作为"课征目的物"列入金库（财厅）"岁入经常门"。民国六年

（1917）省港药业同人梁兆南呈送《论中医药书》致粤省省长朱庆澜，曾称每年省港药销达"三千万巨金"之多。据回忆解放前省港两地仅丸散出口年达千万港元。

3. 结语

中医强调天人合一，对外界环境与人体健康的关系认识深刻。岭南由于长年气候炎热潮湿，地方性疾病多，在传统一向被目为"瘴疠之地"。在开发岭南的过程中，中医药为辟瘴驱疾发挥了积极的作用，由此深入民众的日常生活。很多与中医药有关的内容，凝固成民俗、风俗和文化等形式，并带动了饮食、种植、商贸等行业的开发，日益成为社会生活的一部分。目前，广东中医药的群众基础在全国是最好的，信中医、用中医的氛围浓厚，中医药产业的发展居于全国前列。

岭南医药与文化的紧密联系与相互促进作用，有必要更好地研究与发扬。

参考文献

[1] 刘昫.《薛万彻附卢祖尚传》[A].见《旧唐书》卷69 [M].北京：中华书局，1975：2522.

[2] 叶权.《游岭南记》 [A].见《贤博编·粤剑编·原李耳载》 [M].北京：中华书局，1987：41.

[3] 屈大均.《广东新语》卷1.北京：中华书局，1985：24.

[4] 刘恂.《岭表录异》卷上.广州：广东人民出版社，1983：9.

[5] 司徒尚纪.《广东文化地理》[M].广州：广东人民出版社，1993：234.

[6] 吴绮.《岭南风物记》 [A].见《清代广东笔记五种》 [M].广州：广东人民出版社，2006：27.

[7] 谢观.《中国医学源流论》[M].福州：福建科学技术出版社，2003：119.

[8] 脱脱.《宋史》卷185食货下七.北京：中华书局，1977：4537.

[9] 鲁冰.一年来的广州商业——有关人类健康的国药业 [J].《药业月刊》，1947（总5）：7.

寓中医药文化宣传于专业知识推广与
图书馆环境建设中

北京中医药大学　梁永宣　王利敏　史学红　邱　浩

【摘要】如何发挥医史文献知识在中医药文化宣传过程中的作用，文章总结了近几年来所做出的成绩，提出要重视图书馆文化环境建设，充分发挥现有空间作用；重视以读者为本，围绕原有资源营造文化氛围；发挥专业优势，重视多种形式的中医文化宣传。

中医药文化是中华民族优秀传统文化中体现中医药本质与特色的精神文明和物质文明的总和，是中国传统文化的重要组成部分，是祖先留给我们的宝贵财富。中医药文化建设是中医药事业生存和发展的基本保证。中医院校的图书馆作为文化传播的窗口，理应在中医药文化建设方面起到主导作用。近年来，笔者在从事医史文献研究工作的同时，承担了北京中医药大学图书馆的行政管理，在学校领导和相关部门支持下，充分利用二方面优势，积极开展中医药文化建设工作，取得了较好的成效。

一、重视图书馆文化环境建设，充分发挥现有空间作用

（一）全馆整体打造文化氛围

北京中医药大学图书馆人文环境建设工程于 2009 年启动，至 2010 年 10 月初步完工。本着"以人为本"的服务理念，分别陈列了体现中医人文风貌及学校师生风采的大型图片。此项活动由主管图书馆工作的靳琦副校长亲自审阅，并配合馆藏书籍种类及分布位置，在各楼层安置了许多图片，主要包括八个系列：

北京中医药大学校史系列——"校史之路"

北京中医药大学名老中医暨终身教授系列——"名医之路"

中草药植物图片系列——"药植之路"

名言名句系列——中华文化优秀典籍名言、中医经典名言、读书格言、警句格言

医学名家系列——历代医家造像、京城四大名医、西医发展史名人

医药古籍系列——珍稀古籍六种、《伤寒论》序

医药大事系列——胡锦涛同志接见我校志愿者、国医大师王绵之为航天员提供中医
　　　　　　　　保健、菁菁校园美如画、莘莘学子展风华、创编中华传统健身操
　　　　　　　　献给奥运、北中医学子为新中国六十年华诞祝福

名景名物系列——迎客松、诗情画意

以上环境文化建设内容，虽然篇幅不多，但尽可能展示了中外医学史的突出成就，并体现出现代北中医的发展历程和特色，做到了史学与文化的相互结合和渗透。

（二）充分利用空间，与北京市中医管理局合作展示中医成就

2009 年建国 60 周年期间，从 9 月 26 日起，为期 12 天的"首都中医药 60 年发展成就展"在北京自然博物馆开展。内容以首都中医药发展历程、国医文化、医界精华、辉煌盛誉为主线，展示祖国医学的博大精深、首都中医药界人才济济以及 60 年来中医药的传承发展、中医药文化的普及弘扬。为了更好地宣传这些成果，在北京市中医管理局的统一安排下，又将原展出内容精练加工，于 11 月 24 日～12 月 10 日，在北京中医药大学图书馆三楼大厅进行继续巡展，此举受到了全校师生的极大关注，许多读者纷纷留言，感慨建国以来首都中医药所取得的成就，展览取得了良好的预期效果。

（三）打造文化长廊

2010 年 6 月，由副校长靳琦亲自选定式样、具有古色古香气息的文化长廊展板制作完成，并于 2011 年 4 月启动展出。中医药文化长廊展板旨在宣传中华文化，展示中医药文化风采。30 块展板首次共分为四部分，主要内容有：

1. 中华文化悠久的历史；当代中国文化思维轨迹与中华文化脉脉相承。

2. 传统古籍是中华文化的载体；介绍"文献"的定义及传承发展。

3. 传统古籍分类介绍：介绍历代著名的目录学著作及经史子集四部分类法。

4. 汉代以前"六经"、"诸子"古籍重要版本、著名注家介绍。

展板内容主要由图书馆邱浩老师撰写，采用图文并茂的方式，重点介绍传统文化中的精华，并由此引出四部分类法的演变流传，为今后深入宣传中医药文化奠定了基础。

二、重视以读者为本，围绕原有资源营造文化氛围

（一）积极申报《国家珍贵古籍名录》，至今共有 8 部古医籍入选。

尽管北京中医药大学所藏善本书籍种类有限，但我们注重从中择优，积极申请进入《国家珍贵古籍名录》，以便更好地发挥其宣传作用。自 2008 年 3 月至 2010 年 5 月，共

有 8 部古籍成功入选，相关新闻宣传的点击次数一直在大学网站内名列 1－2 位，受到了全校师生的极大关注，之后亦陈列于图书馆文化建设图片中展示。这些古籍包括：

《补注释文黄帝内经素问十二卷遗篇一卷》及《黄帝素问灵枢经十二卷》明嘉靖赵府居敬堂刻本（藏书编号 01785）

《重广补注黄帝内经素问二十四卷》明嘉靖二十九年（1550）顾从德影宋刻本（藏书编号 01788）

《素问玄机原病式》二卷，金·刘完素著，明嘉靖七年戊子（1528）石坡山人李佶刻本（藏书编号 02165）

《新刊黄帝内经灵枢》二十四卷，明嘉靖间刻本（藏书编号 02167）

《重修政和经史证类备用本草》三十卷，宋·唐慎微续证类，宋·曹孝忠奉敕校勘，明嘉靖三十一年壬子（1552）山东济南府周珫刻本。（藏书编号 02177）

《外科精义》二卷，元·齐德之著，明早期刻本。（藏书编号 02238）

《医要集览》六卷，编者佚名，明初内府刊本（藏书编号 01518）

《摄生众妙方》十一卷，明·张时徹集，明隆庆三年己巳（1569），衡王府增补、良医正马崇儒校正、奉祀正李用中重梓本（藏书编号 01550）

（二）鼓励学生利用图书，积极开展宣传评比

为了提高图书的利用价值，开展了与馆藏图书相关多种形式的活动：

2009 年 12 月，由图书馆与校学工部联合举办了"让我们在阅读中一起成长"读书有奖征文，这是图书馆举行的读书月主题活动之一，旨在鼓励读者更好地利用图书馆的资源，并为全校爱书人提供一个交流思想、分享阅读感受的平台。活动共征集作品 68 篇，最终由专家评选出一等奖 3 名，二等奖 6 名，三等奖 10 名，分别予以物质奖励，并将所有获奖文章整理后刊登于校园网内网"文苑撷菁"版块，供师生们阅读。征稿整体水平较高，反映了当代大学生积极探索、乐观向上的人生态度，其中一些同学的文字非常令人感动。

2010 年 11 月初，图书馆建立了免费图书交换平台，称为"图书漂流岛"，此平台设立于一楼大厅读者必经之通道处，旨在收集读者闲置不用的教材及各类图书，提供给有需求的同学。这一举措可节省资源，缩减开支，杜绝浪费，很好地发挥了旧书的利用价值。平台开设以来，已有上百种种图书得到交换，其速度之快令人欣慰，同时也深受同学们的好评。

2012 年 4 月 23 日"世界读书日"到来前夕，为鼓励读者多读书、读好书、善读书，图书馆不仅制作展板宣传，而且还举办了"世界读书日"最佳读者评选活动。评选以遵守借阅规则为前提，以客观借书量为据，时间限定为 2011 年 4 月 1 日－2012 年 4 月 18 日一年左右统计，以图书馆管理平台数据库统计的借阅书籍册数为基础，经过

综合分析评出了 10 名最佳读者，在全校及图书馆网页和电子大屏幕中张榜公布，并对获奖者予以增加借书册数奖励，每人每次增加借阅 5 本，有效期为一年。以上措施受到了学生的好评。

（三）建立名老中医捐赠图书专柜，积极筹备名老中医成果展示室

多年以前，北京中医药大学图书馆就接收了名老中医任应秋、刘渡舟、王玉川等人捐赠的书籍、资料、证书等珍贵史料。2010 年 3 月，在多方努力下，又成功接收了山西名中医李茂如家属捐赠的珍贵资料及物品，包括李茂如先生生前的手稿、访书手记、信函、杂记日志、手绘历史图表、照片、书籍、文具等众多遗物。目前已经为这些捐赠物品设立了专柜，制作了收藏目录。今后计划分期分专题展示其中的精华，向青年学子宣传老一辈的钻石精神和优秀成果。目前已经在陈列于一楼大厅陈列有北中医建院以来名老中医画像，对其成果的综合研究工作也已开展，将于 2012 年底建成名老中医成果展示室，主要陈列自与北京中医药大学建校相关 22 位有重大学术影响人物的生平业绩、图片手稿、捐赠图书等。

三、发挥专业优势，重视多种形式的中医文化宣传

（一）不断创作多种形式的作品

图书馆虽以借还书和数据库工作为核心，但重视科研成果、撰写中医科普作品亦是重要环节。近几年来，以馆内科研人员为主，联合校内中医学史、中医诊断专业老师力量，充分发挥特长，齐心协力，共同创作了几部有一定影响的作品：

2009 年 5 月，由笔者牵头组织的《青少年中医药文化知识普及读本》由北京出版社正式发行，这是较早针对青少年的中医药文化知识普及书刊，尝试以新的角度向小学生解释高深的中医药文化知识，分为"博大精深的中医"、"历史悠久的中医"、"贴近生活的中医"三大版块，以"读一读""学一学""想一想"的三段模式写作，区别于一般的中医说理思维，出版后受到了行内外的极大关注。在 2009 年第二届北京中医药文化宣传周暨首届地坛中医药健康文化节上，由小学生代表接受了赠书，并于同年 9 月荣获了中华中医药学会"中华人民共和国成立 60 周年中医药科普图书著作特别奖"。

2009 年终，北京中医药大学诊断教研室赵歆、医史甄雪燕、梁永宣等人联合创作《中医启蒙三字经》，分别在 2009 年 12 月 29 日"国家中医药发展综合改革试验区"东城区建设启动会、2010 年 5 月第三届北京中医药文化宣传周暨第二届地坛中医药健康文化节、2010 年 9 月国家中医管理局"中医中药中国行"启动会等仪式中由小学生朗诵，同时在地坛中医药健康文化节中以展板形式宣传。将中医药知识缩略至矮小的"三

字经"文字中，亦是在清陈修园《医学三字经》基础上的进一步探索。

2011 年 5 月，以笔者为主的团队创作完成了《中医健康养生谣》，在第四届北京中医药文化宣传周暨第三届地坛中医药健康文化节开幕式上，由小学生代表、医护人员代表、解放军代表、中医药文化服务志愿者代表、健康市民代表与主持人组成的六人小组，共同配乐朗诵此作品，成为文化节的一大亮点。

以上的创作成果，不仅为读者提供了理解中医药知识的新途径，也使作者本身更加深入总结了多方面的实用性中医药知识。

（二）"北京中医药文化科普研究基地"落户北京中医药大学图书馆

北京中医药文化科普研究基地，是由市中医管理局在北京市内授予的第一家以宣传中医文化知识为核心的科普研究基地。2012 年 3 月 10 日，"北京中医药文化科普研究基地"授牌仪式在北京中医药大学图书馆举行。它的成立，是北京市中医管理局对北京中医药大学图书馆近年来成绩的认同和肯定，也是对学校中医药文化科普工作的关爱与重视。今后，基地活动将以聘请的 36 位行业内外、多学科专家为依托，以中医药知识的科普研究为重点，宣传中医药知识手段多样化为核心，培养中医药研究科普人才为目的，完成市中医管理局任务为职责，更好地传承和发扬以首都为核心的中医药优秀文化，打造具有北京特色的中医药文化宣传教育阵地。

中医药文化建设是一项长期任务，任重道远，今后我们还将继续努力。

关于民间中医药历史与价值的思考

中国中医科学院中国医史文献研究所　刘剑锋　国　华　宋　歌

我国民间中医药源远流长，是中华民族长期以来生活实践和与疾病斗争中积累的防病治病经验，不仅是中医药学形成的重要来源，而且不断丰富着中医药学的内容，为保障人民健康发挥了重要作用。本文将从其概念、历史与文化、独特价值、机遇与挑战几个方面展开论述，以期抛砖引玉，引发更多思考。

1. 民间中医药的概念

目前，学术界对民间中医药还没有一个比较公认的概念，但从文献和历史来看，中医药自古就有官方和民间的区别。如王叔和《脉经》、巢元方《诸病源候论》、《唐本草》、《圣济总录》等著作明显带有官方烙印，而《肘后备急方》、《串雅》等书则民间色彩浓厚。笔者认为，我们通常所说的民间中医药具有狭义和广义之分，狭义的民间中医药是指官修医籍中未曾收录，未被官方医疗、教育机构采用，主要通过家传和师徒相授而传承，应用地域较局限，其理论基础与主流中医药理论多有不同，但明显具有中医药特色的诊疗技术和方药。而广义的民间中医药包括民间中医药技术、人员、机构三个方面，其中，民间中医药技术即为前文提及的狭义民间中医药概念；民间中医药人员是指主要通过家传、师承、自学等方式传承中医药，提供中医药医疗健康服务，但未在官方医疗机构中执业的人员；民间中医药机构是指由民间资本兴办的民营中医医疗、教学、科研等机构。在这三方面中，民间中医药技术由民间中医药人员掌握并传承，同时也是民间中医药人员提供医疗服务的主要内容，而民间中医药人员经常也需要依托民间中医药机构提供条件，开展服务，民间中医药技术也常常需要借助民间中医药机构来传承推广，而民间中医药机构自然也需要民间中医药人员和技术开展工作，三者相辅相成，共同构成了不同于现代中医药的民间中医药系统。而民间中医药则与现代中医药、民族医药一起，是中国传统医药的重要组成部分。

2. 民间中医药的历史与文化

民间中医药自古有之，即古之所谓"走方医"、"草泽医"、"铃医"等等。如清代著名医家赵学敏在《串雅·绪论》所言："负笈行医，周游四方，俗呼为走方。其术肇于扁鹊，华佗继之。"[1]又如著名医史学家谢观《中国医学源流论》承赵氏之论："中国医术，当以唐宋为一大界．自唐以前，医者多守专门授受之学，其人皆今草泽铃医之流（《史记》所载扁鹊，正是铃医中之有名者。即华佗亦此类人）。"[2]正如赵、谢二位先贤所言，唐宋之前，中医药的主流是民间中医药，多以家族师徒授受传承学术，其理论多有不因循《黄帝内经》正统之处，其术多密而不外传，扁鹊、华佗都是早期民间中医的典型代表，魏晋时期范汪的《范东阳方》、葛洪的《肘后备急方》都记载着大量民间中医药的单方验方。从此时来看，民间中医药确实是中医药学术的主要来源。唐宋之后，官方医学教育逐渐发达，医药典籍整理刻印繁盛，加之科举制度影响下的儒家文人社会的形成，崇尚以古籍整理学习来传承医术的"儒医"风尚兴起。相形之下，草泽铃医这一中医药本源的江湖传统逐渐式微，为上层人士所鄙夷，但其贴近民间，为基层群众所欢迎。清代著名医家赵学敏认识到民间中医药的独特价值，搜集、整理民间中医药经验，著成《串雅》这一民间医药的专书。19世纪，西方文化传入中国之后，中国的文化生态逐渐改变，草泽铃医更加被边缘化。新中国成立之后，在农村合作医疗制度下产生的"赤脚医生"，其中有大量的民间中医药人员，使用的也主要是民间中医药技术，为解决基层医疗卫生问题发挥了重大作用。联合国妇女儿童基金会在1980～1981年年报中指出，中国的"赤脚医生"制度在落后的农村地区提供了初级护理，为不发达国家提高医疗卫生水平提供了样本。如上所述，从古至今，民间中医药一直是基层医疗卫生服务的主力，为基层群众的健康福祉做出了重大贡献。

3. 民间中医药的价值

民间中医药传承了中医药许多独特的思想和经验，蕴含着极其珍贵的价值。赵学敏在《串雅·绪论》所言："走医有三字诀：一曰贱，药物不取贵也。二曰验，以下咽即能去病也。三曰便，山林僻邑仓卒即有。"[1]点明了民间中医药"贱、验、便"这三大特点：医疗费用低廉；药物取材容易，诊疗技术易于开展；疗效迅速、确切。民间中医药的诊疗技术、单方验方，蕴含着重大社会和经济利益，可以为现代中医药借鉴、汲取，经过筛选评价、科学论证，成为现代中医药的新技术新成果，在医疗机构临床实践中应用，并经过研究开发，成为具有自主知识产权的中药新药。近日，中国中医科学院中药研究所屠呦呦研究员，因发现抗疟新药青蒿素而荣获2011年度美国拉斯克临床医学奖，成为了现代中医药研究成果所获得的最高荣誉。而屠呦呦研究员就是汲取《肘后备急方》记载的民间中医药单验方中青蒿截疟的记载，以及青蒿"绞汁服用"的制剂方法，采用乙醚低温提取获得青蒿素的。除此以外，现代公认的许多中医药成果来自于民间中医药，如云南白药、三九胃泰、草珊瑚含片、季德胜蛇药、小夹板固定、黄氏医圈等，都是弘扬民间中医药所取得的成果。现代中医教育起初完全是政府从民间遴选中医生举办大学。从这些角度来看，民间中医药应当是现代中医药的根本和源头，现代中医药是在不断汲取民间医药滋养的过程中成熟发展起来的。

民间中医药秉承"贱、验、便"这三大特点，自古以来，一直是基层医疗卫生服务的主力，为基层群众的健康福祉发挥了重大作用。特别是当今社会，基层医疗卫生保障问题突出，医疗费用持续高企，医疗卫生支出对于国家、集体、个人都是沉重的负担，医疗改革成了全世界的重大命题。而大力推广民间中医药的"赤脚医生"制度曾经很好的解决了这一问题，民间中医药至今仍在为中国基层卫生事业做出重大贡献。为民间中医药发展创造良好的环境和条件，使其更好地为基层民众提供医疗卫生服务，对于我国的医药卫生事业以人为本，健康、和谐发展具有重大意义。

民间中医药具有独特的理论基础和文化内涵，蕴藏着丰富的理论和文化价值。民间中医药口传心授，其理论基础多未收录于《黄帝内经》等古籍文献，保存、传承着一些古老而朴素的医学理论理念和思维方式，蕴含着独特的文化内涵，为世人所不知。可以为研究中医药起源、发展历史、文化价值提供素材和思路。同时也是世界文化多样性的杰出范例，是珍贵的非物质文化遗产，应当加以珍视和保护。

4. 民间中医药的机遇与挑战

《中医药创新发展规划纲要（2006－2020年)》在基本任务中明确指出，"对民族、民间医药传统知识和技术逐步开展系统的继承、整理和挖掘研究"。《国务院关于扶持和促进中医药事业发展的若干意见》指出"一些特色诊疗技术、方法濒临失传"，并要求"挖掘整理民间医药知识和技术，加以总结和利用"。国家中医药管理局2010年11月首次召开全国民间医药暨民营中医医疗工作座谈会，决定对民间中医药要坚持"挖掘、整理、总结、利用"的工作方针，传承保护与开发利用相结合，加强对民间中医药的收集整理。王国强副部长在国家中医药管理局2011年工作报告中把"重视民间医药的挖掘整理、总结提高、推广利用，制定完善掌握民间医药技能人员发挥作用的相关政策措施。"作为国家中医药工作的重要任务之一。国家中医药管理局计划在"十二五"期间，将建立国家级和省级中医药特色技术和方药筛选评价中心，对民间中医药特色诊疗技术、验方、秘方等进行筛选和验证，并推广应用。可以说，民间中医药正面临前所未有的机遇与挑战。

现在国家中医药管理局的重点建设专科项目中就纳入了一些民间中医的项目，如上海民间中医邓筱琴的祖传烫伤膏治疗烧烫伤，还有北京民间中医任晓艳的"穴位埋线新疗法"，已被国家卫生部列入十年百项基层实用技术推广项目。这说明政府部门已开始重视民间中医的技术了。在目前我国的民间中医技术中，有很多值得开发研究提高的项目，只要相关部门予以重视扶持，科研院校予以帮助，很多民间中医都会出成果，都能成名成家的。如小针刀的发明人朱汉章、治肿瘤"天仙丸"的发明人王振国等都是民间中医，在有关科研院校的帮助下，最后功成名就，成了专家教授。

好花尚要绿叶扶，民间中医也是一样。因此，笔者建议民间中医药首先要夯实自身的整体素质，在此基础上，望国家有关部门应加大重视民间中医的程度，修订阻碍民间中医发展的法规，为民间中医合法行医开"绿灯"，创造宽松的条件，鼓励多办个体中医诊所，让民间中医占领基层医疗保健市场，让困境中的传统中医药焕发生机，得到传承和发展。

参考文献

［1］赵学敏 . 串雅全书［M］. 北京：中国中医药出版社，2006：10 - 11.

［2］谢观 . 中国医学源流论［M］. 福州：福建科学技术出版社，2004：101.

融合东西方文化因子的维吾尔医学

上海中医药大学中医文献研究所　王兴伊

【内容摘要】本文通过分析新疆出土医药文献、史志目录、传世抄本、现代维吾尔医学中的遗存，发现其中含有中原、印度、波斯、阿拉伯等东方文化和希腊文化等西方文化因子，借此证明维吾尔医学融合了东西方文化因子。

Through analyzing the unearthed medical literatures from Sinkiang, catalogs of historical chronicles, codex handed for generations and medical preservations from contemporary urgur medicine, which were discovered to contain theOriental cultures such as cultures from central China, India, Persia, Arab and Occidental cultures such as Hellenism, the article proved that the urgur traditional medicine integrates the cultural factors of Orient and Occident.

【关键词】融合；东西方文化；因子；维吾尔医学

维吾尔医学是维吾尔族人民继承了古代西域各族人民和本民族人民在长期生活实践中，与各种疾病做斗争的过程中形成的医学知识以及吸取融合了周边地区、国家的医学成果，具有鲜明的地域和民族特色的医学。现代维吾尔族主要聚居地的新疆，在清代乾隆二十四年（公元1759年）之前称为西域。而古代西域地处丝绸之路中段，是世界东西方文化——中原、印度、波斯、阿拉伯、希腊文化的最重要的交汇处。国学大师季羡林说过"新疆在全世界上是唯一的一个世界四大文化体系（中国、印度、闪族伊斯兰、希腊罗马）汇流的地方，全世界再没有一个这样的地方，这是新疆地理位置所决定的"[1]可知古代西域一直受到东西方文化的影响，其结果也必然会反映在维吾尔医学上，理应融合了东西方文化因子。

陈明教授指出"自十九世纪末叶以来，俄、英、法、德、日等国人士在西域探险获得大批的文献，内容非常的丰富。其中的医学文献作为中外医学交流的实证史料，弥足珍贵，自不待言。从现存的资料来看，除数量颇丰的中医文献之外，医学文献另涉及的'胡语'（非汉语，有些可视为民族语言）种类有：梵语、于阗语、回鹘语、龟兹语、粟特语、犍陀罗语（佉卢文）、藏语、象雄语、叙利亚语等。"[2]我们从语种可看出其出土地——新疆所包含的文化因子有中原文化、古印度文化、西域文化、藏区文化、古波斯文化、古阿拉伯文化等。陈明进一步指出"西域出土的胡语医学文献，是多元文化融合下的科学文献发展的一个缩影，不仅反映了汉唐时期（主要是三至十世纪）该地区多种医学文明的极大成就，而且还包涵了许多其他的文化因子。"[2]可谓一语中的。

下面我们考探东西方文化对维吾尔医学的影响，借此证明我们的观点——融合东西方文化因子的维吾尔医学。

一、中原文化的影响

自西汉初年张骞凿空西域以来，以汉文化为主的中原文化就一直影响着西域，医学思想同样影响着维吾尔医药学。从近代新疆吐鲁番出土的大量汉文医学残卷就能说明，诸如《刘涓子鬼遗方》（甲乙卷）、《本草经集注乙本》、《唐人选方第二种》等。分析《本草经集注》残卷存有两种，一是出土于敦煌石窟的残卷，一是出土于吐鲁番的残卷。吐鲁番出土的残卷为一残片，卷上只有药物燕屎、天鼠屎的经文和注文，及药物豚卵后半部的注文，还有药物鼹的经文前半部分，这正是梁代陶宏景所著的《本草经集注》中兽类药的部分内容。而《刘涓子鬼遗方》是晋末的刘涓子所遗留的一部外科方面的专著，又称《神仙遗论》，吐鲁番曾出土本书残卷二页。这些出土文献都是来自中原的医学文献，由此证明中原医学理论从一开始就在西域流传并影响其医学理论的形成与发展。

从维吾尔医学出土典籍，成书于公元十世纪前后的《杂病医疗百方》[3]也可看出中原医学的影响。杨富学研究员指出"从文献所开列的药方看，不少与中医基本一致，而且其用词也有不少采自汉语，如 can < 盏（Za64）、lan < 烂（Za138）、min < 面（Za67）……等，甚至直接用汉文书写的数字"一"（Za62）和"三"（Za64），但几乎看不到阿拉伯及波斯医学的影子，也未见任何蒙古文化影响的痕迹。"[4]

现代维吾尔医学理论与中医学理论虽然属于两种不同体系，但其中还可发现中医学理论的影响。从诊断学看，维吾尔医学有望诊、听诊、问诊、脉诊、尿诊、大便诊、痰诊等七诊；中医学有望、闻、问、切四诊。但仔细分析理论及临床运用，维吾尔医学七诊源于中医四诊，只是侧重面不同，如尿诊、大便诊、痰诊可分属于中医的闻诊与望诊。治疗学上，以内治法为例，维吾尔医学也基本采用与中医学相类的清热法、祛寒法、解毒法、祛湿法、祛风法、泻法、吐法、止血法、利尿法、补法等。药物学方面，如中药常用药：白术、苍术，维吾尔医学的读法及临床运用都与中医学一致，读 Baiju、Sākiju，汉语音译为"白术"、"苍术"；药效也是健脾燥湿等。

从以上简单的分析，可以看出维吾尔医学受到中医学的影响，其中包含了中原文化因子。

二、印度文化的影响

东汉时期印度的佛教首先传入西域，僧侣不仅带来佛经也带来了古代印度的医学著作。如出土于新疆库车的梵文版的《鲍威尔写本》医学残卷，出土于敦煌的于阗文《医理精华》、于阗文梵文双语《耆婆书》，它们的内容都来自古印度医学。再如《隋书·经籍志》载六朝时，由西域传入中原的医药典籍就有十二种：摩诃胡沙门撰《摩诃出胡国方》十卷；《西域诸仙所说药方》二十三卷；《西域波罗仙人方》三卷；《西域名医所集要方》四卷；《龙树菩萨要方》四卷；《龙树菩萨和香法》二卷；《龙树菩萨养性方》一卷；《耆婆所述仙人命论方》二卷；《干陀利治鬼方》十卷；《新录干陀利治鬼方》四卷；《婆罗门诸仙药方》二十卷；《婆罗门药方》五卷，其内容也均来自印度。

维吾尔族诗人玉素甫·哈斯·哈吉甫在十一世纪用回鹘文写成的长篇诗歌《福乐智慧》，正文一万三千余行，它思想深邃、句式优美、韵律严谨，不愧为维吾尔古文化史上的第一座文学丰碑。其中也包含医学思想，夏雷鸣研究员指出，"《福乐智慧》作为研究维吾尔医学的一部极有价值的重要文献"[5]，他认为维吾尔医学的"四素说"就是源于佛教的"四大"，并说"维吾尔族古代医学中的大部分佛教医学知识，正是从佉卢文、突厥文、回鹘文、粟特文等西域古代文字的佛经中获得的。"[5]可以看出印度文化对维吾尔医学的影响。

杨富学研究员也指出"印度著名医学家日藏所著《医理精华》在 13 世纪以前便被译为回鹘文。20 世纪初在吐鲁番交河故城曾出土有回鹘文《医理精华》残片 11 件。此外，吐鲁番胜金口遗址也有用婆罗迷文回鹘语书写的《医理精华》残片出土，一叶，编号为 T II S49。这些发现体现了印度医学对回鹘医学的影响。"[4]回鹘医学正是维吾尔医学的前身，故而古代印度医学也势必对维吾尔医学有过影响。

三、波斯、阿拉伯文化的影响

宋岘研究员指出"中国维吾尔族的文化同古波斯文化之间有着密切的关系。在日常用语里，维吾尔人使用了很多的波斯语名词，比如，从星期一到星期天的每日的称呼均同波斯的叫法一致。另一方面，从古至今，不断有波斯人撰写的医书传到新疆。"[6]确实如此，至今维吾尔族人的常用语中还有很多波斯语名词，另外流传至今的维吾尔医学古典文献手抄本大多是用阿拉伯文、波斯文撰写的。如维吾尔族名医玉素甫·卡地尔阿吉（1876—1961 年）就编译过阿拉伯文、波斯文的《内科、外科疾病的识别及诊治手册》。

现珍藏于中国国家图书馆善本部的《回回药方》，仅有目录卷下、卷十二、卷三十、卷三十四，系明代红格抄本。此书原为三十六卷，现仅为原书的九分之一，也有约二十万字，用汉文表述，其中也夹有大量的阿拉伯文、波斯文及维吾尔文药物名。本书可以说是维吾尔医学集大成的书籍，可惜只有四卷残本。宋岘将此残卷同阿维森纳的阿拉伯文《医典》内容进行了逐字逐句的比较，发现《回回药方》残卷中的一百一十多个方子的内容同《医典》的方剂内容完全一致，甚至用药的计量数也是一样。而《医典》正是阿拉伯医学、波斯医学的代表作，《回回药方》则体现了维吾尔医学的精华，其作者之一正是库车著名的维吾尔医药学家胡都优木汗·阿吉[7]。可见维吾尔医学受阿拉伯医学、波斯医学的影响之深。

分析维吾尔药物名称也可看出波斯文化、阿拉伯文化的影响，宋岘研究员以刘勇民、沙吾提·伊克木编写的《维吾尔药志》（上册）为例，分析了它收载的 124 种常用药材，其中 64 种维药名源于波斯、阿拉伯药名[6]。如：儿茶，维吾尔语读音 Kāt Hindī，波斯语、阿拉伯语读音 Kāt Hindī；余甘子，维吾尔语读音 Amilah，波斯语、阿拉伯语读音 Amilah；芦荟，维吾尔语读音 Sabar，波斯语、阿拉伯语读音 Sabar、Sabir。可以看出在读音上完全一致和基本一致，也说明其影响的程度。

四、希腊文化的影响

宋岘研究员分析阐述《回回药方》中的希腊医方与成药、《回回药方》中的古希腊的医术思想、回回药方对希波克拉底的医学哲学体系的运用等四方面，指出《回回药方》的医学思想深受希腊医学的影响[8]。比如"薰衣草"在《回回药方》中被称作"亦思土忽都思"等十六个音译名，分析音译名则得知"薰衣草"原产于希腊。再如《回回药方》有一句话"撒福非阿剌思他黎西，此方是古医人阿剌思他黎西为亦西刊达而国王造者"宋岘分析到"阿剌思他黎西"是亚里士多德的阿拉伯文名字的音译。"亦西刊达而"是亚历山大的阿拉伯文名的音译。众所周知，亚里士多德是古希腊著名的哲学家，又是亚历山大大帝的训导师。此方剂正是他开给亚历山大的，显然是希腊人的医方。宋岘还分析了《回回药方》中出现的"扎里奴西"正是希腊名医盖伦，"卜忽剌忒"正是医学之父希腊名医希波克拉底。另外在《回回药方》中，希波克拉底创立的"四体液"说和"四禀性"说都有具体体现。

现代维吾尔医学中依然可见希腊文化的影子，比如《维吾尔药志》载"薰衣草"，其维吾尔语药名"乌斯提乎杜思"，不正与《回回药方》的"亦思土忽都思"的音译一致吗，由此说明它们是一脉相承的。而其学术理论也是实践着希波克拉底创立的"四体液"、"四禀性"说。

以上从四方面分析了中原、印度、波斯、阿拉伯文化等东方文化，以及希腊文化等西方文化，对维吾尔医学的影响，以事实证明维吾尔医学融合了东西方文化因子，汲取了各文化的精华，因此才具有丰富多彩的诊疗特色、博大精深的理论体系、特色鲜明的方药理论，值得我们从各方面深入研究探讨。

参考文献

［1］季羡林．佛教与中印文化交流［M］．南昌：江西人民出版社，1990.212.

［2］陈明．汉唐西域胡语医学文献中的宗教因素［J］．中国学术，2004，5（1）：136.

［3］王兴伊．出土维吾尔医学典籍杂病医疗百方考探［J］．中医药文化，2011，4：32－34.

［4］杨富学．高昌回鹘医学稽考［J］．敦煌学辑刊，2004，2：132.

［5］夏雷鸣．福乐智慧与古代维吾尔医学［J］．喀什师院学报（哲学社会科学版），1993，1：34.38.

［6］宋岘．古代波斯医学与中国［M］．北京：经济日报出版社，2001.156.157.

［7］王兴伊．回回药方—西域民族医学方书之集大成者［J］．医古文知识，2005，4：44.

［8］宋岘．回回药方与古希腊医学［J］．西域研究，1994，2：28－42.

基金项目：上海市重点学科建设项目资助（S30301）

作者简介：王兴伊，男，博士，副教授，主要从事中医文献、医古文、西域医学研究。1985 年 8 月至 2000 年 9 月在新疆医科大学中医学院工作，2003 年至今在上海中医药大学中医文献研究所工作。地址：上海市浦东新区蔡伦路 1200 号上海中医药大学中医文献研究所，邮编：201203。

新疆红花的历史及发展前景

新疆中药民族药研究所　贾晓光

一、概述

红花 Carthamus tinctorius L. 维吾尔语称为：扎浪扎，为菊科红花属一年生草本植物，在我国作为重要的经济作物和药用植物被广为栽培，主要含有天然红花黄色素和红花红素，具有活血通经、散瘀止痛的功效。另在祖国医学中称红花籽为白平子，其籽可获得优良的保健油类。

新疆，是红花的主要产区，从古至今，对红花的传播和推广应用都起到了重要的作用。在过去漫长的时间里，由于不发达的农业生产技术的束缚，红花的种植区十分狭隘。50 年代以来我国红花的种植规模和产量有很大发展和提高。新疆作为红花的主产地在深加工方面也发挥了应有的作用。在此有必要追溯一下它的发展历史和前景。

二、红花的历史传播及现状

1. 历史

全世界的红花属植物约有 25 种，常见的有：

①锦毛红花（C. lanatus L），茎高，木质化；叶小而多刺，花柠檬黄色，花序直径 1.5～2cm。全株有长毛。新疆有野生，欧亚地区分布很广。染色体 $2n=44$。②伊伯利亚红花（C. bacricus（Boiss. et Rent）Nym）花序稍小于锦毛红花，花淡黄色，全株被疏毛，分布于欧洲西南部的伊伯利亚半岛以及北非毗邻地区。染色体 $2n=64$。③尖刺红花（C. oxyacantha M. B.）本品种与栽培红花亲缘很近，它的之间杂交能产生可与性后代，因此很可能是栽培红花的祖先。本品染色体 $2n=24$。与栽培红花染色体相同。

红花是世界很多国家广泛栽培的油料作物。我国一方面作为经济作物榨油，另一方面其花可为药用，并以产地不同而分称：怀红花（产于河南）；川红花（产于四川）；云红花（产于云南）；杜红花（产于浙江）；草红花（产于东北、华北、山东、西北等）。新疆红花被称为草红花，只是习惯叫法，我国药典以及《中药大辞典》均无此说法。

红花是一种古老的作物，原产埃及的尼罗河上游等处，扩种至波斯，然后传入西域。公元前138年，汉武帝建元三年，张骞受遣出使西域，公元前126年回到长安，公元前121年（元狩三年），汉军打通了与西域间的通道，拓出一条古代东西方交流往来的"丝绸之路"。张骞受遣第二次出使西域乌孙国（今伊犁河流域）历时五年，公元前115年回到长安。使"丝绸之路"更加通畅。此期间红花等药材传入内地。

2. 考证

先秦时期的《山海经》记载古西域药材就有红花，据史书《博物志》称"其种子乃张骞出使西域所引"并由长安发展到各地种植。公元前60年西汉在西域设立都护府，并行使管辖权。公元659年，唐代显庆4年苏敬等人编撰的《新修本草》，以及宋代开宝6年，公元973年由马志等人编著的《开宝本草》，都详细记载了红花的性味、功能和主治。明代李时珍《本草纲目》有"红花生梁汉及西域"之说（梁汉今河南一带），在红蓝花"释名"项下有红花之名，来自《开宝本草》，看来即以"红蓝花"为正名，红花为别名。红蓝花之图（见《本草纲目》江西版，人民卫生出版社1979年第二册32页）明显为菊科植物，可见李时珍对红花生长在西域也是做过研究的。《金匮要略》称"红花为红蓝花，载有红蓝花酒，治妇人六十二种风及腹中刺痛"，《本草图经》："红蓝花即红花也，今处处有之，其花暴干以染真红，及作燕脂……叶颇似蓝，故有蓝名"。

广川药用植物大事典（日文）记载：红花原产埃及、西藏、印度及中国西北部等地有栽培。除药用外，也用于妇女化妆，日本学者石田肇撰文阐明了上述观点。可见红花是由古埃及扩种至波斯以及西域，在丝绸之路往来中又进一步扩展。公元927年，有高丽（朝鲜）僧人将红花传入日本，并作为珍贵植物栽培。在此以前的公元757年日本古典著作《万叶集》对红花的描述显然是受唐朝文化的影响。公元1008年平安时代紫式部所著《源氏物语》中有种红花的记载。明治维新后日本山形县（古称羽前）有少量栽培。近些年日本从我国购进红花，85%左右用于提取天然红花黄素和红花红素，15%用于汉方药。由此说来红花传入日本已有1000多年，在我国落户则有2000多年，在中东国家以及印度栽培的历史更为久远。阿拉伯语称为古里喀福斜（Gulkafe）。公元1010年左右中亚人阿维森纳用阿拉伯文所著《医典》中的红花，经有关资料和专家考证Carthamus tinctorius确属红花的拉丁名。波斯文《药物大全》中称红花为喀福斜（kafe）。

另外常与红花混淆的番红花（西红花）又习称藏红花（Crocus sativus）系鸢尾科植物，产于西班牙、意大利、希腊、土耳其、利比亚、阿尔及利亚等地中海沿岸国家，药用部位为柱头。《本草纲目》谓："番红花，出西番回回地面及天方国，即彼地红蓝花也。"元时以入食馔用，可见番红花之名始于明代。黄胜白等认为首载于《本草品汇精要》，李时珍认为是《本草纲目》首载，看来红花与番红花之混淆来源产地，而人民出版社1979年出版的《本草纲目》第二册32页"番红花图"仍为菊科植物。可见李时珍所说的红蓝花、番红花均为红花；或者将当时见到的西红花误认为来源于菊科植物的红花。《本草纲目拾遗》称"藏红花，出西藏，邢如菊"，可见清代赵学敏指的仍是红花。《本草纲目》说："西藏红花，降逆顺气，开结散瘀，仍与川红花相近，而力量雄峻过之"。西红花作为活血化瘀，散瘀开结要药，过去很长的历史时期中主要依赖西藏转口购入，大致由地中海沿岸国家及伊朗等产地经英国、印度到我国西藏及广大地区。因为没有原植物，又缺少必要的分类鉴定技术，以致明、清以后西红花产西藏误传至今。当今品种虽早已澄清，但有人仍习惯这一叫法。

3. 现状

红花的种植国主要有印度、澳大利亚、美国、中国等国家，其他国家只是榨油，很少用花，所以培育了很多油用品种，只有我国既采花又榨油。新疆是我国红花的主要产区，产量北疆高于南疆。目前国内尚没有按 GAP 要求进行红花种植质量管理规范报到。

近年来我国引种栽培西红花也取得了很大成功，很多地区均有栽培。新疆某县有较大面积栽培，并以西红花为原料开发了《西红花口服液》《西王母圣液》等保健品，我所的科研部为哈密童宇公司开发了雪莲茶、雪莲润通胶囊，其中配方既有西红花，推进了深加工的进程。

三、红花的生产与深加工

我国是世界上红花种植面积较大的国家之一。据 1980 年统计中国红花种植面积在印度、美国、墨西哥、英国、澳大利亚之后，居世界第六位，总面积达 72 万亩。新疆种植面积 40 万亩以上，占全国 50%，其产量直接影响国内红花的销售价格。2000 年新疆红花种植面积约 50 万亩，占全国的 70% 左右。新疆天山以北红花的产量大于南部，主要集中在昌吉、塔城、伊犁等地，并以其色泽较红、富于柔润性而在中药材市场上受到欢迎，价格也略高于天山南部所产的红花。采收红花时节，吉木萨尔县红旗农场就成为药材商关注的焦点。该地红花在河北安国、广东普宁等药材市场倍受欢迎，1985～1987 年该场利用红花产地优势与新疆药研所合作，从红花中提取天然红花黄素，收率为 20～28%（W/W），甘肃轻工研究所 21.5%（W/W）。日本专利文献记载红花黄素收率为 21.9%（W/W）。该场 2001 年至今与我所合作进行工艺改进生产红花黄色素（提取工艺流程图见附件 1）。红花黄色素是世界卫生组织（WHO）和一些发达国家允许鼓励使用的天然使用色素之一，我国于 1985 年颁布了它的使用标准。红花红素是化妆和医药工业的原料，1986 年新疆北庭红花色素厂生产的红花黄色素，其色价及其指标，优于日本松蒲药业株式会社参照日本国家标准生产的同类产品。1988 年该项目填补自治区空白，并获新疆生产建设兵团科技进步一等奖。

在古埃及、摩洛哥、埃塞俄比亚、苏丹和中东国家，用红花作为药用、烹饪色料和衣服染料等。东南亚及日本用法与我国相同。我国以红花为原料的染色技术，在北魏时贾思勰的《齐民要术》卷五中有记载。信奉伊斯兰教的民族多喜欢红、白、黄、蓝等颜色，红花恰好是理想的天然红、黄染色剂。新疆吐鲁番出土的唐代丝织物染料分析鉴定是："先将织物纱胚制成碱印花，再染以红花成品。"由此可见红花作为染料的应用在我国有悠久的历史。红花是喜光照、耐盐碱、抗旱能力和适应能力强的植物，而新疆的独特地理环境恰好为红花生长传播提供了一个良好环境。红花油是品质优良的保健油，新疆农六师红旗农场产的红花油，亚油酸含量达 79.3~84.1%，比资料报道的 76.6~79.0% 高；维生素 E 含量每百克油达 163.5 毫克。1982 年国内某医院用红花油对老年高血脂，高胆固醇病人进行辅助与治疗，87 例患者食用红花油，拌菜或内服 4~5 个月，总有效率达 72~74%。新疆塔城出品的塔原牌红花油和农六师红旗农场生产的庭州牌红花油在市场上很受欢迎。

四、红花的化学成分及新药和保健品开发前景

1. 化学成分

1986 年全国中草药普查 430 种中草药，新疆占 104 种，其中就包括红花。红花的化学成分主含红花苷类，红花多糖和有机酸。

新红花甙（乳白色）
neocarthamin

异构化

红花甙（黄色）
Cart hamin约0.30%

氧化酶 / SO₂

醌式红花甙（红色）
Cart hamone

也有研究认为，红花苷系一种二聚查尔酮的 C – 苷，显红色，水解生成红花素（Carthamidim）与异红花素。

红花苷

1990 年文献报道，以红花的新鲜花进行生物合成途径研究，认为开始存在于花中的是前红花苷（Precarthamin），而前红花苷可以通过醋酸 – 莽草酸途径合成而得。

红花中还含有槲皮素、山奈素、芸香苷等 8 个黄酮类化合物。

红花多糖基本组成为葡萄糖、木糖、阿拉伯糖和半乳糖以 β – 键连接的多醣体，能促进淋巴细胞转化，为一种新型的免疫调节剂。红花黄素为多种水溶性成分的混合物，其化学结构式为：

红花黄色素A
Safflomin A
Safflor yellow A

近些年来，日本学者报道自红花中分离得到了羟基红花黄色素 A（Hydroxysafflor yellow A）。主要差别在于查尔酮的母核的 6 位所连接的葡萄糖与 5 位羟基是否连接。红花黄色素 A5 位葡萄糖上的 2 位羟基与母核 4 位上羟基脱水连接成为五元氧环，而在羟基红花色素 A 的结构中，这两个羟基均是游离状态。因此，二者的分子量相差一个水分子，即相差18。

以下是羟基红花黄色素的核磁共振氢谱数据表，见表1。

表1　羟基红花黄色素 A 的核磁共振氢谱数据（δppm）

碳位	^{1}HNMR	^{1}HNMR[1]
8	7.43（d, 15.2）	7.42（d, 15.5）
9	7.31（d, 15.5）	7.31（d, 15.5）
10		
11	7.42（d, 9.0）	7.41（d, 9.0）

碳位	^{1}HNMR	^{1}HNMR[1]
12	6.77 (d, 9.0)	6.77 (d, 9.0)
13		
1′	3.66 (d, 9.5)	3.64 (d, 9.5)
1″	4.21 (d, 9.5)	4.21 (d, 9.5)
3 – OH	18.7	18.61
5 – OH	9.81	9.75

通过 HMBC 谱，我们发现，糖基的端基氢 1 与 3、4、5 位的碳原子之间都存在远程相关关系，而文献给出的结构中的 1 位羟基却与之无相关信号出现，结合最近上海药物研究所利用 X – 射线衍射确定的 Cartomin 的结构，提示母核中的羟基应该与手性碳原子相邻，而不是文献中的位置。这种结构类型也与报道的红花黄色素 C 的母环相同，基于上述依据，修正羟基红花黄色素 A 的结构如下：

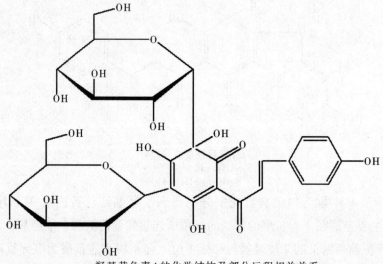

羟基黄色素A的化学结构及部分远程相关关系

2. 新药及保健品开发前景

①红花水提液和红花注射液可以使犬心冠流增加，提高小鼠耐缺氧能力。增加小鼠心脏营养性血流量，能降低猫、狗血压。

②红花甙、醌甙对大鼠体外血栓形成有明显抑制效果，还有抑制血小板凝集及抗内外凝血功能。

③红花煎剂对小鼠、豚鼠、兔、狗离体子宫有兴奋作用。

④红花多糖对小鼠能促进淋巴细胞转化，增加脾脏细胞对羊细胞空斑形成细胞数，对抗强地松龙的免疫作用。

⑤红花提取物对动物小肠有兴奋作用。并能收缩支气管。红花黄色素有较强而持久

的镇痛效应，有降压，扩张外周血管的作用。对小鼠缺氧缺血的脑神经元有保护作用。此外也有报道红花具有抗炎作用。

⑥红花子称平白子，含亚油酸、VE、磷酸、甾醇类，种子含有达50%，其中15%为不饱和脂肪酸，所以对胆固醇和高血脂、高血压有辅助治疗作用，软化血管扩冠，防衰老及调节内分泌等，这些药理研究验证了红花活血通经，散瘀止痛的功效。

所以围绕红花色素可开发注射液、冻干粉、胶囊、口服液、复方制剂、片剂等；围绕其单体可开发一、二类新药，油类可开发胶丸，以及外用酊剂。目前围绕红花色素开发药品的企业有5家以上，开发的品种达20个左右，乌鲁木齐朗润医药公司开发了红花黄色素冻干粉，保健品可开发冲剂、颗粒剂及高级营养食品等，如一种高级保健油中30%为米糠油，70%为红花油，可见发展潜力巨大。2000年我所协助新疆千岁堂保健品公司开发研制了红花降脂冲剂，但企业未能将产品推向市场。

五、结论

新疆是红花的最早产地之一，丝绸之路的开通使红花得到了广泛传播。新疆在红花传播中对祖国医药学产生了积极作用，并对日本等国产生了影响。而今新疆红花的种植及色素的开发在我国红花的购销中仍起着举足轻重的作用。利用红花进行深加工开发药品和保健品发展前景十分广阔。

参考文献（略）

中医立法管理与人体科学

中国政法大学　熊继宁

【内容提要】钱学森关于将"中医－气功－异功能"有机结合建立人体科学的设想扩大了当代中医立法的范围；"海子遗书"提出了气功和特异功能的可能社会危害性的法律责任问题。本文尝试对中医、气功和特异功能立法管理困境，人体科学对中医立法管理的科学支持，中医立法与人体科学立法体系等进行了初步探讨。

【关键词】中医立法管理、人体科学、中医－气功－特异功能

根据人体科学的认知，中医与气功和特异功能具有密切相关性。如果放弃简单性思维模式，可以看到，关于"中医－气功－特异功能"立法管理的两难困境是由于缺少科学研究支持造成的不确定性，以及社会政策叠加复杂性综合作用的结果。钱学森倡导的人体科学，则为"中医－气功－特异功能"立法管理提供了科学支持。

一、中医立法管理的两难困境

中医是指以"意炁阴阳、经络藏象、八纲辨证、自然医药（望闻问切、炁草针砭、灸罐推拿）、标本兼治"为核心价值的中华民族医学。

中医立法是指包括中医行为、中药管理、中医药传承、中医药行业组织等方面的立法统一体。上述方面，可采用分别单独立法的形式，也可采用集中立法的中医法典的形式。

根据钱学森关于建立"人体科学"体系的设想，对中医的研究与对气功和特异功能的研究密不可分，相辅相成。由于医学界、社会民众和政府管理部门对中医、气功和特异功能三者及其相互之间的关系处于不确定态度，不仅影响人体科学探索，而且障碍中医及其相关领域立法的进展。

（一）不确定性认知造成两难困境

1. 否定性立法管理容易。如果不承认中医、气功和特异功能的存在，或者可以肯

定它们是一些虚假或欺骗性存在，对于法律管理决策，倒是一件容易的事。因为只要通过立法和管理政策简单地禁止中医、气功和特异功能行为和活动就行了。

2. 肯定性立法管理困难。可是，如果承认中医、气功和特异功能的存在，对于法律管理决策倒是一件难事。因为，在缺少坚实科研支持的社会否定性情绪激烈，而肯定性认知范式还不能充分有效排除社会疑虑地说明中医、气功和特异功能机理的背景下，如何通过法律调控，将中医、气功和特异功能行为和活动纳入秩序的范围，将是一件极其复杂的困难事情。因为无法通过法律规范合理地建立起社会共同认可的，关于相关行为主体的权利义务和责任的控制体系。

3. 不确定性认知造成两难困境。更为复杂的是，人们对于中医、气功和特异功能是否存在的认知，具有不确定性。这样，法律对它们既不能简单地宣布禁止，也不能义无反顾地加以保护，从而陷入陷入两难困境。在我国现行社会体制下，对于中医、气功和特异功能的行为以及相关活动，经常出现"不管则乱，一管就死"的尴尬局面。

（二）叠加复杂性增加法律管理难度

"中医–气功–特异功能"立法管理的困难还由于社会政策及其后果的不确定性所造成的叠加复杂性，而难度加大。

1. 非科学社会管理以"迷信"反对"迷信"。虽然说，对于任何事物来说，缺少研究，"信"和"不信"都是"迷信"。但是，非科学思维型的社会舆论和控制决策往往习惯于"信/不信"简单二择一的"非此即彼"的简单性思维，却不愿意进行艰苦、深入、细致的科学研究。有时候，为了反对所谓"迷信"的宣传、政策和社会控制行为，却是以一种"迷信"，反对另一种"迷信"，甚至用某种具有主流地位的"迷信"反对积极的研究和探索，造成另类"迷信"的强化、叠加，甚至社会性猖獗，从而造成立法管理的价值选择迷失和决策困惑。

2. 社会政策求稳反乱。社会政策以"稳定性"为取向时，有时会忽视甚至否定"科学性"。在世界历史上，曾经有为维护《圣经》和天主教会权威的稳定性，烧死哥白尼宇宙体系的著作者和维护者布鲁诺，迫害伽利略的典型例证①。在当代，一个以唯物主义为统治意识形态的国度，尚且承认宗教自由，如果简单地禁止数千年来以中医为代表的民族医学，在民间广泛流传和实践的气功，以及缺少确定性证实和证伪结论的特异功能，其立法管理政策可能出现与主导序参量相违的求稳反乱的自反性后果。

3. 世界人权约法和科学发展观的约束。显然，对于中医、气功和特异功能的立法管理不仅涉及行为主体的"经济、社会及文化权利"，而且涉及"公民和政治权利"。

---

① ［前苏］约•阿•克雷维列夫著：《宗教史》（王先睿、冯加方、李文厚、郑天星等译）中国社会科学出版社，1984 年，上卷第五章，自然科学的发展与教会。

因此，既不能通过简单的直接否定性规定，也不能通过隐蔽的间接否定规定进行禁止，这样"才能实现自由人类享有免于恐惧和匮乏的自由的理想"①和满足"普通人民的最高愿望"②，同时，也不与科学发展观的题中应有之义——"人本－科学"——相违背。反之，所导致的严重社会问题将不局限于中医、气功和特异功能界和仅涉及执政当局，而且必定扩展至经济、社会和政治各个领域，国内和国际社会，并成为一个全面、冲突、持续的严重跨时空社会矛盾。

二、人体科学是中医立法管理的科学支持

20 世纪 80 年代，钱学森提出了建立人体科学体系的宏伟设想③，并将"人体科学"纳入"钱－现代科学技术体系"④。关于人体科学的设想是钱学森创建新科学体系，为发展辩证唯物主义提供新的科学基础的努力之一。"人体科学"的提出，既是对中医、气功和特异功能进行科学探索的纲领，又是早期人体科学探索的结晶。人体科学不仅对"中医－气功－特异功能"采取了肯定性科学态度，而且给予了高度的评价：

1. 人体科学将导致中医现代化和医学革命/科学革命和技术革命。人体科学不仅认为："中医与气功和特异功能具有密切的相关性"，而且对三者都采取了肯定性科学态度，并提出了"把中医、气功和人体特异功能综合起来，形成人体科学"⑤的综合集成研究设想。钱学森坚信：人体科学设想的实现，将是中医现代化和医学的革命，甚至很可能是一场科学革命和技术革命；它不仅为改造环境提供科学依据，而且提高人的智慧并"创造新人"⑥。

2. 中医的理论和方法是符合辩证唯物主义的。（1）中医理论中的气论、阴阳说和五行说、脏腑论和经络学、六淫七情病因说、邪正相搏发病说、邪正盛衰与虚实变化病机说，以及辩证论治的诊断和治疗方法等，"都强调了人体的整体观以及人和环境、人和工作的整体观"，"应该说，这是符合马克思主义哲学、辩证唯物主义的"；（2）营养

---

① 《经济、社会、文化权利国际公约》确认："按照世界人权宣言，只有在创造了使人可以享有经济、社会及文化权利，正如享有其公民和政治权利一样条件的情况下，才能实现自由人类享有免于恐惧和匮乏的自由的理想。"《经济、社会、文化权利国际公约》，（联合国大会 1966 年 12 月 16 日通过），序言，载董云虎、刘武萍编著《世界人权约法总览》，四川人民出版社，1990 年，第 96 页。

② 《世界人权宣言》强调："鉴于对于人权的无视和诬蔑已发展为野蛮的暴行，这些暴行玷污了人类的良心，而一个人人享有言论和信仰自由并免于恐惧和匮乏的世界的来临，已被宣布为普通人民的最高愿望。"《世界人权宣言》（联合国大会 1948 年 12 月 10 日通过），序言，载董云虎、刘武萍编著《世界人权约法总览》，四川人民出版社，1990 年，第 960 页。

③ 钱学森：《对人体科学研究的几点认识》（在中国人体科学学会首属理事会第四次会议上的发言，1990 年 6 月 28 日），《自然杂志》，14 卷 1 期。

④ 参见熊继宁：《法制/法治系统工程与社会系统工程》，载《系统工程理论与实践》，2011 年 10 月，第 188 －18 页。

⑤ 钱学森：《对人体科学研究的几点认识》（在中国人体科学学会首属理事会第四次会议上的发言，1990 年 6 月 28 日），《自然杂志》，9 卷 5 期。

⑥ 钱学森：《大自然探索》，1983 年，第 3 期；钱学森：《人才》，1983 年，第 1 期，第 5－7 页。

学"子午流注"反映了宇宙环境对人体的影响研究。（3）人体科学"得益于中医理论的启示"①。

3. 气功是与中医密切相关的祖国传统医疗卫生的又一珍宝。（1）气功是研究人体科学的"敲门砖"（2）气功疗法不但对保护人民健康和治疗疾病有公认的效果，而且气功实践本身又有十分重要的科学意义。（3）气功又是研究中医理论的钥匙：气功与中医理论相通，练气功的人对气血、经络、脏腑等中医学说，通过运气练功的实践，得到感受而容易理解；（4）中国古代的医药名家，很可能就是有成就的气功师；（5）气功是中医中药理论的泉源；（6）练气功既非药疗也非理疗，而是用意识来调节人体功能状态，这是直接涉及意识反馈这一人体科学核心思想的；中医用药是把功能病态调到正常功能态②。

4. 人体特异功能不神秘且同现代科学技术发展最前沿密切相关。（1）特异思维应该引起人们研究的兴趣；（2）需要研究的特异思维是作为人的一种特别的思维方式，包括：灵感思维、特异感知和特异致动中的思维，以及特异功能人和气功师的特异思维；（3）我国的高级气功师也具有人体特异功能，这就把人体特异功能和气功联系起来；（4）气功、中医理论和人体特异功能蕴育着人体科学最根本的道理，不是神秘的，达到这样的认识同人体特异功能研究工作是分不开的③。

5. 人体科学需要"中医－气功－特异功能"的综合集成研究。（1）中医、气功和人体特异功能连成一个体系，其中，气功是其核心，是理解中医理论和人体特异功能的钥匙；这又使人体科学研究有了长期社会实践的基础；（2）"人天观"既是人体科学哲学概括，也是联系和发展"辩证唯物主义哲学"的桥梁。建立宏观人天观的素材是中医理论和气功理论，即中医对人体的理论和古代道、释、儒三家所讲的修身养命的学问；（3）人体科学研究的第一步是建立唯象（中医、气功和特异功能）科学。唯象科学是从经验学问到现代科学之间的过渡型科学。中医的理论全面、经验丰富、实践成功，总结出其宝贵的知识，是建立人体科学的"必要的营养"和有用"素材"；（4）要研究中医理论，实现中医现代化，就必须同时科学地研究气功，同时，运用中医的理论来引导唯象气功学；（5）气功、中医理论和人体特异功能蕴育着人体科学最根本的道理，同现代科学技术最前沿的发展密切相关，它们本身就是科学技术的重大研究课题；（6）人体是复杂巨系统，研究人体就决不能简单化，千万不能犯机械唯物论的毛病，要重视临床医学的经验，其中包括：中医、西医、中西医结合、民间医学、心理治疗、气

---

① 钱学森：《对人体科学研究的几点认识》（在中国人体科学学会首届理事会第四次会议上的发言，1990 年 6 月 28 日），《自然杂志》，9 卷 5 期。
② 钱学森、陈信：《人体科学是现代科学技术体系中的一个大部门》，《自然杂志》，11 卷 5 期。
③ 钱学森：《开展人体科学的基础研究》，《自然杂志》，4 卷 7 期。

功、特异功能以及其他。①

人体科学对于中医以及相关的气功和特异功能的肯定性态度和高度评价，显然是对"中医－气功－特异功能"立法管理的科学支持。人体科学将是关于中医－气功－特异功能立法管理的科学基础。

三、中医立法与人体科学立法体系

人体科学既是对关于中医－气功－特异功能立法管理的科学支持，又扩展了法律调整的行为可能性空间，并给系统法学提出了更加艰巨和迫切的任务。

（一）人体科学扩大了法学视野和法律调整空间

尤其值得法学界和管理决策方面关注的是，人体科学对中医、气功和特异功能所采取的正面肯定态度，突破了传统法学关于法律调控对象——"人"及其行为的认知范围，不仅扩大了法学研究的视野，而且扩展了法律调整的行为可能性空间，同时，也给系统法学（法系统学、法系统技术学和法制/法治系统工程），科学证据学和法律证据学提出了更加艰巨和迫切的任务。

1. 法律需要正面保护与中医相关的气功和特异功能行为。现代常规医学一般是不将气功，尤其是特异功能，纳入其理论和临床医学分类体系的。现代法医学的教学、研究和实践中一般也不具有气功和特异功能方面的内容。在法学案例中，涉及气功和特异功能的案例往往以"造假"、"诈骗"或"扰乱社会秩序"论。人体科学将气功和特异功能纳入理论和临场医学范围，表现了科学创新的非凡眼光。人体科学的明确态度催促法律正面保护与中医相关的气功和特异功能行为。

2. 需要弥补关于气功和特异功能犯罪和违法行为的法律控制盲区。为了推动人体科学的建立和发展，钱学森大都是肯定的气功和特异功能的积极正面作用，对于气功和特异功能的负面作用未曾提及；而在否定气功和特异功能的意见中，气功和特异功能被当作弄虚作假；因此，人们很少注意气功和特异功能本身的可能负面作用。法律在关于气功和特异功能犯罪和违法行为的控制方面存在着相应的盲区。

值得注意的是，1989年"海子遗书"第一次提出了利用气功和特异功能控制对于人的健康和生命的伤害问题，如：造成可能被害人的"精神分裂、或自杀、或突然死亡"②。如果承认气功和特异功的存在，以及允许气功和特异功在医学中应用，那么，对于利用气功和特异功伤害人（普通人或病人）的健康和生命的行为，将是一个不容

---

① 钱学森《开展人体科学的基础研究》，《自然杂志》，4卷7期；钱学森：《对人体科学研究的几点认识》（在中国人体科学学会首届理事会第四次会议上的发言，1990年6月28日），《自然杂志》，9卷5期。

② 参见熊继宁：《海子之死的证据学谜区》（上、下），载《证据科学》2010年第二期和第三期，第三期第290页。

忽视的需要依法严惩的行为。法律在关于气功和特异功能犯罪和违法行为的控制盲区需要弥补。同时，立法和司法方面的相关难题也相应提到议事日程：

（1）如何获取气功和特异功能行为造成人身健康和生命伤害的证据问题。

（2）如何确立与气功和特异功有关的医患双方的权利、义务和责任。

（3）法律如何建立对于具有社会危害性的气功和特异功能行为的强制性行为规范。

（4）如何有效实施对于具有社会危害性的气功和特异功能行为的强制措施。

类似问题，不仅在民用气功和特异功能行为的管理中，而且在可能的警用、军用、谍用气功和特异功能行为的管理中，都需要加强研究，并建立起相应的法律规范，甚至是特别规范。

（二）中医立法是人体科学立法体系的子系统

目前，我国关于中医、气功和特异功能和立法滞后的根本原因除了相关科研工作滞后外，还在于它们之中的任何一个的单独立法都是不可能完成的，正像对它们之中的任何一个进行单独的研究也是不可能完成的一样。因此，不仅需要整合中医、气功和特异功能建立人体科学体系，而且需要整合与三者相关的立法，最终建立统一的"人体科学相关法律体系"。

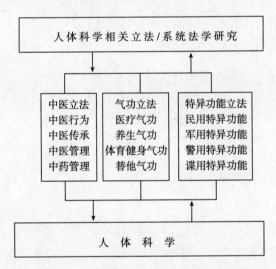

图1　人体科学相关法律体系及其研究体系

与人体科学相关的立法（包括中医、气功和特异功能立法）及其统一立法体系可简称为"人体科学立法体系"。初步设想，其中包括中医、气功和特异功能立法三大子系统：

（1）中医立法涉及：中医行为、中医传承、中医管理、中药管理、中医药行业组织等内容。目前，关于中医立法（草案）的目的、调整范围和调控方式都尚待完善（由于篇幅限制，本文不展开论述）。

（2）气功立法涉及涉及：医疗气功、养生气功、体育健身气功、其他气功等。

（3）特异功能立法涉及：民用特异功能、军用特异功能、警用特异功能、谍用特异功能等。

中医、气功和特异功能立法三者既具有各自的特殊性，又有交叉共性，例如：气功立法涉及的医疗气功与中医立法交叉；特异功能立法涉及的民用特异功能与气功立法和中医立法交叉；而军用特异功能、警用特异功能和谍用特异功能等则需要制定特别法律进行规范。在条件成熟时，在分别立法的基础上，可制定统一的《人体科学相关立法》。

《人体科学相关立法》需要以人体科学为基础，以系统法学研究为支撑。人体科学、系统法学和人体科学相关立法互动，"以科学促立法"，"以立法促科学"，力求实现"科学立法"和"立法科学"的目标。

"中西医并重"是我国摆脱医疗困境的良方

中国中医科学院中医药发展研究中心　　罗卫芳　陆广莘　蔡秋杰　党海霞　李　哲　苏　芮

【摘要】当前卫生经济困境的症结，在于对卫生机构、医疗设备等卫生资源的过度依赖，在于高估了医疗机构在健康维护中的贡献度，把注意力集中在对人类健康的影响力只占 10 - 15% 医疗条件建设上，因此，一而再、再而三地陷入卫生资金拮据的泥潭，而忽略了人体内在的卫生资源，即人体本有的自稳调节、恢复健康等功能。中医学是注重发掘人体内在卫生资源的医学，弘扬中医学理念，实现"中西医并重"发展，对于减轻国家外在卫生资源的负担，走出卫生经济困境，顺利实现医药卫生体制改革的目标具有重要意义。

【关键词】人体内在卫生资源；卫生经济；中西医并重；医药卫生体制改革；医疗服务体系

一、当前卫生经济困境的症结所在

1. 对卫生机构、医疗设备等卫生资源的过度依赖

谈到"卫生资源"，人们首先会想到卫生机构、医疗设备、医务人员、医疗卫生经费等，这些"资源"的累积，意味着大量的经济投入，意味着国家日益不堪重负的医疗卫生投入。长久以来，世界各国普遍将发展医疗卫生事业的重点，集中在对卫生机构、医疗设备、医疗卫生经费等的投入上，加之现代医学检查、检验技术及西药更新速度日益加快，使得医疗成本不断攀升，造成了世界范围内的卫生经济危机，使得世界各国，包括欧美发达国家都在为日益加重的医疗卫生负担一筹莫展。[1][2]出现这一困境的根本症结在于过度重视与医疗、卫生相关的外在资源，而严重忽视了人体本来具有的"内在卫生资源"，这里所谓的"人体内在卫生资源"，是指人体本身具有的自稳调整、祛除疾病、恢复健康等功能。

2. 高估了医疗机构在健康维护中的贡献度

恩格斯说过："机体具有独立的反应力，新的反应必须以它为媒介。"任何外在的医疗技术、手段都需要通过人体的主体性反应来发挥作用。在药物治疗过程中，用同样的药物治疗同样的疾病，产生的结果却大不一样，这是因为机体对药物做出的反应有所不同，这也从另一角度说明，人体内在的自稳调整、祛除疾病、恢复健康等功能在疾病的发生与健康维护过程中，发挥着至关重要的作用。

根据国外流行病学、社会医学和临床社会调查的结果，在影响人类健康的主要因素中，医疗保健机构的工作仅占 10 – 15%[3]。也就是说，医疗机构对维护人类健康的贡献度，实际上远远低于我们的预期。长久以来，人们谈到卫生体系的建设，总是首先想到物质投入，把注意力集中在对人类健康的影响力只占 10 – 15% 医疗条件建设上，因此，一而再、再而三地陷入卫生资金拮据的泥潭——这种困境，即使美国那样的发达国家也不能幸免。重视对人体内在卫生资源的利用、发掘，摆脱对医疗条件等外在卫生资源的过度依赖，将有助于减少对卫生机构、医疗设备、医务人员、医疗卫生经费等外在卫生资源的投入，减轻国家的医疗卫生负担，更好地发展我国卫生事业。

二、实现"中西医并重"是缓解我国卫生经济困境的良方

1. 中医是注重发掘人体内在卫生资源的医学

由于分析还原思维模式的影响，以及对人体内在的自稳调节、自我愈病能力的忽视，目前，在医学界广泛使用着直接对抗式治疗方法，产生了一系列不良后果。例如，依靠化学药物针对病因、病理、病位的对抗和补充，带来了药物公害和医源性疾病；针对病因的抗生素应用，易导致菌群失调和加速其发生耐药性的变异，制造了新的病原体；病原变异导致药物淘汰加快；外源性抑制剂带来内源性功能激发，外源性补充带来内源性功能抑制；化学药物长驱直入地针对靶点，带来体内的化学污染；抗原负荷过重带来免疫应答出错，导致免疫性疾病的增加，等等。上述种种情况导致病原体越治越多、药物淘汰日益加速、医疗费用大幅攀升等恶果，并由此形成了世界性的医疗危机。

以"简、便、廉、验"为特色，且历来重视发掘人体内在卫生资源的中医学，则令全世界看到了解决这一棘手问题的一线曙光，十分有望成为摆脱医疗卫生经济困境的一剂良药。**注重发掘"人体内在卫生资源"是中医学的特色**，早在两千多年前，中医学就发展了注重发掘人体内在的卫生资源的理论体系。中医以人体的"正气"为主要实践对象，以"阴平阳秘"的健康状态为实践目标（即辅助人体正气以维护健康状态）。中医学所谓的"正气"，即包括了人体本身具有的自稳调整、祛除疾病、恢复健康的功能，中医学认为"正气"在人体健康维护中起主导作用，即"正气存内，邪不可干"（《素问·遗篇·刺法论》），"邪之所凑，其气必虚"（《素问·评热病论》）。人体固有的"正气"，恰恰是我们长久以来忽视的人体内在的宝贵卫生资源。

中医学十分重视人体的正气，以及由其产生的主体性反应。在治疗中十分善于发现、依靠、调节人的主体性反应，养生、治病都着眼于"疏其血气，令其条达，而致和平"（《素问·至真要大论》），即扶助正气以实现祛除病邪、恢复健康状态的目标，从而达到治愈疾病的目的。

中医学本质上即是以健康状态及其维护为研究对象的医学，其养生与医疗实践的过程，实际上是发现、依靠并增进人体自我抗病、自我康复能力的过程。正由于中医学研究的根本对象是健康状态的保持，与西方医学主要以疾病作为研究对象相比，中医学的研究对象明显前移。

2. 弘扬中医学理念发展我国医疗卫生事业

首先，应在医疗领域切实**改变观念以减少卫生经济投入**。目前，世界范围内的医疗实践均以医生、医疗机构为主体，各国都将不断增加医疗机构、扩充医疗队伍、增加资金投入作为发展卫生事业的主要手段，造成了高昂的卫生经济代价，使得美国这样的经济大国都不能承受。所以，医学管理部门、医学教育部门应充分吸收中医理论的精华，重视人体内在的卫生资源在我国医疗卫生工作中的作用，切实转变观念，认识到人类健康维护的主体既不是医疗机构，也不是制药产业，而是人体本身具有的自我痊愈、自我保健能力。

弘扬中医学理念，首先应体现在医疗模式的转变上。医学界普遍接受并推广中医学理念、重视发掘人体内在的卫生资源具有十分重要的现实意义——如果医生转变观念，重视对人体内在的卫生资源的挖掘，可有效避免过度治疗，减少医源性、药源性疾病的发生；广大民众若建立起对自身"正气"的信念，将消除对疾病的过度恐惧，破除对医药技术的迷信与过度依赖。这都将极大地减少"外在性"卫生资源的经济投入，使得目前世界范围内的医疗经济危机在我国得以缓解。

其次，应**加强中医理念在医学院校及公众中的普及**。中医重视挖掘人体内在卫生资源理念的贯彻，有赖于医学教育工作的配合。目前，我国的医学院校，甚至中医药院校的教育，仍循着以疾病为中心，以外在医疗技术、设备为依靠对象，以医疗机构与制药产业为健康维护主体的思路，导致当前医疗领域普遍存在由过度医疗产生的资源浪费。改变观念应首先从教育入手，在西医院校，除保留现有的中医课程外，还应加设介绍中医理论模式、思维方式、先进理念的课程，启发西医院校学生开拓思路、转变观念，在实践中重视发掘人体内在卫生资源，摆脱对外在医药技术的过度依赖，避免过度医疗所带来的资源浪费；在中医药院校教育中，应将中医"重视人体内在卫生资源"的理念强化、贯穿于教学与临床实践的始终，使中医院校学生成为中医先进理念的忠实执行者与宣传员；在中医科普宣传中，突出宣传中医"重视人体内在卫生资源"的理念，教育大众认识到健康的钥匙掌握在自己手中，在日常生活中注重维护、发掘自身的卫生资源，破除对医药的迷信，在增进健康、减轻个人医疗负担的同时，缓解国家的卫生经济困难。

总之，切实转变观念，引导全民重视人体内在卫生资源，将以最小的投入，获得最大的卫生经济利益。

3. 建立"中西医并重"的医疗服务体系

中医学是重视发掘人体内在卫生资源的典范医学，有着成熟的相关理论体系与技术，在我国给中医以更广阔的实践平台，将促进这些先进理念、技术的广泛传播与应用。扩大中医服务范围，尽快建立真正体现"中西医并重"的医疗卫生服务体系，是促进我国医疗卫生领域充分发掘与利用人体内在卫生资源的捷径。

中医学集预防、养生、治疗实践为一体，寓养生、预防、心理疏导于治疗，具有成熟的发掘、利用人体内在卫生资源的技术与方法，十分适合在基层卫生服务站、社区卫生服务中心开展工作。然而，中医药在基层的应用情况令人堪忧。中国中医科学院中医药发展研究中心，在2009－2010年对北京、黑龙江、吉林、山西、陕西、甘肃、广东、浙江等8省（市）农村卫生站（所、室）的中医服务情况进行了抽样调查，结果显示，中医人员仅占这些医疗机构中医疗卫生人员的27%，村级卫生机构中有58%未开展简便的针灸、推拿疗法，60%的村级卫生机构没有中药饮片。这仅是平均数字，在个别省份的村级卫生机构，甚至很少有中医药服务。这些情况在一定程度上说明，建立"中西医并重"的基层医疗服务体系任重而道远。因此，国家应加大中医在基层医疗服务体系中所占的比例，在基层医疗服务体系建设中实行中、西医同等发展，甚至以中医门诊为主体的发展模式。中医医疗服务范围的扩大，可加强对人体内在卫生资源的发掘利用度；同时，中医门诊数量的增多，还可减少国家建设西医门诊时所必需的硬件投入，最终达到提高医疗效益、节约卫生资源的目的。

总之，重视并善于利用人体内在卫生资源的中医学，是我国医药卫生事业宝贵的财富。中医学以人体"正气"为依靠、扶助对象的理念，以及丰富而成熟的发掘、利用人体内在卫生资源的方法、技术，必将促进我国卫生事业对"外在卫生资源"的依赖，从而尽快摆脱卫生经济困境，顺利实现医药卫生体制改革的目标。同时，"中西医并重"的全面实现，还将促进具有中国特色卫生体系建设，引领世界卫生发展潮流，并为我国医疗卫生科技创新提供新颖的思路与不竭的源泉。

参考文献

[1] 李国鸿. 发达诸国医疗费用危机与医疗政策 [J]. 中国卫生经济，1988，(1)：61 - 64.

[2] 徐彤武. 奥巴马政府的医疗改革及其前景 [J]. 美国研究，2010，(1)：7 - 32.

[3] 黄俊琪，饶从志，朱俊鑫. 生活方式与人类健康 [J]. 疾病控制杂志，1999，3 (2)：15.

外丹临床运用的现状与展望

中国中医科学院中国医史文献研究所　　何振中　柳长华

王凤兰　程志立

【摘要】外丹是中医药最精华构成成分，建国以来至上个世纪末中医在外丹临床实践方面取得了一系列成就，丹药炼制技艺也得到了发展；在外科临床领域极具潜力与发展前景。由于人为障碍、自身传承等因素，二十一世纪以来，逐渐陷入生存与发展的危机，需要抢救性保护。

【主题词】丹药；炼制技艺；临床；现状

Status and Prospects of Elixir Clinical Application
in Modern China

Clinical elixir is the most marrow of all ingredient of TCM. Since the foundation of new China TCM have made great progress in applying the elixir in surgical department , and clinical elixir refining skill was also developing well. Under the efforts of all TCM physicians, the application of clinical elixir have great potent and prospects. But for the reasons of artificial obstacle and heritage way, the application of clinical elixir get into the corner and in danger of extinction, and need to be salvation.

Keyword：Elixir；Refining Skill；Clinical Application；Current Situation

近十多年来，全国各省的外丹临床运用技术日趋萎缩，面临着逐渐湮没、失传的危机。这与建国初年以来至上个世纪九十年代中医外丹临床繁荣发展的状况形成了鲜明的对照。这一现状其实是对祖国传统医学最精华成分之———外丹的舍弃。正是在这种背景之下，夏氏炼丹制作技艺于 2010 年 6 月被列入列入国家级非物质文化遗产中传统医药项目的保护名录。它是针对外丹在全国各地逐渐退出中医临床的一项抢救性保护措施。那么，中医外丹临床的现状究竟是怎样呢？其保护意义何在呢？

1 现当代外丹临床运用及现状

我国外丹临床运用及其传承存在着多样性与地域性特征，主要包括两个方面，一是炼制技艺，二是临床运用。以下这两个方面作出分析：

2.1 1955 年以来升降丹为主的外丹临床统计

建国以来各类期刊杂志对外丹炼制及其临床运用有着多方面、深入的报道，基本上能够反映出现当代中医在外丹研究和运用方面的成就。笔者从中国知网 CNKI 上筛选出481 篇相关外丹临床文献并作具体统计分析。以下按文章发表时间、作者所在地作分省表解如下：

分省	1955~1980	1981~1990	1991~2000	2001 至今	总数	炼制法相关
北京	2	2		4	7	2
天津	5	7	2	8	22	3
上海	8	5	6	4	23	2
江苏	9	10	17	13	49	1
浙江	7	3	4	1	15	2
山东	8	8	6	10	32	3
湖北	4	15	21	7	47	5
湖南	1	14	5	6	26	6
安徽	1	6	2	1	10	1
江西	6	4	4	1	17	3
福建	16	3	5	1	23	5
广东（香港）	6	2	2	4	14	1
云南	1		1		3	
广西	1	3	3	2	9	
黑龙江		1	5	3	9	1
吉林		1	6		9	1
辽宁	1	2		2	5	
四川（重庆）	3	10	2	10	25	6
河北	2	12	8	5	25	3
河南	4	3	3	8	18	5
山西	7	17	18	5	47	7
陕西	4	8	5	2	19	5
甘肃	1	1		3	5	
宁夏		1	3		4	
青海		2		1	3	1

分省	1955~1980	1981~1990	1991~2000	2001 至今	总数	炼制法相关
新疆	1		2	1	4	
内蒙		2	5		7	
贵州		1			1	
合计	98	143	135	105	481	61

据笔者初步统计，全国共二十九个省市的中医均掌握了丹药制作技艺，并积累了丰富的使用丹药治疗疾病的经验。上个世纪五十年代以来，升降丹的研究与临床运用在全国 28 个省市均有报道，特别在八、九十年代得到了繁荣发展。其中运用升降丹治疗疾病的临床报道论文总数均超过 15 篇的地区有：江苏、山西、湖北、山东、湖南、四川（重庆）、河北、上海、福建、天津、陕西、河南、江西等 13 个省市，而江苏、湖北、山西三省相关报道均超过 40 篇。

然而，自 2001 年以来近 12 年之中，甘肃、陕西、黑龙江、辽宁、广西、吉林各只有 2－3 篇报道；安徽、新疆、青海、河北、浙江、云南、福建、江西各仅有 1 篇报道，贵州、宁夏、内蒙，甚至已经没有报道。由此可见，从全国整体上来看，中医外丹临床运用已经呈现出萎缩的状况，在部分地区已经逐渐退出医疗领域，在某些省市的中医甚至已经完全不再使用外丹。

2.2 升降丹临床运用成就

笔者据前述近六十年临床文献统计，建国初以来，临床外丹使用在传承明清以来外科疗法的传统优势之外，在以下几方面取得了成就：

其一、治疗疾病病种的扩大。上个世纪五十年代以来，升降丹治疗疾病种类主要有：1、各类骨髓炎与结核病；2、窦、漏；3、恶性肿瘤（以皮肤癌为主）；4、性病：各期梅毒、尖锐湿疣、肛门湿疣等。5、内、外科杂症；6、妇科病；7、骨伤病；8、地方病（大骨节病）；等等。

其二，攻克疑难病。各地建立了以升降丹为主治疗至今尚属世界疑难病的骨髓炎专科医院，如山西省稷山县骨髓炎医院[①]、河北新乐骨髓炎医院[②]、湖北省麻城市骨髓炎专科医院[③]、湖北京山夏小中医院（后为湖北汉口夏小中医院）、湖北大中医院等等。

其三，擅长使用丹药名家辈出。如山西的杨文水自上个世纪六、七十年代起至 2006 年，以三仙丹为主药治疗骨髓炎 17 万病例，创造了无一例截肢的疗效。在湖北，近年来以夏小中为核心的汉口夏小中医院医疗团队，每年使用数十万贴由白降丹制成的

① 杨文水．"三仙丹"的制用体会［J］．中医临床与保健，1990，2.
② 王振江．血封疗法治疗慢性窦道［J］．四川中医，1991，3.
③ 屈汝琳，陈皮．丹剂用于中医外科换药的体会［J］．护理学杂志，1991，3.

膏药治疗骨髓炎等各类疾病。湖南中医学院二附院肖梓荣等人自上个世纪七十年代至1992 年，以五虎丹（属白降丹类）为主，治疗恶性皮肤肿瘤，并积累了大量案例。据胡静娟介绍，仅仅从 1971 年至 1980 年，肖氏以五虎丹（水银、硝石、青矾、白矾、食盐）为主，治疗了经现代医学确诊和判断疗效的肿瘤病例，包括鳞状上皮癌、恶性黑色素瘤、汗腺瘤、基底细胞癌、乳腺癌、肉瘤等病共 140 例，疗程最长 249 天，最短 32天，总有效率为 78.7％①。吉林中医杨德昌于 1983 年曾运用白降丹治疗基底细胞癌②，冷春申于 1993 年亦有使用中九丸治疗肠癌、膀胱癌的经验③。但是，前述使用外丹治疗癌症的报道在 2000 年之后极其罕见。2008 年至 2011 年仅有 3 篇山东刘爱民等人使用华蟾素结合红升丹治疗眼部癌瘤，其病例为 4 人。

临床实践已经证明各类升降在治疗诸如骨髓炎、某些类型肿瘤等疾病具有其优势，是非常有发展前景的药物。因此，外丹一直以来就被中医临床家认为"是今后中医外科中有广阔前途的疗法。"然而，进入二十一世以后，这种优势已经不复存在，其前景则令人担忧！

2.2 升降丹制作工艺研究、临床运用及其现状

上个世纪五十年代至世纪末，由于各地中医多强调亲自烧炼并获取高品质丹药，也引发了升降丹炼制工艺出现了新的发展。主要有以下几个方面：

1. "一火二丹"或者升、降丹同炉烧制，如王汉屏④、韩世荣⑤；

2. 炉火改进：使用电炉烧炼，如桂东浩等⑥、苏表仪等⑦、宋小妹⑧、杨敏等⑨；又使用煤球炉、煤气灶等；

3. 升降的烧炼及质量控制：如魏圣瑛等⑩，袁劲松等⑪；

4. 现代中医在升降丹的配方上有着融通与创新：如熊永文⑫在白灵药（白升丹）中组成中加入金箔，这是对清代白降丹配方（高梅溪《外科图说》八卦大降丹处方就使用了金箔、银箔等）的继承⑬，但在治疗疾病方面有所创新；

① 胡静娟.心存济世忘劳瘁 八十高龄志不衰——记萧梓荣教授［J］.湖南中医学院学报，1987：18-20.
② 杨德昌.自制白降丹的临床治验及烧炼工艺［J］.贵阳中医学院学报，1983，2：36-37.
③ 冷春申.对民间验方"中九丸"的挖掘应用［J］.吉林中医药，1993，1：47.
④ 王汉屏."升丹"、"降丹"同炉操作方法简介［J］.江西中医药，1959，2：47-48.
⑤ 韩世荣.成振江老中医的"一火二丹"术［J］.陕西中医，1988，9（1）：33.
⑥ 桂东浩、张梅、罗杰英.电炉升制几种降丹的研究［J］.中成药，1990，12（12）：21-22.
⑦ 苏表仪、苏永良.继华炼丹器及其炼丹新工艺［A］.见：中国中医药学会基层中医药会议专刊［C］.1997，11：498-499.
⑧ 宋小妹、冯改莉.升丹制备工艺的改进［J］.中成药，1998，20（8）：9-10.
⑨ 杨敏.刘文柏升丹工艺改进经验［J］.实用中医药杂志，2005，21（9）：576.
⑩ 魏圣瑛、冯秀兰.硝、矾用量对升、降丹的影响［J］.基层中药杂志，1996，10（4）：27-28.
⑪ 袁劲松、汤翠娥.红升丹质量、米粒变化、碗顶温度相互关系的实验研究［J］.湖南中医学院学报，1995，13（2）：57-59.
⑫ 熊永文.升降丹应用探讨［J］.陕西中医函授，1993，5：6-7.
⑬ 干祖望.介绍"白降丹"［J］.江苏中医，1956，（S1）：41-45.

5. 红升丹替代品的研制：天津市中医药研究院研制出了致新丹①，并申请了专利②。

据笔者初步统计，1955 年以来期刊网上公开发表了 63 篇关于升降丹炼制及其试验研究的论文，占总临床文献 13.09%。其中，1956～1964 年共有 19 篇论文介绍升降丹炼制工艺；八九十年代是升降丹炼制工艺探讨的繁荣时期，1980～1998 年共发表论文 38 篇，作者从配方、药物用量、质量控制等方面；2000 年以后，只有 6 篇论文探讨了丹药炼制工艺。这种情况说明中医在使用丹药炼制工艺方面的探讨在 2001 年以后已经明显萎缩。

同时，由于随着各地老中医相继谢世，这种通过师徒相授、代代相传而只能少量生产的丹药炼制传统工艺及其临床运用技术，并没有被很好地传承下来。如北京白家世传"套锅"工艺炼制红粉③就因未能解决药物中毒问题而未得到传承。

另据笔者对 2001 年以来临床报道中关于使用升降丹的分析，只有部分医疗单位自己生产所使用的丹药，如江苏省中医院、重庆市中医院、四川鹤壁职业技术学院门诊部。另外，部分医疗单位自身并不生产所使用的丹药，如重庆市涪陵区中医院就使用湖北省汉川县北桥银朱厂均在药材市场上提供红升丹；湖南省湘潭市裕隆化工厂也在药材市场上提供红升丹。

2.3 临床内服外丹运用及其现状

内服外丹沿袭了汉代以来服食以疗疾、养生的传统，有些丹药的良好疗效确实经得起医疗实践的检验。如金液丹出自宋代《王氏博济方》，是唐代服食丹药的一种，张觉人指出"如用之得当，确是救危良药"。但是，现在已经不再生产，诸如北京同仁堂等著名药店都买不到。又如，小灵丹（硫化砷），五十年代北京崇文门中医马氏尚生产世传验方"小灵丹"，主要用以治疗腹痛及贫血等病症④。据王奎克调查，"在华北、东北地区，人们至今仍有在严寒季节服'小灵丹'的习惯"，并认为"传统医学中除作外用外，有时也用来治贫血、常习性腹泻以及老年畏寒等病，这种用法显然与古时炼丹服散有关"⑤。但是，此药在现今各中药店中早已绝迹。

值得一提的是"中九（久）丸"，本方是一类用于内服的丹剂。自五十年代以来，中九丸的配方及制作工艺已经被公开。中九丸作为治疗某些疾病的特效药，对某些疑难疾病仍具有广阔的前景。刘文渊⑥于 1958 年就撰文介绍了其临床上使用中九丸治疗

---

① 李竞，周成宝，董庆才，王季英，李兰青，崔颖，苏明．致新丹——红升丹代用品的研究 [J]．中国中西医结合外科杂志，1994，1：17.

② 李竞等．红升丹代用品——致新丹的研究．CHKD 国家科技成果数据库．2000，1：1.

③ 张能荣．北京红粉的制法 [J]．中医药学报，1985，4：45.

④ 马均等．中药"小灵丹"的制法 [J]．中药通报，1959，5（2）：60－61.

⑤ 王奎克等．砷的历史在中国//赵匡华主编．中国古代化学史研究 [M]．北京：北京大学出版社，1985：23－24.

⑥ 刘文渊．中九丸对骨结核之疗效介绍（附38 例疗效分析）[J]．中医杂志，1958，5：322.

"骨结核"这一世界难题。张觉人在《中国炼丹术与丹药》中称："曾经使用达六十年之久，无往不利"，并说："近年来人试用于癌瘤有控制作用。尚需作进一步探讨"。文琢之亦将本方列为特效方之首，认为对恶性肿瘤初期或术后，均为适应症①。1993年冷春申指出本方专治各种淋巴结核、骨结核、腰椎结核、关节结核、皮肤癌及久治不愈的花柳梅毒，对麻木顽硬之恶疮阴疽、陈旧性溃疡、镰疮、翻花疮等均有特效；对于肠癌、膀胱癌亦有显效。又据兰州市陈氏西北中医药研究所陈克军等人2002年报道，应用蛇六谷为主药，配以中久丸、解毒汤和其它抗癌中药治疗百余例经医院确诊，且经化疗、放疗、手术治疗等无效的各种类型中、晚期癌症，如肝、肾、肺、胃、胰、鼻咽、脑、喉、乳腺、子宫、结肠、骨癌②。

极其可惜的是现代中医基于各种原因已经渐渐放弃使用内服外丹。即便临床效用卓著、在治疗各类疑难病症极其有前景的中九丸，其临床运用的现状也不容乐观。

3. 外丹临床步入困局的诸因素

上个世纪八十年代末以来，外丹临床在国家卫生行政方面却遭遇了重大的阻碍，其一、对毒性药物的控制。自上个世纪八十年代以来，国务院立法颁布了毒性药物控制使用令（1988年国务院第23号令）即28种药物不准进入中医药专业市场③。其中，砒石＜红砒、白砒＞、砒霜、水银、红粉、雄黄都是制备丹药的主要必需原料，轻粉、红升丹、白降丹均为成品。其二，丹药生产及使用的限制。卫生部于1989年下发了《关于撤销"红升丹"等七百六十八种中成药地方标准的通知》，以行政命令的方式严厉控制这类药物的生产。上述严厉措施是作为对毒药（包括丹药）使用不当或某些失误而出台的，其目的在于"加强药品管理，保障人民群众用药安全"。但是，却扼杀了丹药发生、发展的原生土壤。据夏氏炼丹制作技艺传承人夏小中院长介绍，他的丹药疗病效果虽好，但只是被特批于湖北本省使用。

外丹传承步入困局还有其自身的各种因素。首先，因为丹药炼制技艺主要是通过师徒授受传承下来的，不同师承在烧炼技术、丹药配比以及临床运用都有其独特之秘。然而，一批老药师和老中医相继退休或离世，这些宝贵的丹药制作技艺也随之失传。其次，丹药产量少也是制约外丹发展的一个极其不利的因素。再次，由于传统方法炼制丹药"生产批量小，利润少，生产中毒气污染严重，故大多厂家和医院制剂室均不予生产"④。这其实也是制约外丹发展的一个重要因素。

概而言之，卫生行政部门没有认识到建国以来著名老中医所献的灵秘丹方的价值意

① 艾儒棣编. 文琢之中医外科经验集［M］. 北京：科学技术文献出版社重庆分社，1982：177-180.
② 陈克军，苗吉生，陈炜，陈璇. 蛇六谷抗癌临床应用研究初探［A］. 见：第二次世界中西医结合大会论文摘要集［C］. 2002-09-01.
③ 部分药品不准进入中药材市场［J］. 中国中医药信息杂志，1995，2（3）：36.
④ 汤翠娥. 三仙丹与白降丹的炼制［J］. 湖南中医杂志，1992，5：30-31.

义及其传承特点，也不懂得如何促进其传承与保护，反而设置了人为的障碍。加之，各地中医未能解决外丹传承的自身不利因素。这就使得祖国宝贵的临床外丹在继承方面出现了后继乏人的情形。

4 小结

综上所述，自新中国成立之后，传统医药外丹制作技艺及其在临床运用技术，正处于日渐萎缩的局面，面临着已经失传或濒临失传严重的危机。湖北夏氏丹药制作技艺成为国家非物质文化遗产，表明国家有关部门与专家已经有了清醒的认识。那么，如何进行保护呢？这就需要探讨涉及外丹生产与临床使用的所有要素，包括提供法律保障、开放丹药的原料市场，保护与传承掌握丹药炼制技艺的炼丹师，传承丹药运用名家的经验，等等。当然，还需要全国各地传承丹药制作技艺及其临床运用技术的专家加入传承与保护队伍中来。

中医药企业转型升级与质量管理研究

中国社会科学院　　刘光明

【摘要】随着第三次科技革命的深化，生产力得到大解放，世界经济的高速发展，全球范围内的产品竞争在日益加剧，这一切都促使了世界市场由卖方市场转向买方市场，市场竞争的焦点也由价格竞争逐渐转向了质量竞争。质量问题越来越多地得到社会各阶层消费的重视和关注，成为消费者选择商品的最重要的考虑因素之一。低质量会给中医药企业带来相当大的负面影响：它会降低公司在市场中的竞争力，增加生产产品或提供服务的成本，损害中医药企业在公众心目中的形象等等。可以说，质量是关乎中医药企业生存与发展的重大战略问题。因此，质量管理与质量竞争力，成为中医药企业管理研究的重要课题。

【关键词】中医药企业；转型升级；质量管理；国家质量竞争力

质量，不仅仅是中医药企业的事情，它还与整个社会、整个国家的发展息息相关。国家的竞争力看行业，行业的竞争力看中医药企业。改革开放三十年来，我国中医药企业的质量管理工作普遍加强，中医药企业生产的产品质量水平有了较大提高，一部分行业或中医药企业的产品质量水平己达到或接近国际先进水平，为我国参与国际竞争做出了巨大的贡献。总体而言，目前我国许多行业内的中医药企业的产品质量状况与经济社会的发展要求、国际先进水平相比，仍有非常大的差距，越多行业的产品仍然难以进入国际市场，参与国际竞争。提升我国的国家质量竞争力，是关乎中国在国际社会中的形象和地位的重大战略问题，是中华民族实现伟大复兴的必然选择。

因此，本文将中医药企业质量管理和国家宏观质量管理作为主要研究对象，将重心放在中医药企业质量竞争力的评价以及国家质量竞争力的评价上，以质量竞争力的评价为基础，为中医药企业和国家质量的提升工作提出一定的策略建议。

一、中医药企业质量竞争力评价方法

美国匹兹堡大学教授 T. L Saaty 提出的一种多目标决策分析方法，是系统工程中对非定量事件作定量分析的一种简便方法，也是人们对于某些需主观判断的问题用定量分析方法作出客观分析的一种有效方法。

层次分析法的应用步骤大体上分为三步[47][48][49]：

1.1 建立评价递阶层次结构

通过对目标问题进行深入分析，将复杂的问题条理化、层次化，包括最高层、中间层和最底层，高一层的元素对低一层的元素起支配作用，这样，目标问题被转化成一个递阶层次结构。在分析目标问题时，根据其问题的复杂程度来确定递阶层次结构的层次数，越复杂的问题，其层次越多。

1.2 构造判断矩阵

在确定层次结构后，需要确定各因素的权重，如果直接确定，可能会导致因素较多，顾此失彼的情况发生，层次分析法将同层次的各因素进行两两比较，以确定各元素对于此问题解决的重要程度，最终将两两比较结果综合成某元素下的各因素的两两判断矩阵。如对于元素 A_k，可将其下一层的各元素 B_{ij}，进行两两比较，构成一个判断矩阵 B $(i, j \in (1, 2, \cdots n))$。

对于某元素支配下的各因素 X_1，X_2，$X_3 \cdots X_n$ 而言，X_i 和 X_j $(i, j \in (1, 2, \cdots n))$ 进行比较时，两因素哪一个更重要，其更重要的程度如何，需要用数字来进行衡量，下表对两因素比较的重要性和重要程度作出了赋值，用 $1 - 9$ 的数字及其倒数来确定其重要程度。

表3.1 层次分析法标度

标度	含义
1	X_i 和 X_j 同样重要
3	X_i 比 X_j 略微重要
5	X_i 比 X_j 明显重要
7	X_i 与 X_j 相比十分重要
9	X_i 与 X_j 相比非常重要
2，4，6，8	介于上述判断的中间
倒数	X_j 与 X_i 比较的结果

如对于元素 A_k，可将其下一层的各元素 B_i，进行两两比较，构成一个判断矩阵 bij $(i, j \in (1, 2, \cdots n))$。如表3.2所示：

表 3.2 两两判断矩阵

Ak	B1	B2	B3	…	Bn－1	Bn
B1	1	b12	b13	…	b1（n－1）	b1n
B2	1/ b12	1	b23	…	b2（n－1）	b2n
B3	1/ b13	1/ b23	1	…	b3（n－1）	b3n
…	…	…	…	…	…	…
Bn－1	1/ b1（n－1）	1/ b2（n－1）	1/ b3（n－1）	…	b(n－1)（n－1）	bn（n－1）
Bn	1/ b1n	1/b2n	1/ b3n	…	b（n－1）n	bnn

1.3 计算权重，并进行一致性检验

层次单排序，即计算某元素 Ak 所支配的相邻下一层次的各元素 Bi（i∈（1，2，…n））对于元素 Ak 的相对重要性的排序权值，这需要计算判断矩阵 B 的最大特征根 λ_{max} 和特征向量 W，使得判断矩阵满足 $BW = \lambda_{max} W$，特征向量 W 即为元素 Ak 下的各因素 Bi 的单层权重。

由于两两判断的结果会带有一定的主观性和片面性，因此对于这一结果，需要检验判断的一致性，检验方法如下：

首先，计算一致性指标 CI（Consistency Index），CI 计算公式如下：

$$CI = \frac{\lambda_{max} - n}{n - 1} \qquad （式1.1）$$

其次，根据其递阶数查找相应的平均随机一致性指标 RI（Random Index），表 3.3 给出了 1－10 阶正反矩阵计算 1000 次得到的 RI 指标。

表 3.3 RI 指标值

矩阵阶数	1	2	3	4	5	6	7	8	9	10
RI	0	0	0.52	0.89	1.12	1.26	1.36	1.41	1.46	1.49

最后，计算一致性比例 CR（consistency ratio）

$$CR = \frac{CI}{RI} \qquad （式1.2）$$

通过计算 CR 的值来确定其一致性效果，一般而言，对于 CR≤0.1 时，认为判断矩阵具有一致性，对于 CR＞0.1，则需要对判断矩阵进行一定的修正。

如果只评价中医药企业自身的质量竞争力是没有意义的，质量竞争力只有与竞争对手进行对比才能够了解自己的竞争力，以及在竞争中自己优于或劣于对手的地方，这样才能够有针对性地进行改进。

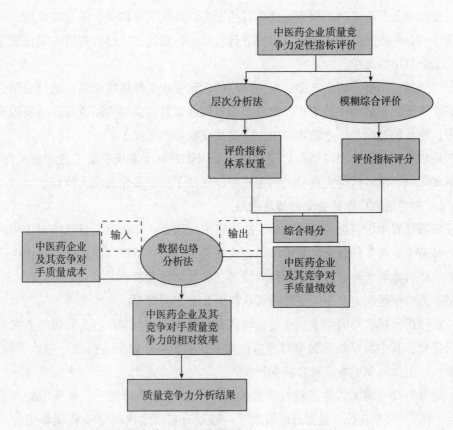

二、中医药企业质量竞争力提升思路

中医药企业应以全面质量管理思想为指导，刘源张先生将全面质量管理定义为"包括领导在内的全员参加、考虑经济性和时间性在内的全面质量意义、加进售前售后服务的全部过程控制"的质量管理要求同"产品质量靠工序质量，工序质量靠工作质量"的质量保证体系是全面质量管理的基本结构。

2.1 树立全员参与的质量管理文化

质量管理不只是中医药企业高层的事，不只是一个口号性的事，而应该是中医药企业里所有员工的责任。中医药企业进行质量管理必须将全体员工纳入进来，在中医药企业里培养一种全员参与质量管理的文化，让员工从心底里认识到自己在中医药企业质量管理中承担的责任和使命，只有当每一位员工都有明确的质量责任和职权，大家各司其职，密切配合，才能将中医药企业凝聚成一个高效、协调、严密的质量管理工作系统。

中医药企业质量文化建设不是一蹴而就的，是在长期经营、生产过程中逐渐形成的一种价值观或理念。中医药企业质量文化建设可从几个方面入手：

一是开展统一的质量文化培训，在培训中向员工灌输质量对于中医药企业的重要性意义以及员工在中医药企业质量管理中所起的重要作用，并呼吁员工在工作中树立质量责任意识。

二是在中医药企业内部做质量文化宣传工作。可从领导讲话、质量文化墙、先进个人、质量刊物等方式在中医药企业内部进行质量文化宣传，通过宣传可以强化质量责任感在员工心目中的地位。

三是通过总结会、周会的形式对一阶段的质量管理工作做出总结。通过总结会、周会能够让质量工作成为一种工作习惯，员工每周或每月都会对产品或服务质量做出总结和思考，在这种总结和思考的活动中，质量文化就逐渐形成了。

四是以质量文化为导向制定管理制度。采用管理制度来规范员工日常的工作行为，将质量文化以制度形式落实到员工的工作中，保证了质量文化的深入执行。

2.2　制定适合中医药企业的质量战略

战略指导着中医药企业全局工作、决定了中医药企业命运，质量战略对于中医药企业而言具有十分重要的意义，是中医药企业质量工作的总指挥。制定适合于中医药企业的质量战略将能够指导中医药企业赢取顾客、赢得市场竞争。

制定适合中医药企业的质量战略可从以下几个方面着手：

一是分析目标客户的需求。通过市场调查、客户采访、客户行为分析等方式收集客户需求信息，其中需要采集的重要信息包括：预期价格、保证、性能、包装、易用性、可获得性、生命周期成本、社会接受程度等。

二是分析自身的优劣势及自己所处的环境、竞争对手的情况，可采用的方法包括SWOT 分析、PEST 分析、五力分析模型等。通过分析，中医药企业将能够为自己做一个质量定位。

三是制定战略目标、战略实施计划及战略保障等。在确定自身定位后，中医药企业可制定出相应的质量战略目标，并根据目标及自身的资源和能力情况制定战略实施计划及保障措施。

2.3　标准化管理

标准化管理是指符合外部标准（法律、法规或其它相关规则）和内部标准（中医药企业所倡导的文化理念）为基础的管理体系。其中，ISO9000 族质量管理体系在世界大多数国家被广泛采用。1994 年，国际标准化组织（ISO）提出了 ISO9000 质量管理体系，ISO9000 包括了一系列的质量标准，如 ISO9000《质量管理体系：基础和术语》、ISO9001《质量管理体系：要求》、ISO9004《质量管理体系：业绩改进指南》及ISO19011《质量和（或）环境管理体系审核指南》等。

中医药企业进行标准化管理需从以下几个方面去努力：

一是根据中医药企业实际管理流程及运作流程制定其标准化流程文件，并将标准化文件变成中医药企业的制度，要求员工在工作中严格按照标准化文件的流程来执行。当然，随着业务的不断发展，许多原来的标准化流程可能会变的不适应或者会产生许多新的业务流程，这就需求中医药企业及时地根据实际情况更新流程文件，以保证标准化制定文件的适用性。

二是向有关人员宣传、讲解标准。标准只有执行才能够发挥标准化管理的作用，而标准的执行关键在于员工，因而需要对相关员工进行讲解，主要讲解关于标准化管理重要性及如何在工作中进行标准化的相关知识。

三是对标准化进行贯彻执行。具体而言，即要求员工在工作中按照已经总结出来的标准化文件，可通过制定某些奖惩措施来鼓励作业流程标准化。

三、国家宏观管理层面的提升策略

质量建设的宏观政策是一种激励措施，也就是通过一系列财政、税收、监管等调控政策，积极的激励和促进措施，鼓励各个中医药企业追求卓越的质量，满足人们日益增长的物质文化要求。质量建设的宏观政策是推进整个社会质量进步的重要途径，质量建设政策是质量政策的重要组成部分。以构建中医药企业质量信誉为基础，以实施国家和地方各级的名牌战略，以追求产品和服务质量卓越为目标，实现以质量竞争力为核心能力的提升是质量建设的最主要的内容。

国家和地方各级名牌战略的实施，是我国家质量工作的一项重要的战略性选择。早在 1996 年，国务院就颁布通过了《质量振兴纲要》，而最新的国务院《质量发展纲要（2011－2020 年）》中明确提出，质量问题是经济发展中的一个战略问题，质量管理水平的高低是一个国家经济、科技、教育和综合管理水平的综合性反映，这已成为影响我国国民经济和对外贸易发展的最重要指标之一。质量振兴的主要目标就是经过各级政府和全社会的努力，从根本上提高我国主要行业和产业的整体质量竞争能力，使我国的产品质量、工程质量和服务质量能够跃上一个新台阶。为了实现这个奋斗目标，《质量振兴纲要（2011－2020）》还明确提出，国家实施名牌发展战略，鼓励各类型中医药企业生产更优质的产品，支持有条件的中医药企业创立并发展国内和国际名牌产品。

3.1　各级政府实施名牌战略

作为一个发展中国家，我国与发达国家名牌的形成具有不同，创建名牌尤其是国际名牌要比发达国家困难得多，这不仅需要中医药企业届的努力，更需要政府在宏观政策方面的倾斜。各级政府尤其是中央到省级政府应当要把发展名牌战略纳入当地国民经济和社会中长期发展计划。名牌是国家经济实力的综合象征，也是地方经济竞争力的有利保证。名牌产品是质量和综合经济优势的代表，象征着一个地区、一个产业和一个国家的实力和形象。打造以高质量为核心的优势名牌产品已成为当代中医药企业发展的必然趋势[112]。作为当今世界头号经济强国，美国的实力与可口可乐、福特、通用电气、通过汽车等名牌密切相联。日本在"二战"后之所以能够快速崛起，创造经济奇迹，是因为有松下、丰田、索尼等世界名牌的支撑[113]。对于中国政府而言，面对加入 WTO 后的激烈竞争，在制定我国国民经济和社会发展计划时，要把发展国内和国际名牌放在重要地位，围绕着培育民族产业、形成有竞争力的产业基础和龙头中医药企业产品来制定相应的发展战略；对于地方政府来讲，应明确在一个时期内所在地区的名牌产品的发展战略目标与重点，鼓励和扶持地方品牌，由地方名牌到国内名牌，最后发展为世界名牌。

3.2 以名牌为基础，优化产品和产业结构

以国家、行业和地区名牌为基础，优化总体的产品和产业结构，促进我国经济增长方式的根本性转变。名牌战略的实施，从深层次将，是需要解决中国经济增长方式由粗放型向集约型的转变的问题，最终使全国经济走上持续健康发展的道路。当前，我国经济与发达国家的重要差别之一是经济增长方式的不同[114]。据统计，中国制造业中医药企业500强中，大型机械汽车中医药企业约70家，销售额共计2835亿元，折合约320亿美元，仅为美国通用汽车公司的1/6[115]。由于中医药企业规模、技术手段、生产质量和效率等与世界先进水平有较大差距，整个机械行业的固定资产产值率只有日本的1/3、美国的一半，劳动生产率也只有发达国家的1/30到1/50。面对中国经济增长质量过低的现实，我们必须通过对存量资产优化组合，优化生产要素与资源配置的组合，实行对产品结构与产业结构的最佳配置，才能使全国经济迈上一个新的台阶。而上述转变的成功，在相当程度上取决于我国名牌战略的全方位推进。

3.3 加强法制建设，强化对名牌产品的保护

长期以来，我国忽视了名牌的法律保护工作，我国名牌在国外被抢注、在国内被假冒伪劣侵害的事件屡屡发生。中医药企业名牌包括中医药企业的名称形象是中医药企业的无形资产，属于知识产权，也是中医药企业商誉的象征[116]。中医药企业品牌对消费者来说是一项非常重要的情报来源，可以帮助消费者在众多的商品及服务中，找到自己想得到的商品或服务。如果不同的中医药企业使用了相同或近似的中医药企业名称，就会使公众产生误解。这种误解有可能使一个中医药企业不正当地使用另一个中医药企业的信誉并使后者利益受到侵害。因此，要进一步完善名牌保护政策并加以有效实施，创建规范有序的名牌成长氛围，促进名牌产品快速健康发展。

3.4 构建一个促进名牌脱颖而出的激励机制

争创名牌的根本动力是中医药企业的利益，因此，推动名牌成长的着眼点也应放在对中医药企业的利益激励上，即创建一个名牌脱颖而出的激励机制[117]。一是需要确立科学的名牌评估指标体系，杜绝各种各样的非正常名牌评比和评选活动。二是需要设立权威的名牌质量大奖，提高全社会的名牌意识。政府应在有关部门设立权威的名牌大奖，对中医药企业的给予物质上、精神上的激励。日本政府在这一方面的做法值得我们借鉴。日本于1951年设立了能够代表中医药企业质量管理的最高荣誉的戴明奖（De-ming Prize），通过颁奖大会表扬突出中医药企业和先进质量方法推广有功的相关人员，使中医药企业的质量和品牌意识在短期内深入人心，这对提高日本国整体产品的质量有相当大的贡献，这些国际经验值得我们借鉴。

Study on Enterprise Quality and Chinese National Quality Competitiveness

With the deepening of the third technological revolution, the productivity of the great liberation, the high – speed development of the world economy, worldwide product competition increase. That contributes to the world market from a seller's to a buyer's market, and the focus of market competition gradually shifts from price competition to quality competition. Quality problems gets the attention and concern of all sectors of society consumption more and more, and becomes one of the most important considerations for consumer choice of goods. The cost of low quality companies will bring considerable negative effects: it will reduce the competitiveness of companies in the market, increasing the production of products or the provision of services, damage to the enterprise's image in the public mind. We can say, quality is a major strategic issues related to the survival and development of enterprises. Therefore, quality management and quality competitiveness becomes the important issues of corporate management.

Quality, not just the company thing, it is closely related to the development of the whole society, the whole country. The competitiveness of the country builds on the competitiveness of the industries, and industry builds the enterprises. Three decades of reform and opening up, China's enterprise quality management general strengthening, production, product quality has been greatly improved. The part of the industry or enterprise level of product quality has reached or close to the international advanced level, made for China to participate in international competition a great contribution. Overall, the current status of the quality of products and the requirements of economic and social development in many of our industry, compared to the international advanced level, there is still a very large gap. The more the industry is still difficult to enter the international market and to participate in international competition. Enhance the quality of China's national competitiveness is a major strategic issues related to China's image and status in the international community, is the inevitable choice to achieve the great rejuvenation of the Chinese nation.

参考文献

[1] Walter A. Shewhart. Economic Controll of Quality of Manufactured Product [M] . New York D: Van Nostrand Co, 1931.

［2］Michael T. Saliba. Caroline M. Fisher. Managing Customer Value a Framework Allows Organizations to Achieve and Sustain Competitive Advantage, Quality Progress, Vol33, NO. 6, Jun, 2000.

［3］Joe Peppard, Philip Rowland 著, 高俊山译. 业务流程再造［M］. 中信出版社, 1999, 62 – 63.

［4］Walter A. Shewhart. Economic Controll of Quality of Manufactured Product［M］. New York D：Van Nostrand Co, 1931.

［5］Joseph M. Juran. Juran's Quality Handbook (5th edition)［M］. New York：The McGraw – Hill Companies, 2000.

［6］W. Edwards Deming. Out of the Crisis［M］. Massachusetts：The MIT Press, 2000.

［7］Shigeo Shingo. Mistake – Proofing for Operators Learning Package：Zero Quality Control：Source Inspection and the Poka – Yoke System［M］. Productivity Press, 1986.

［8］Armand V. Feigenbaum. Total Quality Control (Third Edition)［M］. New York：The McGraw – Hill Companies, 1991.

作者简介

刘光明, 浙江杭州人, 1995 年获中国人民大学博士学位, 中国社会科学院工经所第一届博士后, 任中国社会科学院教授、研究员、博导、中国研究企业文化和企业形象的唯一一名的博士后, 中国社会科学院研究员、博导, 被中央电视台《东方之子》誉为中国企业文化第一人。出版有关的个人专著 32 部, 论文 300 余篇。有：《企业文化》（第五版）、《企业文化案例》（第三版）、《现代企业家与企业文化》、《企业品牌与品牌文化》等。译著有《动力营销》、《企业文化世界名著解读》等多部。